高等卫生职业教育创新实验(训)教材

基础化学实验

主　编　崔晓鸽
副主编　尚慧杰　张雪晓
编　委　（按姓氏笔画排列）
　　　　王　虹　郑州澍青医学高等专科学校
　　　　王煜惠　郑州澍青医学高等专科学校
　　　　白义萍　郑州澍青医学高等专科学校
　　　　刘　凡　郑州市中心医院
　　　　苌沛森　郑州澍青医学高等专科学校
　　　　李　方　郑州澍青医学高等专科学校
　　　　张梦飞　郑州澍青医学高等专科学校
　　　　张雪晓　郑州澍青医学高等专科学校
　　　　尚慧杰　郑州澍青医学高等专科学校
　　　　郑妩媚　郑州澍青医学高等专科学校
　　　　崔晓鸽　郑州澍青医学高等专科学校
　　　　梁　旭　郑州澍青医学高等专科学校
　　　　谢　燕　郑州澍青医学高等专科学校

河南大学出版社
HENAN UNIVERSITY PRESS
·郑州·

图书在版编目(CIP)数据

基础化学实验／崔晓鸽主编.--郑州：河南大学出版社,2023.10

ISBN 978-7-5649-5656-1

Ⅰ.①基… Ⅱ.①崔… Ⅲ.①化学实验 Ⅳ.①O6-3

中国国家版本馆 CIP 数据核字(2023)第 194283 号

策划编辑	阮林耍	
责任编辑	张雪彩	
责任校对	林方丽	
封面设计	史林英	
出版发行	河南大学出版社	
	地址:郑州市郑东新区商务外环中华大厦 2401 号	邮编:450046
	电话:0371-86059750(高等教育与职业教育分公司)	
	0371-86059701(营销部)	
	网址:hupress.henu.edu.cn	
排　　版	郑州宁昌印务有限公司	
印　　刷	郑州市今日文教印制有限公司	
版　　次	2023 年 10 月第 1 版	印　次　2023 年 10 月第 1 次印刷
开　　本	787 mm×1092 mm　1/16	印　张　21
字　　数	460 千字	定　价　69.00 元

本书如有印装质量问题,请与本社联系调换。

编审委员会名单

主任委员 王左生　孟宪锋　徐玉芳
副主任委员 王　晨　潘守政　江开春　贺　生
委　　员 王丙申　侯小丽　任　文　李福琴
　　　　　　张佩琛　严　巍　王宪龄　高洪君
　　　　　　李　省　廖仲夏　齐　蕊

前 言

《基础化学实验》是郑州澍青医学高等专科学校组织编写的系列实验教材之一。本书是在国家大健康教育背景下,以培养技术技能型专业人才为目标,从高职高专学生的特点和认知规律出发,并结合编者多年来的教学与实践经验编写,满足专业需要,既突出实用性和知识性,又强化实践性,坚持"必需、够用"的原则,注重对学生职业能力和操作技能的培养,以及对学生职业道德、人文素养、劳动精神、环境保护意识的培养。

本教材按照"模块—项目—任务"模式编写,共设有3个模块,23个项目,85个任务,将无机化学、有机化学和分析化学的内容进行融通和整合,从理论知识到实验操作,从基础实验到综合设计,逐层深入,符合学生的认知规律。同时,本教材也包含多种形式的数字资源。

本教材适用于医学高等职业院校药学、中药学、药品经营与管理、中药制药、医学检验技术、医学影像、卫生检验与检疫技术、医疗器械维护与管理等专业的师生,也可作为相关专业人员了解和掌握基础化学实验技术的参考书。教材编写注重医教协同,由郑州澍青医学高等专科学校具有丰富教学经验的一线教师联合郑州市中心医院药学部老师共同编写,各编者还承担了相应章节数字资源的编写。

本教材在编写过程中,得到了主编和编者单位的大力支持和帮助,在此表示衷心感谢。由于编者编入的实验项目较多,教师可根据不同专业的人才培养方案择需选择。本书尚存不足和疏漏之处,恳请读者批评指正,以便我们修订完善。

编 者
2023 年 6 月

目 录

模块一　无机化学实验 ·· 001
　项目一　基础实验 ··· 003
　　任务一　无机化学实验相关常识 ·· 003
　　任务二　常用玻璃仪器的认识和洗涤 ·· 009
　　任务三　天平的使用 ·· 014
　　任务四　溶液的配制 ·· 019
　　任务五　硫酸铜的提纯 ·· 022
　项目二　基本原理实验 ·· 024
　　任务一　溶胶的制备及性质 ·· 024
　　任务二　化学反应速率和活化能的测定 ·· 027
　　任务三　化学平衡常数及分配系数的测定 ·· 032
　　任务四　醋酸解离度和解离常数的测定——pH计法 ···························· 036
　　任务五　解离平衡和沉淀反应 ··· 039
　　任务六　缓冲溶液的配制与性能 ··· 044
　　任务七　离子交换法测定硫酸钙的溶度积 ·· 048
　　任务八　电位法测定难溶性电解质的溶度积 ······································· 051
　　任务九　氧化还原反应与原电池 ··· 053
　　任务十　配位化合物的生成和性质 ·· 058
　　任务十一　三草酸合铁(Ⅲ)酸钾的制备和性质 ··································· 064
　项目三　元素性质实验 ·· 067
　　任务一　碱金属、碱土金属 ·· 067
　　任务二　非金属元素(一)(卤族元素、氧族元素) ································ 070
　　任务三　非金属元素(二)(碳族元素、氮族元素) ································ 074
　　任务四　纸层析法分离与鉴定 Fe^{3+}、Co^{2+}、Ni^{2+}、Cu^{2+} ·· 079

任务五　常见阴离子的性质、分离、检测 ··· 081
　　任务六　掺假牛奶、蜂蜜的鉴别 ··· 085
　　任务七　从海带中提取单质碘 ·· 087
项目四　制备实验 ··· 089
　　任务一　药用氯化钠的制备 ··· 089
　　任务二　明矾的制备及其单晶的培养 ··· 093
　　任务三　葡萄糖酸锌的制备 ··· 096
　　任务四　复盐——硫酸亚铁铵的制备 ··· 100
　　任务五　硫代硫酸钠的制备 ··· 104
　　任务六　由苦土制取七水硫酸镁($MgSO_4 \cdot 7H_2O$) ························· 106

模块二　有机化学实验 ·· 109
项目一　有机化学实验基本操作 ·· 111
　　任务一　有机化学基础知识 ··· 111
　　任务二　熔点的测定 ·· 120
　　任务三　常压蒸馏及沸点的测定 ··· 126
　　任务四　重结晶 ·· 130
　　任务五　升华 ··· 135
　　任务六　水蒸气蒸馏 ·· 138
　　任务七　减压蒸馏 ··· 142
　　任务八　液-液萃取 ·· 145
　　任务九　折光率的测定 ··· 150
　　任务十　旋光度测定 ·· 154
项目二　有机化合物制备 ·· 158
　　任务一　纸色谱法 ··· 158
　　任务二　乙酸乙酯的制备 ·· 162
　　任务三　阿司匹林的制备 ·· 166
　　任务四　乙酰苯胺制备 ··· 170
　　任务五　苯佐卡因的合成 ·· 174
　　任务六　甲基橙的制备 ··· 177
　　任务七　茶叶中咖啡碱提取、分离与鉴定 ······································· 180
项目三　有机化合物性质实验 ·· 185
　　任务一　烃的化学性质 ··· 185
　　任务二　醇、酚、醛、酮的化学性质 ··· 188
　　任务三　羧酸、羧酸衍生物及取代羧酸的化学性质 ··························· 193
　　任务四　含氮化合物的化学性质 ··· 197

任务五　糖的化学性质 ……………………………………………………………… 201
　　　任务六　分子模型 ………………………………………………………………… 205

模块三　分析化学实验 …………………………………………………………………… 209
　项目一　分析化学实验基础知识 ……………………………………………………… 211
　项目二　实验数据的记录与处理 ……………………………………………………… 213
　项目三　电子天平和称量实验 ………………………………………………………… 218
　　　任务一　电子天平的基础知识 …………………………………………………… 218
　　　任务二　电子天平的使用练习 …………………………………………………… 222
　项目四　滴定分析基本操作 …………………………………………………………… 225
　　　任务一　滴定分析的常用仪器 …………………………………………………… 225
　　　任务二　滴定分析实验操作练习 ………………………………………………… 233
　项目五　酸碱滴定实验 ………………………………………………………………… 236
　　　任务一　盐酸滴定液的配制与标定 ……………………………………………… 236
　　　任务二　氢氧化钠滴定液的配制与标定 ………………………………………… 239
　　　任务三　药用 NaOH 的含量测定 ………………………………………………… 242
　　　任务四　食用醋中总酸量的测定 ………………………………………………… 245
　　　任务五　高氯酸滴定液的配制与标定 …………………………………………… 247
　项目六　氧化还原滴定实验 …………………………………………………………… 250
　　　任务一　碘滴定液的配制与标定 ………………………………………………… 250
　　　任务二　硫代硫酸钠滴定液的配制与标定 ……………………………………… 253
　　　任务三　维生素 C 的含量测定 …………………………………………………… 256
　　　任务四　硫酸铜样品液的含量测定 ……………………………………………… 258
　　　任务五　高锰酸钾滴定液的配制与标定 ………………………………………… 260
　项目七　沉淀滴定实验 ………………………………………………………………… 262
　　　任务一　硝酸银溶液的配制和标定 ……………………………………………… 262
　　　任务二　氯化物中氯含量的测定 ………………………………………………… 265
　项目八　配位滴定实验 ………………………………………………………………… 270
　　　任务一　EDTA 溶液的配制和标定 ……………………………………………… 270
　　　任务二　水硬度的测定 …………………………………………………………… 274
　项目九　重量分析实验 ………………………………………………………………… 277
　　　任务一　重量分析的基本操作 …………………………………………………… 277
　　　任务二　葡萄糖干燥失重的测定 ………………………………………………… 282
　　　任务三　沉淀法测定钡盐中的钡含量 …………………………………………… 284
　项目十　电位法和永停滴定法 ………………………………………………………… 287
　　　任务一　溶液 pH 的测定 ………………………………………………………… 287

任务二　磺胺嘧啶的含量测定 …… 291
　　任务三　对氨基苯磺酸钠的含量测定 …… 293
项目十一　紫外-可见分光光度法实验 …… 295
　　任务一　$KMnO_4$ 溶液吸收曲线的绘制 …… 295
　　任务二　维生素 B_{12} 注射液的含量测定 …… 298
　　任务三　双波长分光光度法测定复方磺胺甲噁唑中磺胺甲噁唑的含量 …… 300
项目十二　红外吸收光谱法实验 …… 303
　　任务一　阿司匹林红外吸收曲线的绘制 …… 303
项目十三　荧光分析法实验 …… 306
　　任务一　硫酸奎尼丁的含量测定 …… 306
　　任务二　维生素 B_2 的含量测定 …… 309
项目十四　原子吸收分光光度法实验 …… 312
　　任务一　原子吸收分光光度法测定水中锌的含量 …… 312
项目十五　高效液相色谱法实验 …… 315
　　任务一　内标对比法测定对乙酰氨基酚片的含量 …… 315
项目十六　气相色谱法实验 …… 318
　　任务一　气相色谱法测定藿香正气水中乙醇的含量 …… 318
附录 …… 321
　　附录一　常用化学试剂的配制方法 …… 321
　　附录二　常用有机溶剂密度与熔沸点 …… 323
参考文献 …… 324

模块一 无机化学实验

项目一

基础实验

任务一　无机化学实验相关常识

一、试剂和取用方法

(一) 化学试剂级别分类

化学试剂是化学实验和化学分析以及研究中可能使用到的各种纯度级别的单质或者化合物，广泛应用于物质的制备、分离、定性和定量实验中。

实验中使用的试剂分为不同的纯度，试剂纯度会对结果的准确度产生直接的影响。实验当中根据不同的要求选择不同的试剂(表1-1-1)。试剂选用时级别并非越高越好，超越实验要求选用更高纯度的试剂，也会带来资源的浪费。

表1-1-1　化学试剂级别对照

级别	中文标注	符号	标签颜色
一级品	优级纯(保证试剂)	GR	绿色
二级品	分析纯(分析试剂)	AR	红色
三级品	纯(化学纯)	CP	蓝色
四级品	实验试剂(化学用)	LR	黄色等
光谱纯	主成分含量99.99%	SP	黄色等

(二) 试剂的取用

固体试剂一般放置于广口瓶中，实验中配制的液体试剂常盛放于细口瓶或者带有滴管的滴瓶中。见光不稳定易分解的试剂(如硝酸银)放置于棕色瓶中。试剂瓶均应带有明确的标签，标注出试剂名称、级别、浓度、生产日期或者配制日期。取用的原则是避免污染和减少浪费。

对于固体试剂,使用干燥洁净的药匙取用,用完后盖紧盖子。称取的过量药品,不能倒回原试剂瓶中,可放在特定容器中以供其他人使用。固体试剂一般在称量纸或者表面皿中称取。对于腐蚀性强、氧化性强、容易潮解的试剂,不能直接使用称量纸称量。

液体试剂取用时,使用滴瓶滴加试剂时,滴管不能触碰容器器壁,避免产生污染。另外,不使用个人自用的滴管。移取细口瓶中液体试剂时,先将瓶塞倒置放在桌子上,试剂瓶含标签的一面朝向手心,稍倾斜试剂瓶,倒出液体,也可借助玻璃棒进行引流。多余的试剂,不可倒回原试剂瓶,应放于特定容器中,供他人使用。

二、实验中的试纸及其使用

试纸在化学反应中常用于检测化学反应进行的程度或者溶液和试剂的各种性质,实质是把化学反应转移到滤纸上,根据滤纸上颜色的明显程度进行待测物质定性或者定量检测。

试纸一般是把溶液浸润于纸质基底,然后用适当的方法干燥,之后备用。使用时待测物质与试纸接触,发生化学反应前后,试纸颜色则会发生明显变化。鉴于试纸使用时操作简单快速,结果容易观察,因此在工业生产和生活中都有广泛使用。试纸检测法在食品质量、水质检测、医疗诊断等领域常用作快速检测,发挥着很大的作用。

无机化学实验用作检测的试纸有较多种类,如蓝色/红色石蕊试纸、酚酞试纸、pH试纸、淀粉-碘化钾试纸、醋酸铅试纸等。用试纸方法检测物质时,需将试纸放置在干燥洁净的玻璃片或表面皿上,用玻璃棒蘸取待测溶液,然后点样在试纸中心,随着溶液润湿试纸并发生化学反应,观察试纸颜色的变化,可以确定溶液的性质。检测气体性质时,可先用少量蒸馏水润湿试纸,粘在玻璃棒一端,放于被测气体附近,观察试纸颜色变化,判断待测气体性质。不可手持试纸直接检测,不要将试纸放在实验桌面或者受污染的玻璃片或表面皿上直接使用。以下是常见的几种试纸及其用途(表1-1-2)。

表1-1-2 化学实验常见试纸信息对照

名称	用途
pH试纸	用于检测溶液pH,分为广泛pH试纸(检测范围pH 1~14,粗略估计)和精密pH试纸(有pH 3.8~5.4和pH 8.2~10等多种,测定结果较精确)
蓝色石蕊试纸	和pH≤5的溶液或酸性蒸气(如氯气)接触,试纸变红,用于酸性蒸气或者酸性溶液的检测
红色石蕊试纸	和pH≥8.0的溶液或碱性蒸气(如氨气)接触,试纸变蓝,用于碱性蒸气或者碱性溶液的检测
酚酞试纸	接触碱性溶液或者碱性气体变红,用于检测pH>8.3的氨气或者稀的碱性溶液

续表 1-1-2

名称	用途
淀粉碘化钾试纸	用于检测 Cl_2、Br_2、NO_2、H_2O_2、$HClO$ 等氧化剂,氧化剂将 I^- 氧化成碘单质,碘遇淀粉变蓝:Cl_2+2I^- ═ $2Cl^-+I_2$; 如气体氧化性较强,还可能进一步氧化成 IO_3^-,蓝色又褪去
淀粉试纸	遇碘变蓝,用于碘单质的检测
醋酸铅试纸	用于检测痕量的 S^{2-}、H_2S,试纸接触这类成分变成黑色。 $Pb(Ac)_2+H_2S$ ═ $PbS\downarrow +2HAc$
淡黄色铁氰化钾试纸	用于检测 Fe^{2+},遇 Fe^{2+} 变蓝
淡黄色亚铁氰化钾试纸	用于检测 Fe^{3+},遇 Fe^{3+} 变蓝

三、溶解、结晶、固液分离

(一) 固体的溶解

固体溶解时,如果颗粒较大,可先用研钵研细之后再溶解,溶解较慢时,可通过搅拌或者加热的方式辅助。搅拌时,不要触及器壁和容器底部,加热时,可根据物质的热稳定性选择加热的方式和加热温度。

使用试管溶解固体物质时,可以振摇试管,但不能用手堵住试管口上下摇晃,避免化学试剂带来伤害。

(二) 结晶和重结晶

物质结晶前,如果溶液浓度太低,需先经过浓缩然后冷却结晶。如果物质的溶解度较高,需要加热到溶液表面产生晶膜后停止加热,冷却结晶。如果物质溶解度小或者高温时溶解度大而室温时溶解度小,则不需等晶膜出现,适当加热即可。

多数溶液蒸发冷却后,即可析出物质的晶体。晶体的粒径与结晶的条件相关,若溶液浓度较大,溶解度受温度影响变化显著时,冷却析出的结晶粒度小,形成速度快,反之则形成的结晶颗粒较大。搅拌有助于小结晶的产生,静置产生的晶体则通常比较大。

如果溶液发生了过饱和,可通过搅拌或者投入小晶粒的方法诱导形成晶核,促进物质的结晶。

对于一次结晶产品纯度不高不能满足要求的,可进行重结晶,主要针对溶解度受温度影响较大的物质。重结晶的方法是将第一次/上一次纯化的物质用适当的溶剂溶解,制备成饱和溶液,趁热过滤掉不溶的杂质,滤液部分冷却后可再次析出,而杂质依旧滞留在母液中。通过重结晶可提高物质的纯度。

(三) 固液分离

常用的固液分离方法有 3 种：倾析法、过滤法、离心分离法。

1. 倾析法

固体沉淀颗粒大且相对密度大时，会沉积于容器的底层，可借助倾析法分离固液成分。倾析和溶液的转移同步，洗涤沉淀时，在沉淀中加入少量洗涤溶剂，搅拌充分然后静置，待沉降后，倾出洗涤溶剂，沉淀经过几次清洗和倾析，可以达到洗净的目的。

2. 过滤法

过滤法是化学实验中最常用的固液分离方法。固液混合物流经过滤器，沉淀截留在过滤器上，溶液通过过滤器并用接收器收集。过滤后的溶液称为滤液。

过滤分离时，溶液的黏度、温度、过滤压力、沉淀物质的状态都会对过滤速度产生影响。黏度越小，过滤速度越大，温度高的比温度低的溶液过滤速度快，沉淀呈胶体状态时，需先加热破坏胶态然后过滤。

过滤的方法分为常压过滤、减压过滤、热过滤。

(1) 常压过滤：使用滤纸，将滤纸经两次对折后展开，呈圆锥状，放于漏斗中。如果漏斗和滤纸不贴合，可将滤纸 3 层厚处撕去一小角，使其贴合紧密。滤纸应稍低于漏斗边缘，可先用少量水润湿滤纸，滤纸与漏斗间如有气泡，可用玻璃棒轻轻赶走气泡。检查：向漏斗中加水至滤纸边缘，滤液应以水柱状流出。液柱产生的压力起到抽滤的效果，加快过滤速度。如没有形成水柱，可能是滤纸不贴合，需重新进行处理。

过滤时，漏斗颈贴近接收容器器壁，然后转入待分离的物质。转移溶液过程中，应使用玻璃棒引流至 3 层滤纸处，转移的液面不超过滤纸高度的 2/3。

如需洗涤沉淀，待溶液转移完成后，可加入少量洗涤剂清洗。

(2) 减压过滤：也叫"抽滤"，可加快过滤速度，减少过滤所需时间，所得沉淀较干燥。因力量较大，不宜用于胶态沉淀或者过细的沉淀。

抽滤利用抽滤泵将吸滤瓶中空气抽离而压力降低，在吸滤瓶和布氏漏斗之间造成压力差，提高过滤速度。为防止倒吸，抽滤结束后应先拔掉和吸滤瓶连接的橡皮管，再关闭抽滤泵。

使用的滤纸略小于布氏漏斗的内径，并覆盖全部过滤孔。先打开机器抽气使滤纸贴合紧密，然后借助玻璃棒引流转移溶液，加入溶液量不超过漏斗容积的 2/3，最后待滤纸上沉淀较为干燥时停止抽滤。

洗涤沉淀时，应停机暂停抽滤，加入洗涤溶剂与沉淀成分接触并润湿后，开机将沉淀抽干，重复直至沉淀洗净为止。

对于腐蚀或者破坏滤纸的强酸、强碱、强氧化溶液，可用滤布替代。此外，浓的强酸溶液也可用烧结漏斗过滤(强碱性溶液不适用)。

(3) 热过滤：当混合物中的溶质温度降低易析出时，为避免物质结晶析出被滤纸截留,采用趁热过滤的方法。过滤时将玻璃漏斗放到铜质热漏斗中,以便维持过滤溶液的温度。也可将普通漏斗先通过蒸汽进行加热,然后使用。热过滤时选择的漏斗颈部尽可能短,缩短过滤溶液停留时间,避免结晶析出堵塞过滤孔。

3. 离心分离法

当待分离的混合溶液较少,沉淀量少时,可采用离心分离法。将待分离的固液混合物转移至离心管中,放进离心机,借助离心力分离固液成分,使沉淀集中在离心管的底部,与溶液实现分离,溶液可用滴管吸出。

使用离心机时需注意:为保持旋转过程中的平衡,离心管需对称放置。如仅有一支离心管,对称位置需要用等量的含水的离心管配平。

开机先低速平稳运行后转高速运行。离心机转速和时间根据沉淀状态确定。一般晶体沉淀 1 000 r/min,1~2 min;非晶体沉淀 2 000 r/min,3~4 min。

四、干燥

(一) 固体的干燥

1. 干燥器法

固体的干燥一般使用干燥器,干燥器下部可以放置干燥剂,中间有具孔的瓷板承载固体或者有盛放固体的容器。干燥器的盖子和开口均是磨砂表面,涂上凡士林或者润滑剂后可以避免外部水汽的进入,见光不稳定易分解的可用有色干燥器干燥。

移动干燥器时,双手拇指压紧盖子边缘,其余手指卡紧干燥器开口下边缘,禁止单手抱于胸前,以免掉落破碎。开启时,一只手扶好干燥器,另一只手将盖子水平移开即可。

干燥器因长期不用打不开时,可先将干燥器整体温热后,使用薄铁片轻撬。减压干燥器打不开时,可将活塞用蘸过温水的湿布包裹,并淋上热水尝试旋转活塞打开。

容器温度较高时,应先进行冷却然后放进干燥器中。放入后,在短时间内将盖子打开 1~2 次,避免干燥器内空气遇热压力增大或空气遇冷压力降低导致冲开盖子或者难以打开盖子。

在使用减压干燥器时,要避免水倒吸。需要恢复正常压强时,不能立即打开活塞,需缓慢放入空气。干燥器中通入的空气潮湿,会导致样品吸潮,因此通入的空气最好经过干燥管进入。

干燥器中的干燥剂常见的有硅胶(多孔介质,稀释能力强,商品硅胶常含 $CoCl_2$,无水状态显蓝色,吸湿后变粉色,可以使用烘箱干燥后再次使用)、无水氯化钙、浓硫酸、五氧化二磷等。

2. 物理法

(1)挤压法:抽滤完成后,将样品夹在滤纸中间,按压或者覆盖重物,使其干燥。

(2)加热法:根据试样的稳定性选择加热的温度,避免样品分解。温度在 373 K 以下时,可放在蒸发皿中使用水浴加热;温度在 373 K 以上时,可选择烘箱,如果去除的溶剂易燃,则不可使用电烘箱。另外,还有电吹风或者真空烘箱干燥法。

(二) 液体的干燥

(1) 蒸发、蒸馏:如果待干燥的液体难挥发,可通过蒸发或者蒸馏的方式去除水分,如甘油中水分的去除。

(2) 干燥器法:所含液体量较少时,可放入干燥器中除去水分。

(3) 干燥剂法:是在待干燥溶液中直接加入干燥剂的方法,常用的干燥剂是无水盐。加入后进行振荡可加快干燥速度,升高温度同样能提高干燥效果,但要控制温度,避免干燥剂吸水过多而产生水分的分离。干燥结束后,如果干燥剂吸水过多变成溶液状态并分层,可借助分液漏斗实现分离;若干燥剂仍然保持固态,可将上层溶液过滤后再次蒸馏。

(梁　旭　郑妩媚)

任务二 常用玻璃仪器的认识和洗涤

【目的要求】

1. 认识实验室常用的玻璃仪器。
2. 学会正确清洗玻璃仪器。
3. 掌握容量瓶、移液管的使用方法。

【实验材料】

1. 容器类

包括试剂瓶、烧杯、烧瓶等。根据它们能否受热又可区分为可加热的和不宜加热的器皿。

2. 量器类

有量筒、移液管、滴定管、容量瓶等。量器类一律不能受热。

3. 其他器皿

包括具有特殊用途的玻璃器皿,如冷凝管、分液漏斗、干燥器、分馏柱、砂芯漏斗、标准磨口玻璃仪器等。

4. 瓷质类器皿

包括蒸发皿、布氏漏斗、瓷坩埚、瓷研钵等。

【实验步骤】

一、玻璃仪器的洗涤

化学实验中所使用的器皿应洁净,其内外壁应能被水均匀地润湿,且不挂水珠。洗涤玻璃仪器的方法很多,可根据实验的要求、污物的性质和沾污的程度来选择。

1. 刷洗

自来水刷洗可除去附在仪器上的可溶物、尘土和一些不溶物,但不能洗去油污和有机物质。刷洗仪器不能用秃顶的毛刷,也不能用力过猛,否则会戳破仪器。

2. 用去污粉洗

去污粉能除去油污和一些有机物质。由于去污粉中细砂的摩擦作用和白土的吸附作用,洗涤效果更好。洗涤时,用少量水将要洗的仪器润湿,用毛刷蘸取少量去污粉刷洗仪器的内外壁,再用自来水冲洗。

3. 用洗液洗

常用的铬酸洗液是由浓硫酸和重铬酸钾配成的,有很强的氧化性,对有机物和油污的去污能力特别强。洗涤时,向干燥的仪器内加入少量洗液,倾斜仪器并慢慢转动,使仪器内壁全部被洗液湿润,转动几圈后,把洗液倒回原瓶内,然后用自来水把仪器壁上残留的洗液洗去。沾污严重的仪器可用洗液浸泡一段时间,或用热的洗液洗。

铬酸洗液配制方法:

取 25 g 重铬酸钾固体加入 50 mL 水中,加热使其溶解,待冷却后向溶液中缓慢加入 450 mL 浓硫酸,边加边搅拌。切勿将重铬酸钾溶液加入浓硫酸中。

4. 特殊污物的去除

仪器上特殊污物的去除可根据沾在仪器壁上的各种污物的性质"对症下药",采用适当的方法或药品来处理。例如,沾在仪器壁上的二氧化锰可用少量草酸加水并加几滴稀硫酸来处理;附在仪器壁上的硫黄用煮沸的石灰水清洗;铜或银附在仪器壁上,用硝酸处理;难溶的银盐可以用硫代硫酸钠溶液清洗;硫酸钠或硫酸氢钠的固体残留在容器内,加水煮沸使它溶解,趁热倒出(某些实验中有这两种物质生成时,要在实验完毕后趁热倒出,否则冷却后结成硬块不容易洗去);煤焦油污迹可用浓碱浸泡一段时间(约 1 d),再用水冲洗;蒸发皿和坩埚上的污迹,可用浓硝酸、王水或重铬酸盐洗液洗涤。

用上述各种方法洗涤后的仪器,经自来水反复冲洗后还留有 Na^+、K^+ 等离子,如实验中不允许存在这些离子时,可用纯水将它们洗去。用纯水洗涤仪器时,应遵循"少量多次"的原则,一般以洗 3 次为宜。洗净的仪器壁上是一层均匀的水膜而不挂水珠。

二、玻璃仪器的干燥

做实验经常用到的仪器应在每次实验完毕后洗净,干燥备用。不同实验对干燥有不同的要求,一般定量分析用的烧杯、锥形瓶等仪器洗净即可使用,而用于食品分析的仪器很多要求是干燥的,应根据不同要求对仪器进行干燥。

1. 晾干

不急用的仪器,可在蒸馏水冲洗后在无尘处倒置控去水分,然后自然干燥。可用有木钉的架子或带有透气孔的玻璃柜放置仪器。

2. 烘干

洗净的仪器控去水分,放在烘箱内烘干,烘箱温度为 105~110 ℃,烘 1 h 左右,也可放在红外灯干燥箱中烘干。此法适用于一般仪器。称量瓶等在烘干后要放在干燥器中冷却和保存。带实心玻璃塞及厚壁仪器烘干时要注意缓慢升温并且温度不可过高,以免破裂。量器不可放于烘箱中烘干。硬质试管可用酒精灯加热烘干,要从底部加热,管口向下,以免水珠倒流导致试管炸裂,烘到无水珠后把试管口向上赶净水汽。

3. 热(冷)风吹干

对于急于干燥的仪器或不适于放入烘箱的较大的仪器可用吹干的方法。通常用少量乙醇、丙酮(或最后再用乙醚)倒入已控去水分的仪器中摇洗,然后用吹风机吹,开始用冷风吹 1~2 min,当大部分溶剂挥发后吹入热风至完全干燥,再用冷风吹去残余蒸汽,以免其又冷凝在容器内。

4. 烤干

将仪器外壁擦干后用小火烘烤（不停转动仪器，使其受热均匀）。适用于试管、烧杯、蒸发皿等仪器的干燥。

三、部分玻璃仪器的使用

1. 容量瓶的使用

容量瓶是一种细颈梨形的平底玻璃瓶，带有磨口玻璃塞或塑料塞。颈上有标度刻线，一般表示在 20 ℃时液体充满刻度线时的体积。有 10 mL、25 mL、50 mL、100 mL、250 mL、500 mL 和 1 000 mL 等各种规格。

容量瓶用于配制标准溶液和试样溶液。使用容量瓶的步骤：

(1) 检漏：使用前检查瓶塞处是否漏水。具体操作方法：在容量瓶内装入半瓶水，塞紧瓶塞，用右手食指顶住瓶塞，另一只手五指托住容量瓶底，使其瓶口朝下，观察容量瓶瓶塞处是否漏水。若不漏水，将瓶正立且将瓶塞旋转 180°后，再次倒立，检查是否漏水，若两次操作容量瓶瓶塞周围皆无水漏出，则表明容量瓶不漏水。只能使用经检查不漏水的容量瓶。

(2) 洗涤：若容量瓶无明显污渍，可先用自来水冲洗，再用纯化水润洗 2~3 次。若不能冲洗干净，则用铬酸洗液洗涤。

(3) 配制溶液：将准确称量的固体溶质置于烧杯中，加少量溶剂溶解后，将该溶液转移至容量瓶中。用溶剂洗涤烧杯 2~3 次，并把洗涤液全部转移至容量瓶中，确保溶质完全转移至容量瓶中。转移溶液时须用玻璃棒引流，将玻璃棒一端靠在容量瓶颈内壁上，玻璃棒其他部位不能触及容量瓶口，以免溶液流到容量瓶外壁上。加入适量溶剂后，振摇，进行初混。

(4) 定容：向容量瓶中加入的液体液面离环状标线 0.5~1 cm 时，应改用胶头滴管小心滴加，最后使液体的弯月面与标线正好相切。若加入的液体超过标线，则须重新配制。注意观察时眼睛与液面应处在同一水平面上。

(5) 摇匀：定容之后，将容量瓶中的溶液摇匀，操作方法是盖紧瓶塞，左手食指按住瓶塞，其余手指拿住瓶颈标线以上部分，右手指尖顶住瓶底边缘，将容量瓶倒转并振荡，再倒转过来，使气泡上升到顶，如此反复 10~20 次，即可混匀。静置后若发现液面低于刻度线，不需再向容量瓶内添加溶剂，这是因为容量瓶内极少量溶液在瓶颈处润湿所损耗，不会对所配制溶液的浓度产生影响。如果添加溶剂，所配制的溶液浓度将会降低。

(6) 准确使用容量瓶，必须明确下面几点。

1) 容量瓶不宜长期保存试剂溶液。配好的溶液需保存时，应转移至磨口试剂瓶中，不能将容量瓶当作试剂瓶使用。

2) 容量瓶使用完毕应立即用水冲洗干净。如长期不用，磨口处应洗净擦干，并用纸片将磨口隔开。

3)容量瓶不得在烘箱中烘烤,也不能在电炉等加热器上直接加热。如需使用干燥的容量瓶,可将容量瓶洗净后,用乙醇等有机溶剂荡洗后晾干或用吹风机冷风吹干。

2. 移液管和吸量管的使用

移液管是用于精确移取一定体积液体的量器,是一种量出式仪器。移液管是中间有一膨大部分的细长玻璃管,其下端为尖嘴状,上端管颈处刻有一环状标线,表明所移取的准确体积。常用的规格有 5 mL、10 mL、20 mL、25 mL 和 50 mL 等。

通常把具有刻度的直形玻璃管称为刻度吸管,又称吸量管。常用的吸量管有 1 mL、2 mL、5 mL 和 10 mL 等规格。刻度吸管可以移取在其刻度范围内的不同体积的液体,其体积通常可准确到 0.01 mL。

移液管的使用方法:

(1)洗涤:洗涤程序同容量瓶,若用自来水洗不干净,应先用铬酸洗液润洗,以除去管内壁的油污。方法是用洗耳球将洗液吸至移液管 1/3~1/2 处,平持移液管,慢慢转动直至内壁全部布满洗液,将洗液放至原洗液瓶中(若仍不净,可将移液管置于装有洗液的玻璃缸内浸泡一段时间),然后用自来水冲洗残留的洗液,再用蒸馏水润洗 2~3 次。洗净后的移液管内壁应不挂水珠。

移取溶液前,应先用滤纸将移液管外壁的水吸干,然后用待移取的溶液润洗 2~3 次,确保所移取溶液的浓度不变。

(2)移液:用右手的拇指和中指捏住移液管的上端,将移液管的下口插入待吸取的溶液中,插入深度一般为 1~2 cm。左手拿洗耳球,先把球中空气挤出,然后将球的尖嘴接在移液管上口,慢慢松开压扁的洗耳球将溶液吸入移液管内,注意观察液面位置,待液面至刻度标线以上 1~2 cm 时,立即用右手的食指按住管口。

(3)调节液面:将移液管向上提升离开溶液,用滤纸条擦拭移液管下端外壁,将移液管置于烧杯上方,管身保持垂直,稍放松食指(亦可慢慢转动移液管)使管内溶液缓缓从下口流出,直至溶液的弯月面与标线相切为止,立即用食指压紧管口。将移液管尖端的液滴靠烧杯壁弃去,移出移液管,插入接收溶液的器皿中。

(4)放出溶液:接收溶液的器皿若是锥形瓶,应将锥形瓶倾斜 30°,移液管直立,尖端紧靠锥形瓶内壁,稍松开食指,使溶液沿锥形瓶瓶壁慢慢流下,待溶液流出完毕,等 15 s 后再移出移液管,使附着在管壁的溶液流出。若移液管未标明"吹"字,则残留在移液管尖端的溶液不可吹出;若移液管标明"吹"字,则应将移液管尖端的溶液吹出。

【注意事项】

1. 使用铬酸洗液时的注意事项。

(1)被洗涤的仪器内不宜有水,以免洗液被稀释而失效。

(2)洗液可反复使用。当洗液颜色变成绿色,则已失效不能再用。

(3)洗液吸水性很强,应随时把洗液瓶的塞盖紧,防止吸水而失效。

(4)洗液具有很强的腐蚀性,注意不要洒在皮肤、衣服和实验桌上。

(5)塑料器皿不得用洗液洗刷。

2. 常用玻璃仪器的使用注意事项。

(1)使用玻璃仪器要轻拿轻放。除试管可以直接用火加热外,一般加热玻璃仪器应垫石棉网,或在电热套内加热。

(2)玻璃仪器使用后要及时清洗、干燥(不急用时,可以倒置晾干)。

(3)温度计不能作搅拌棒用,以免碰破水银球。不能用来测定超过刻度范围的温度。温度计用后要缓缓冷却,绝不可立即用冷水冲洗,避免水银柱炸裂。

(4)厚壁破玻璃器皿如抽滤瓶不能用来加热,薄壁的锥形瓶不能用来做减压操作。广口容器如烧杯、广口瓶不能贮放易挥发、易燃液体。计量容器如量筒、量杯等不能高温烘烤,不能代替试管进行化学反应等。

【思考题】

1. 简述容量瓶、移液管的使用步骤。
2. 玻璃仪器洗净的标准是什么?

(尚慧杰　芇沛森)

任务三 天平的使用

【目的要求】

1. 学习分析天平的基本操作和常用称量方法,直接称量法、固定质量称量法和递减称量法,为以后的分析实验打好称量技术基础。

2. 经过 3 次称量练习后,要求达到:①固定质量称量法称一个试样的时间在 8 min 内;②递减称量法称一个试样的时间在 12 min 内,倾样次数不超过 3 次,连续称两个试样的时间不超过 15 min,并做到称出的两份试样的质量均在要求的范围之内。

3. 培养准确、整齐、简明地记录实验原始数据的习惯,不可涂改数据,不可将测量数据记录在记录本以外的任何地方。

【实验材料】

1. 仪器

电子分析天平、表面皿或称量纸、称量瓶、牛角匙。

2. 试剂

高锰酸钾粉末。

【实验原理】

分析天平是适用于化学分析的一类常用的称量工具,精度根据化学分析的精度需要而确定。电子天平是分析天平的一种,分析天平是电子分析天平、常量天平、半微量天平、微量天平和超微量天平的总称。

一、天平的杠杆原理

如图 1-1-1 所示,设有一杠杆为 ABC,B 为支点,A,C 两点所受的力分别为 P,Q,当达到平衡时,支点两边的力矩相等,即 $P \times AB = Q \times BC$。

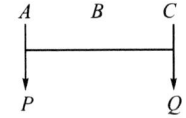

图 1-1-1 天平的杠杆原理

若 P 代表物体的质量,Q 代表砝码的质量,因为天平梁两臂是等距离的,即 $AB = BC$。则天平达到平衡状态时,$P =$ 砝码的质量,即是物体的质量。

二、误差的分类及表示方法

1. 误差的分类

（1）系统误差（可测误差）：由实验方法、所用仪器、试剂、实验条件的控制，以及实验者本身的一些主观因素造成的误差，称系统误差。这类误差的性质是：①在多次测定中会重复出现；②所有的测定结果都偏高，或者都偏低，即具有单向性；③由于误差来源于某一个固定的原因，因此误差数值基本是恒定不变的。

（2）偶然误差（随机误差或未定误差）：由一些偶然的原因造成，例如，测量时环境温度、气压的微小变化，都能造成误差。

性质：由于来源于随机因素，误差数值不定，且方向也不固定，有时为正误差，有时为负误差。这种误差在实验中无法避免。从表面看，这类误差没有规律，但若用统计的方法去研究，可以从多次测量的数据中找到它的规律性。

（3）过失误差：由实验者粗枝大叶、不按操作规程办事、过度疲劳或情绪不好等原因造成。这类误差有时无法找到原因，但是完全可以避免。

2. 误差的表示方法

(1)真实值、平均值和中位值的含义。

1)真实值是一个客观存在的真实数值，但又不能直接测定出来。真实值无法知晓，往往都是进行多次平行实验，取其平均值或中位值（将一系列测定数据按大小顺序排列时的中间值）作为真实值，或者以公认的手册上的数据作为真实值。

2)平均值：

$$\bar{X} = \frac{X_1 + X_2 + X_3 + \cdots + X_n}{n} = \frac{\sum_{i=1}^{n} X_i}{n}$$

(2)准确度和精密度。

1)准确度表示测定值与真实值接近的程度，表示测定的可靠性。它常用误差来表示，分为绝对误差和相对误差两种。

$$绝对误差 = X_i - X_t$$

$$相对误差 = \frac{X_i - X_t}{X_t} \times 100\%$$

式中：X_i——测定值；X_t——真实值。

绝对误差有与测定值相同的量纲，相对误差无量纲。绝对误差和相对误差都有正值和负值，正值表示测定结果偏高，负值则反之。

2)精密度表示各次测定结果相互接近的程度，反映了测定数据的再现性，常用偏差来表示，分为绝对偏差和相对偏差两种。

$$绝对偏差 = X_i - \bar{X}$$

$$相对偏差 = \frac{X_i - \overline{X}}{\overline{X}} \times 100\%$$

准确度和精密度是两个不同的概念,它们是实验结果好坏的主要标志。

在分析工作中,首先要做到精密度合适,没有一定的精密度,实验结果也就很难谈得上准确。但是,精密度高的不一定准确,这是由于可能存在系统误差。

控制偶然误差,可以使测定的精密度好,同时校正系统误差,即能得到既精密又准确的分析结果。

三、有效数字

1. 有效数字的概念

有效数字是以数字来表示有效数量,也是指在具体工作中实际能测量到的数字。如:分析天平称量的质量30.511 9 g,有6位有效数字;台秤称量的质量30.5 g,有3位有效数字。如果数字中有"0",则要具体分析,例如:30.511 9 g 及 5.320 0 g 中的"0"都是有效数字;0.003 6 g 中的"0"只表示位数,不是有效数字;0.001 00 中,"1"左边的3个"0"不是有效数字,仅表示位数,起定位作用,而"1"右边的2个"0"是有效数字,这个数的有效数字是3位。

2. 应用有效数字的规则

(1)有效数字的最后一位数字,一般是不定值。记录数据时,应保留一位不定值。

(2)运算时,多以"四舍六入五留双"为原则弃去多余的数字。

(3)几个数值相加或相减时,和或差的有效数字保留位数,取决于这些数值中小数点后位数最少的数字。

(4)几个数值相乘或相除时,积或商的有效数字的保留位数,由其中有效数字位数最少的数值所决定,而与小数点的位置无关。

四、分析天平的种类

常用的分析天平有半机械电光分析天平、全机械电光分析天平、电子天平等。

【实验步骤】

1.固定质量称量法(要求所称物体洁净、干燥、不易潮解、升华,并无腐蚀性)

称取 0.500 0 g $KMnO_4$ 试样两份。

(1)在电子天平上准确称出洁净干燥的表面皿或称量纸的质量,记录称量数据或按天平上的"去皮"键。

(2)用牛角匙将试样慢慢加到表面皿或称量纸的中央,如果在(1)步中未选择"去皮",则加试样使天平读数在关上天平门后正好显示"表面皿重或称量纸重+0.500 0 g",记录称量数据,算出试样的实际质量;如果在(1)步中选择了"去皮",则加试样使天平读数在关上天平门后正好显示"0.500 0 g",记录称量数据。

(3)可以多练习几次。以表面皿加试样为起点,练习牛角匙的使用。

2.递减称量法(适于称取多份易吸水、易氧化或易于和CO_2反应的物质)

称取 0.3~0.4 g 试样两份。

(1)在电子天平上将两个洁净、干燥的表面皿分别称准至 0.1 mg,记录为 m_0 和 m_0'。

(2)在电子天平上准确称量 1 个装有足够试样的洁净、干燥的称量瓶的质量,记录为 m_1;估计一下样品的体积,转移 0.3~0.4 g 试样至第 1 个已知质量的空的表面皿中,称量并记录称量瓶和剩余试样的质量 m_2;以同样方法再转移 0.3~0.4 g 试样至第 2 个表面皿中,再次称量称量瓶的剩余量 m_3。

(3)分别准确称量两个已有试样的表面皿,记录其质量为 m_1' 和 m_2'。

(4)参照表 1-1-3 的格式认真记录实验数据并计算实验结果。

> **知识拓展**
>
> ## 电子天平
>
> 电子天平是物质计量中唯一可自动测量、显示,甚至可自动记录、打印结果的天平。其最大称量与精度和常用的分析天平相同,最高读数精度可达 ±0.01 m×g,实用性很广。但应注意其称量原理是电磁力与物质的重力相平衡,即直接检出值为 m×g 而非物质质量 m。故该天平使用时,要随使用地的纬度、海拔高度随时校正其 g(重力加速度)值,方可获取准确的质量数。常量或半微量电子天平一般内部配有标准砝码和质量的校正装置,经随时校正后的电子天平可获取准确的质量读数。

【结果与分析】

1. 数据记录

表 1-1-3 实验数据

项目	称重编号 1	称重编号 2
空表面皿	$m_0 =$	$m_0' =$
称量瓶+试样	$m_1 =$	$m_2 =$
	$m_2 =$	$m_3 =$
称出试样	$m_{s1} =$	$m_{s2} =$
表面皿+试样	$m_1' =$	$m_2' =$
表面皿中试样	$m_{s1}' =$	$m_{s2}' =$
偏差		

2. 结论

【注意事项】

1. 每次用天平称量之前,都必须检查天平零点,如果零点位置不正确,应检查原因,进行必要的调整之后再使用。

2. 天平须保持清洁,如有任何物质落入天平盘或天平底座上,应立即用软毛刷清扫干净。

3. 称量时应开启天平侧面的小门,不要开启天平门窗。

4. 绝对不能使天平称量的重量超过天平负荷限度。

【思考题】

1. 用分析天平称量的方法有哪几种？固定质量称量法和递减称量法各有何优缺点？在什么情况下选用这两种方法？

2. 在实验中记录称量数据应精确至几位？为什么？

3. 使用称量瓶时,如何操作才能保证试样不损失？

（茛沛森　尚慧杰）

任务四　溶液的配制

【目的要求】
1. 掌握天平、量筒、吸量管、容量瓶等的使用方法。
2. 掌握一般溶液的配制方法和基本操作。

【实验材料】
1. 仪器

烧杯、玻璃棒、电子天平、量筒、容量瓶、移液管。

2. 试剂

固体 $CuSO_4$、固体 $CaCl_2$、浓 HCl（12 mol/L）、2 mol/L H_2SO_4。

【实验原理】
1. **固体试剂配制溶液**（图 1-1-2）

（1）粗略配制：算出所需固体试剂的质量，用托盘天平或者电子天平称取所需试剂，倒入带刻度烧杯中，加入少量去离子水搅动使固体全部溶解，用去离子水稀释至刻度，即得所需溶液，然后将溶液移入试剂瓶中，贴上标签，备用。

（2）准确配制：算出配制一定体积准确浓度溶液所需固体试剂的质量，并在分析天平上准确称出它的质量，放在干净的小烧杯中，加适量去离子水搅动使固体全部溶解。将溶液转移至容量瓶（与所配溶液体积相应）中，用少量去离子水洗涤烧杯 2～3 次，将冲洗液也移入容量瓶中，再加去离子水至标线处，盖上盖子，将溶液摇匀即得所配溶液，然后将溶液移入试剂瓶中，贴上标签，备用。

2. 液体试剂（或浓溶液）配制溶液

（1）粗略配制：先算出所需液体（或浓溶液）用量，用量筒量取所需的液体（或浓溶液），倒入装有少量水的有刻度的烧杯中混合，如果溶液放热，需冷却至室温后，再用水稀释至刻度。搅动使其均匀，然后移入试剂瓶中，贴上标签备用。

（2）准确配制：先计算配制一定物质的量浓度的溶液所需液体（或浓溶液）用量，然后用处理好的移液管吸取所需溶液，注入给定体积的洁净的容量瓶中，再加蒸馏水至标线处，摇均匀后倒入试剂瓶中，贴上标签，备用。

如果实验对溶液浓度的精确性要求不高，一般利用台秤、量筒、带刻度烧杯等低精确度的仪器配制就能满足需要。

如果实验对溶液浓度的精确性要求较高，如定量分析实验，这就需要使用分析天平、移液管、容量瓶等高精确度的仪器配制溶液。无论是粗配还是精确配制一定体积、一定浓度的溶液，首先要计算所需试剂的用量，包括固体试剂的质量或液体试剂的体积（称量或量取），然后再进行配制。

溶液的配制常用物质的量浓度(c_B)来表示。其中n_B表示溶质B的物质的量,V表示溶液的体积。公式如下:

$$c_B = \frac{n_B}{V}$$

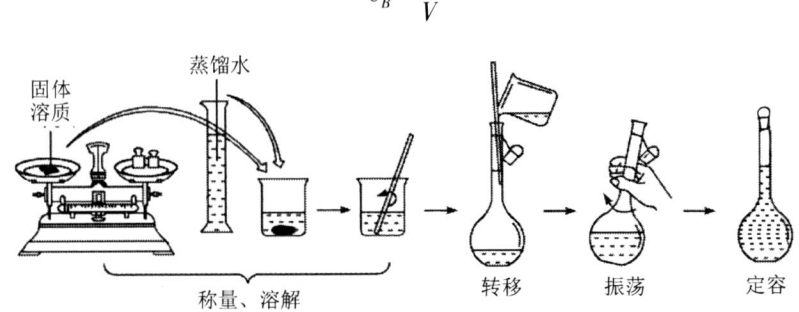

图 1-1-2　固体试剂配制溶液

【实验步骤】

(1)用固体 $CuSO_4$ 粗略配制 100 mL 50 g/L $CuSO_4$ 溶液。

(2)用固体 $CaCl_2$ 精密配制 50 mL 1 mol/L $CaCl_2$ 溶液。

(3)用浓 HCl(12 mol/L)粗略配制 50 mL 2.4 mol/L HCl 溶液。

(4)用 2 mol/L H_2SO_4 精密配制 50 mL 0.2 mol/L H_2SO_4 溶液。

【结果与分析】

1. 计算过程

固体 $CuSO_4$

固体 $CaCl_2$

浓 HCl

2 mol/L H_2SO_4

2. 数据记录(表 1-1-4)

表 1-1-4　实验数据

试剂	质量或体积
固体 $CuSO_4$	
固体 $CaCl_2$	
浓 HCl(12 mol/L)	
2 mol/L H_2SO_4	

【注意事项】

1. 粗略配制时,取用一定量固体药品,需要使用托盘天平进行称取;取用一定量液体药品,需要使用量筒进行量取。

2. 使用固体物质配制溶液时,操作中需要进行固体物质的称取和水的量取,合称称量。

3. 使用液体物质配制溶液时,操作中只需要对液体物质进行量取。

4. 浓盐酸为酸性化学物质,注意不要溅到手上、身上,以免腐蚀,实验时最好戴上防护眼镜。

5. 要注意计算的准确性。

6. 注意移液管的使用。

7. 稀释浓硫酸需要把酸沿器壁慢慢注入水中,并用玻璃棒不断搅拌。

【思考题】

1. 精密配制溶液的过程中如何将烧杯中的溶液转移到容量瓶中?

2. 1 L 98%的 H_2SO_4 溶液,密度为 1.84 g/mL,其物质的量浓度为多少?

(苌沛森　尚慧杰)

任务五　硫酸铜的提纯

【目的要求】
1. 了解化学法提纯粗硫酸铜的方法。
2. 练习无机制备的基本操作。

【实验材料】
1. 仪器

台秤、研钵、漏斗和漏斗架、布氏漏斗和吸滤瓶、蒸发皿、烧杯。

2. 试剂

粗硫酸铜、HCl(2 mol/L)、H_2SO_4(1 mol/L)、氨水(6 mol/L)、NaOH(2 mol/L)、KSCN(1 mol/L)、H_2O_2(3%)、滤纸、pH试纸。

【实验原理】
粗硫酸铜中含有不溶性杂质和可溶性杂质 $FeSO_4$、$Fe_2(SO_4)_3$ 等。不溶性杂质可用过滤法除去。可溶性杂质 $FeSO_4$ 需用氧化剂 H_2O_2 或 Br_2 将 Fe^{2+} 氧化为 Fe^{3+},然后调节溶液的 pH(一般控制在 pH≈4),使 Fe^{3+} 水解成为 $Fe(OH)_3$ 沉淀而除去。其反应如下:

$$2FeSO_4+H_2SO_4+H_2O_2 =\!\!=\!\!= Fe_2(SO_4)_3+2H_2O$$

$$Fe^{3+}+3H_2O =\!\!=\!\!= Fe(OH)_3+3H^+$$

除去铁离子后的滤液,用 KSCN 检验硫酸铜的纯度。其他微量可溶性杂质在硫酸铜结晶时,仍留在母液中,过滤时可与硫酸铜分离。

【实验步骤】
1. 粗硫酸铜的提纯

(1)称取 16~17 g 粗硫酸铜晶体,在研钵中研细后,再称取其中 15 g 作提纯用,另称粗硫酸铜 1 g,用以比较提纯前后硫酸铜中杂质铁离子含量的多少。

(2)将 15 g 研细的粗硫酸铜放在 100 mL 小烧杯中,加入 50 mL 蒸馏水,加热,搅拌,促使溶解。滴加 2 mL 3% H_2O_2,将溶液加热,同时逐滴加入 0.5~1 mol/L NaOH 溶液(用 2 mol/L NaOH稀释)直到 pH≈4,再加热片刻,静置使水解生成的 $Fe(OH)_3$ 沉降。用倾泻法在普通漏斗上过滤,滤液置于洁净的蒸发皿中。

(3)在提纯后的硫酸铜滤液中,滴加 1 mol/L H_2SO_4 酸化,调节 pH 至 1~2,然后在石棉网上加热,蒸发,浓缩至液面出现一层结晶时,停止加热。

(4)冷却至室温后,用布氏漏斗抽滤,尽量抽干,并用干净的玻璃塞挤压布氏漏斗上的晶体,以除去其中少量的水分。

(5)停止抽滤,取出晶体,把它夹在两张滤纸中,吸干其表面的水分,抽滤瓶中的母液倒入回收瓶中。

(6)在台秤上称出产品重量,计算产量百分率。

2. 硫酸铜纯度检验

(1)将 1 g 粗硫酸铜晶体放在小烧杯中,用 10 mL 蒸馏水溶解,加入 1 mL 1 mol/L H_2SO_4 酸化,然后加入 2 mL 3% H_2O_2,煮沸片刻,使其中的 Fe^{2+} 氧化成 Fe^{3+}。

(2)待溶液冷却后,在搅动下,逐滴加入 6 mol/L 氨水,直至最初生成的蓝色沉淀完全溶解,溶液呈深蓝色为止,此时 Fe^{3+} 转化为 $Fe(OH)_3$ 沉淀,而 Cu^{2+} 则转化为络离子 $[Cu(NH_3)_4]^{2+}$。

$$Fe^{3+}+3NH_3+3H_2O =\!\!= Fe(OH)_3\downarrow +3NH_4^+$$
$$2CuSO_4+2NH_3+2H_2O =\!\!= Cu_2(OH)_2SO_4\downarrow +(NH_4)_2SO_4$$
$$Cu_2(OH)_2SO_4\downarrow +(NH_4)_2SO_4+6NH_3 =\!\!= 2[Cu(NH_3)_4]SO_4+2H_2O$$

(3)用普通漏斗过滤,并用滴管将 6 mol/L 氨水滴到滤纸上,洗涤,直到蓝色洗去为止(滤液可弃去),此时 $Fe(OH)_3$ 黄色沉淀留在滤纸上。

(4)用滴管把 3 mL 热的 2 mol/L HCl 滴在滤纸上,以溶解 $Fe(OH)_3$。如果一次不能完全溶解,可将滤下的滤液加热,再滴到滤纸上。

(5)在滤液中滴加 2 滴 1 mol/L KSCN,观察血红色的产生。

$$Fe^{3+}+nSCN^- =\!\!= Fe(SCN)_n^{3-n}(n=1\sim 6)$$

Fe^{3+} 愈多,血红色愈深,因此根据血红色的深浅可以比较 Fe^{3+} 的多少,保留此血红色溶液。

(6)称 1 g 提纯过的硫酸铜,重复上面的操作,比较两种溶液血红色的深浅,评定产品的纯度。

【思考题】

1. 粗硫酸铜中杂质 Fe^{2+} 为什么要氧化为 Fe^{3+} 除去?
2. 除去 Fe^{3+} 为什么要调节 pH 到 pH≈4? pH 太小或太大有什么影响?
3. 怎样检验提纯后硫酸铜的纯度?

(尚慧杰 芣沛森)

项目二 基本原理实验

任务一 溶胶的制备及性质

【目的要求】
1. 掌握溶胶的制备方法。
2. 验证溶胶的光学性质和电学性质。
3. 熟悉溶胶的聚沉和高分子化合物溶液对溶胶的保护作用。

【实验材料】
1. 仪器

100 mL 烧杯、100 mL 锥形瓶、手电筒、U 形管、电池、石墨电极。

2. 试剂

$FeCl_3$(1 mol/L)、KI(0.01 mol/L)、$AgNO_3$(0.01 mol/L)、KNO_3(0.01 mol/L)、NaCl(0.2 mol/L)、Na_2SO_4(0.2 mol/L)、Na_3PO_4(0.2 mol/L)、NaCl(0.1 mol/L)、$BaCl_2$(0.1 mol/L)、$AlCl_3$(0.1 mol/L)、1%白明胶。

【实验原理】
分散相粒子直径在 1~100 nm 的分散系称为胶体分散系。固态分散相分散于液态分散介质中所形成的胶体分散系称为溶胶。溶胶的分散相粒子是由许多小分子、离子或原子聚集而成的胶粒,高度分散在不相溶的介质中。它与分散介质之间有界面存在,属于非均相体系。

溶胶不是一类特殊的物质,而是任何物质都可以存在的一种特殊状态。

溶胶与溶液相比有着特殊的性质,如丁铎尔现象(光学性质)、布朗运动(力学性质)和电泳、电渗(电学性质)等,这些性质均与其结构有关。

溶胶的制备方法有分散法和凝聚法两类。本实训采用凝聚法,通过化学反应制备溶胶。如 AgI 溶胶的制备:

$$AgNO_3 + KI = AgI(溶胶) + KNO_3$$

当溶液中的 $AgNO_3$ 过量时,得正溶胶;当溶液中的 KI 过量时,得负溶胶。

【实验步骤】

1. 溶胶的制备

（1）Fe(OH)₃溶胶：将 50 mL 蒸馏水于 100 mL 烧杯中煮沸，然后边搅拌边慢慢加入 4 mL 1 mol/L FeCl₃溶液，继续搅拌 1 min，即生成红色的 Fe(OH)₃溶胶。

（2）AgI溶胶：在锥形瓶中加入 40 mL 0.01 mol/L KI 溶液，然后用滴管将 20 mL 0.01 mol/L AgNO₃ 溶液慢慢地滴入锥形瓶中，即得 AgI 负溶胶（A）。

按同样方法将 5 mL 0.01 mol/L KI 溶液慢慢地滴入 20 mL 0.01 mol/L AgNO₃ 溶液中，即得 AgI 正溶胶（B）。

上面所制备的溶胶留待下面实验用。

2. 溶胶的光学性质和电学性质

（1）丁铎尔效应：取 Fe(OH)₃ 溶胶于试管中，在黑暗的背景下用手电筒照射上面所制备的溶胶，在与光束垂直的方向上观察溶胶的光锥现象并做出解释。

（2）电泳：取洁净干燥的 U 形管，注入一定量的 Fe(OH)₃ 溶胶，然后用滴管在 U 形管两端慢慢注入 0.01 mol/L KNO₃ 溶液，使之与溶胶形成明显的界面。将两支石墨电极分别插入 KNO₃ 液层中（切勿搅动界面），并与直流电源的正、负极连接。接通直流电源并把电压调至 200 V，几分钟后，可以看到溶胶与水之间的界面向一极移动，判断 Fe(OH)₃ 溶胶带什么电荷，并解释原因。

3. 溶胶的聚沉

（1）电解质对溶胶的作用：取 3 支试管，各加入 2 mL Fe(OH)₃ 溶胶，然后分别加入 1 滴 0.2 mol/L NaCl 溶液、0.2 mol/L Na₂SO₄ 溶液和 0.2 mol/L Na₃PO₄ 溶液，振荡试管，观察并比较生成沉淀的量。解释为什么相同浓度的 NaCl 溶液、Na₂SO₄ 溶液、Na₃PO₄ 溶液对 Fe(OH)₃ 溶胶的聚沉能力不同。

另取 3 支试管，各加入 2 mL AgI 负溶胶（A），然后分别边振荡边滴加 0.1 mol/L NaCl 溶液、0.1 mol/L BaCl₂ 溶液和 0.1 mol/L AlCl₃ 溶液，直到出现沉淀为止。准确记录滴加每种电解质溶液的体积，解释为什么 NaCl 溶液、BaCl₂ 溶液和 AlCl₃ 溶液对 AgI 溶胶的聚沉能力不同。

（2）正、负溶胶的相互作用：将上述实验制得的 AgI 负溶胶（A）和 AgI 正溶胶（B）按表 1-2-1 所列的比例混合，逐个观察混合后现象（溶胶颜色等），说明各试管中溶胶的稳定程度及其原因。

表 1-2-1 溶胶混合比例

项目	试管编号						
	①	②	③	④	⑤	⑥	⑦
溶胶(A)/mL	0	1	2	3	4	5	6
溶胶(B)/mL	6	5	4	3	2	1	0

(3)加热对溶胶的作用:取 1 支试管,加入 3 mL Fe(OH)$_3$ 溶胶,慢慢加热至沸,可观察到什么现象,解释原因。

4. 高分子化合物溶液对溶胶的保护作用

取 3 支试管,各加入 2 mL Fe(OH)$_3$ 溶胶和 4 滴质量分数为 1% 的白明胶,摇匀。然后分别加入 1 滴 0.2 mol/L NaCl 溶液、0.2 mol/L Na$_2$SO$_4$ 溶液和 0.2 mol/L Na$_3$PO$_4$ 溶液,振荡试管。观察有无沉淀出现,与实验步骤的 3(1) 的现象比较,并解释原因。

【注意事项】

1. 溶胶属于热力学、动力学不稳定体系,容易发生聚沉。聚沉是溶胶粒子聚集变大的结果。使溶胶聚沉的因素很多,在各种因素中,加入电解质、加入相反电荷的溶胶、加热等最为重要,电解质反离子对溶胶聚沉起主要作用,并且反离子的电荷数越高,电解质的聚沉能力越强。

2. 在溶胶中加入足量的高分子化合物溶液,能降低溶胶对电解质的敏感性而提高溶胶的稳定性,这种作用称为高分子化合物溶液对溶胶的保护作用。

【思考题】

1. 将 FeCl$_3$ 溶液加到冷水中,能否制得 Fe(OH)$_3$ 溶胶?为什么?
2. 使溶胶聚沉的因素有哪些?它们是如何作用的?

(尚慧杰　芣沛森)

任务二 化学反应速率和活化能的测定

【目的要求】

1. 测定过二硫酸铵与碘化钾发生氧化还原反应的速率,并计算反应级数、反应速率常数和反应的活化能。
2. 加深理解浓度、温度和催化剂对化学反应速率的影响。
3. 练习在水浴中保持恒温操作,掌握温度计、秒表的正确使用方法。
4. 初步掌握数据处理和基本的作图方法。

【实验材料】

1. 仪器

量筒、50 mL 锥形瓶、大试管、烧杯、恒温水浴箱、秒表。

2. 试剂

$(NH_4)_2S_2O_8$(0.2 mol/L)、KNO_3(0.2 mol/L)、$(NH_4)_2SO_4$(0.2 mol/L)、$Cu(NO_3)_2$(0.02 mol/L)、KI(0.2 mol/L)、$Na_2S_2O_3$(0.2 mol/L)、淀粉溶液(2 g/L)。

【实验原理】

在水溶液中$(NH_4)_2S_2O_8$与 KI 发生氧化还原反应,反应式如下:

$$(NH_4)_2S_2O_8+3KI =\!=\!= (NH_4)_2SO_4+K_2SO_4+KI_3 \quad\quad\quad (1)$$

在一定温度下,其速率方程可以表示为:

$$v=kc^m(S_2O_8^{2-})c^n(I^-)$$

上述表达式中,v 为瞬时速率,$c(S_2O_8^{2-})$ 和 $c(I^-)$ 为反应起始浓度,k 为反应速率常数,m 与 n 之和是化学反应级数。

其中,反应速率常数 k 是一个反应的特征物理常数,它的大小反映了在给定条件下化学反应速率的快慢。k 越大,反应速率越快;k 越小,反应速率越慢。在给定条件下,反应速率常数 k 的大小与反应物的本性有关,与反应物的浓度无关,但受温度、溶剂、催化剂等的影响。

研究化学反应速率时,通常将化学反应按反应级数进行分类,所谓的反应级数是指反应速率方程中各反应物浓度的幂指数之和。反应级数既适用于基元反应,也适用于复杂反应,不同的是基元反应的反应级数都是正整数,复杂反应的反应级数则有可能不是正整数。

对于基元反应来说,反应级数为反应物浓度的幂指数之和,速率方程中反应物浓度的幂指数分别为反应方程式中的系数。对于复杂反应,速率方程式中反应物浓度的幂指数必须通过实验测定,与反应方程式中的系数无关。没有特别说明,本实验中的化学反应速率都是指 Δt 时间内的平均速率。为了测定化学反应速率,本实验以 Δt 时间内反应

物 $S_2O_8^{2-}$ 浓度的变化来说明。

$$v = -\Delta c(S_2O_8^{2-})/\Delta t$$

近似用平均速率代替初速率：

$$v = kc^m(S_2O_8^{2-})c^n(I^-) = -\Delta c(S_2O_8^{2-})/\Delta t$$

为了检出在 Δt 时间内 $S_2O_8^{2-}$ 浓度改变值，在过二硫酸铵与碘化钾两溶液混合前，须先混入一定体积已知浓度的 $Na_2S_2O_3$ 溶液与淀粉溶液，在反应(1)进行的同时发生以下反应：

$$2S_2O_3^{2-} + I_3^- = S_4O_6^{2-} + 3I^- \tag{2}$$

因此，整个实验过程主要涉及两个反应：

$$S_2O_8^{2-} + 3I^- = 2SO_4^{2-} + I_3^- \tag{3}$$

$$2S_2O_3^{2-} + I_3^- = S_4O_6^{2-} + 3I^- \tag{4}$$

由于反应(2)比反应(1)进行得快得多，几乎瞬间完成，一旦 $Na_2S_2O_3$ 耗尽，反应(1)继续生成的 I_3^- 就与淀粉反应而呈现出特有的蓝色。从反应(1)和(2)可以看出，在 Δt 时间内 $S_2O_8^{2-}$ 的减小量为 $\Delta c(S_2O_8^{2-}) = c(S_2O_3^{2-})/2$。

所以：

$$v = kc^m(S_2O_8^{2-})c^n(I^-) = -\Delta c(S_2O_8^{2-})/\Delta t = -\Delta c(S_2O_3^{2-})/2\Delta t$$

对 $v = kc^m(S_2O_8^{2-})c^n(I^-)$ 两边取对数，可得：

$$\lg v = m \lg c(S_2O_8^{2-}) + n \lg c(I^-) + \lg k$$

当 $\lg c(I^-)$ 不变时，以 $\lg v$ 对 $\lg c(S_2O_8^{2-})$ 作图，得到一条直线，斜率 m 即为相对于 $c(S_2O_8^{2-})$ 的反应级数。同样的道理，当 $\lg c(S_2O_8^{2-})$ 不变时，以 $\lg v$ 对 $\lg c(I^-)$ 作图，可求得一斜率为 n 的直线，斜率 n 为相对于 $c(I^-)$ 的反应级数。因此可以计算出反应(1)的总级数为 $(m+n)$。将求得的 m 与 n 代入 $v = kc^m(S_2O_8^{2-})c^n(I^-)$ 便可求得一定温度下的反应速率常数 k。

知识拓展

生物催化剂——酶

生物体内存在很多化学反应，几乎都是在酶的催化下进行的，酶是活细胞产生的，对其底物具有高度特异性和高度催化效能的蛋白质或 RNA。酶可以是人或动物体内固有的，也可以是外界侵入生物体内的酶系。酶是一种特殊的催化剂，具有极高的催化效率，而且具有极高的专一性，催化所需要的条件也相对温和。例如，人体内广泛存在的胃蛋白酶、脂肪酶、淀粉酶等。高温、强碱、强酸、重金属等会使上述酶发生变性，从而丧失催化活性。酶还可以作为药物用于临床治疗。如链激酶、纤溶酶等可溶解血栓，防治血栓的形成，因此可以用于脑血栓、心肌梗死等疾病的防治。

当反应物浓度不变,温度发生变化时,根据公式 $v=kc^m(S_2O_8^{2-})c^n(I^-)$,可以求得不同温度下的反应速率常数 k,如果以 $\lg k$ 对 $1/T$ 作图,可以得到一条直线,直线的斜率为 $-E_a/2.303R$,直线的斜率越小,说明化学反应的活化能越小。

其中,E_a 为化学反应的活化能,R 为摩尔气体常数。

【实验步骤】

1. 浓度对化学反应速率的影响,求反应级数(m,n)、速率常数(k)

在室温条件下,用量筒先分别准确量取表 1-2-2(Ⅰ)中除 $(NH_4)_2S_2O_8$ 以外的其余试剂,都加入到 50 mL 锥形瓶中混合均匀。用另一量筒准确量取 0.2 mol/L $(NH_4)_2S_2O_8$ 溶液 5.0 mL,并快速加入上述装有混合液的锥形瓶中,同时开启秒表,并不断摇动溶液,至溶液刚开始出现蓝色时,立即停表,记录反应所需的时间。用同样的方法,完成其余 Ⅱ~Ⅴ 项的实验(其中 Ⅰ~Ⅲ 为 $S_2O_8^{2-}$ 离子浓度发生变化,Ⅳ~Ⅴ 为 I^- 离子浓度变化)。为了使实验中溶液的离子强度和总体积保持不变,不足的量分别用 0.2 mol/L KNO_3 溶液和 0.2 mol/L $(NH_4)_2SO_4$ 溶液补充。

将反应时间 Δt 记录于表 1-2-2 中,并根据原理中化学反应速率(k)、化学反应级数(m,n)的计算公式,完成表 1-2-2、表 1-2-3。

2. 温度对化学反应速率的影响

按表 1-2-2 实验Ⅳ的用量,把 KI、$Na_2S_2O_3$、KNO_3 和淀粉溶液加入 50 mL 锥形瓶中,同时把 $(NH_4)_2S_2O_8$ 溶液加入一个大试管中,并把它们同时放在比室温高 10 ℃的水浴箱中恒温,待温度恒定后,把 $(NH_4)_2S_2O_8$ 溶液迅速加到含有 KI 的混合溶液中,立即开始计时,至溶液出现蓝色,记录反应时间。

改变温度,重复以上实验,记录于表 1-2-4 中,并根据数据作图求得活化能。

3. 催化剂对反应速率的影响

$Cu(NO_3)_2$ 可以加快 $(NH_4)_2S_2O_8$ 氧化 KI 的反应速率。仍然按表 1-2-2 实验Ⅳ的用量进行实验。需要注意的是,在加入 $(NH_4)_2S_2O_8$ 溶液之前,要先加入 2 滴 0.2 mol/L $Cu(NO_3)_2$ 溶液,混合均匀后,然后再迅速加入 $(NH_4)_2S_2O_8$ 溶液,观察现象。

【结果与分析】

1. 数据记录

表 1-2-2 浓度对反应速率的影响

		Ⅰ	Ⅱ	Ⅲ	Ⅳ	Ⅴ
试剂用量 /mL	0.2 mol/L $(NH_4)_2S_2O_8$	5.0	10.0	20.0	20.0	20.0
	0.2 mol/L KI	20.0	20.0	20.0	10.0	5.0
	0.2 mol/L $Na_2S_2O_3$	8.00	8.00	8.00	8.00	8.00
	2 g/L 淀粉溶液	2.00	2.00	2.00	2.00	2.00

续表 1-2-2

试剂用量/mL		I	II	III	IV	V
	0.2 mol/L KNO$_3$	0	0	0	10.0	15.0
	0.2 mol/L (NH$_4$)$_2$SO$_4$	15.0	10.0	0	0	0
反应时间 Δt/s						
$c(S_2O_8^{2-})$/(mol/L)						
$c(I^-)$/(mol/L)						
$c(S_2O_3^{2-})$/(mol/L)						
反应速率 $v=-\Delta c(S_2O_3^{2-})/2\Delta t$						

表 1-2-3 求反应级数和反应速率常数

	I	II	III	IV	V
$\lg c(S_2O_8^{2-})$					
$\lg c(I^-)$					
$\lg v$					
m					
n					
k					

表 1-2-4 温度对反应速率的影响

	实验序号		
	I	II	III
反应温度/℃			
反应时间 Δt/s			
反应速率常数 k			
$\lg k$			
$1/T$			
活化能 E_a/(kJ·mol^{-1})			

注：本实验活化能的测定值的误差应不超过 10%，文献值为 51.8 kJ/mol

【注意事项】

1. 实验中用到的 KI 溶液、(NH$_4$)$_2$S$_2$O$_8$ 溶液、Na$_2$S$_2$O$_3$ 溶液必须现用现配，且 (NH$_4$)$_2$S$_2$O$_8$ 溶液必须是新开瓶的，不能用已开瓶用过的，因为 (NH$_4$)$_2$S$_2$O$_8$ 是强氧化剂，

极易被还原而失效。

2. 取用各种试剂时一定要注意试剂标签,不要取错;量筒必须编号,分开使用,不能混用。

3. $(NH_4)_2S_2O_8$ 溶液必须最后加入,而且要一次性快速加入,加入的同时立即开始计时。

4. 在套用公式计算时,注意数据的代入和小数点的保留。

【思考题】

1. 根据实验说明浓度、温度和催化剂对化学反应速率的影响。

2. 实训中为什么可以用反应出现蓝色的时间的长短来计算反应速率?反应溶液出现蓝色后,反应是否终止了?

3. 反应中定量加入 $Na_2S_2O_3$ 的作用是什么?用量过多过少,会对实验结果有何影响?

4. 下列情况对实验结果有什么影响?

(1)取用$(NH_4)_2S_2O_8$和 KI 溶液的量筒没有分开。

(2)溶液混合后不搅拌。

(郑妩媚　梁　旭)

任务三　化学平衡常数及分配系数的测定

【目的要求】

1. 掌握分配系数和平衡常数的测定方法。
2. 熟悉公式中各字母符号所代表的意义,能够熟练地利用公式计算出分配系数 K_d 和平衡常数 K_c。
3. 了解分配系数的定义并熟悉其应用。

【实验材料】

1. 仪器

恒温水浴锅、250 mL 碘量瓶、50 mL 移液管、10 mL 移液管、250 mL 三角锥瓶、碱式滴定管、10 mL 量筒、25 mL 量筒、5 mL 量杯、50 mL 小烧杯。

2. 试剂

$Na_2S_2O_3$ 标准溶液(0.01 mol/L)、KI(0.1 mol/L)、分析纯四氯化碳、碘的四氯化碳饱和溶液、0.1%淀粉溶液。

【实验原理】

对于任一可逆反应,在一定温度下,达到化学平衡时,反应物和生成物的浓度不再改变,因此,生成物浓度的幂次方乘积和反应物浓度的幂次方乘积的比值是一个定值,也叫作化学平衡常数。化学平衡常数取决于反应物的本性和温度,对于给定的化学反应,化学平衡常数仅与温度有关,而与反应物的起始浓度及反应途径都无关。即对于给定的化学反应,在一定温度下,化学平衡常数是一个定值。

在恒温、恒压下 I_2 和 KI 在水溶液中建立如下平衡:

$$I_2 + KI \rightleftharpoons KI_3$$

为了测定该反应一定温度下的平衡常数,应在不改变平衡状态的条件下,测定平衡时各物质的平衡浓度。平衡状态下,平衡常数 K_c 的表达式如下:

$$K_c = \frac{[KI_3]}{[I_2][KI]}$$

当上述反应达到平衡时,为了测定平衡常数,若用 $Na_2S_2O_3$ 标准溶液来滴定此时溶液中 I_2 的浓度,相当于继续消耗反应物 I_2,根据勒夏特列原理,在可逆反应中,随着反应物 I_2 的消耗,平衡将向着生成 I_2 的方向移动,即平衡向左移动,使 KI_3 继续分解,最终只能测得溶液中 I_2 和 KI_3 的总量。为了能够测定出 I_2 的单独浓度,可在上述水溶液中加入有机溶剂 CCl_4,然后充分摇匀,会发现最终溶液分成两层,第一层是水层,第二层是四氯化碳层(如图1-2-1)。由于 KI 和 KI_3 均不溶于 CCl_4,只有 I_2 既可溶于 CCl_4 也可溶于

H_2O,当温度和压力一定时,上述化学平衡及 I_2 在 CCl_4 层和 H_2O 层中的分配平衡同时建立(如图 1-2-2)。

分配系数是指在一定温度下,某一物质在两种互不相溶的溶剂中达到分配平衡时,该物质在不同层中溶入的物质浓度之比(严格来说应该是活度之比)。分配系数在一定温度下为一常数,用 K_d 来表示,可用于表示该物质对两种溶剂亲和性的差异。

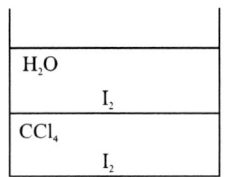
图 1-2-1 分配平衡

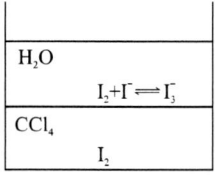
图 1-2-2 同时存在分配平衡和化学平衡

已知 I_2 总共分布在 CCl_4 层和 H_2O 层,测得 CCl_4 层中 I_2 的浓度,即可根据分配系数 K_d 求得 H_2O 层中 I_2 的浓度。同时达到化学平衡和分配平衡时,各物质浓度存在下列等式关系:

$$(c_{I_2}+c_{I_3^-})_{水层} - c_{I_2,水层} = c_{I_3^-,平衡}$$

$$c_{I^-,初始} - c_{I_3^-,平衡} = c_{I^-,平衡}$$

本次试验涉及的化学反应式为:$2S_2O_3^{2-}+I_2 \rightarrow S_4O_6^{2-}+2I^-$。

设水层中 I_2 的浓度为 a,I_2 和 KI_3 总浓度为 b,KI 的初始浓度为 c,CCl_4 层 I_2 的浓度为 a',I_2 在 H_2O 层及 CCl_4 层的分配系数为 K_d,实验测定分配系数 K_d 及 CCl_4 层中 I_2 的浓度 a' 后,则可根据分配系数 $K_d=a'/a$,求得 H_2O 中 I_2 的浓度 a。再从已知 c 及测得的 b,即可求得平衡常数:

$$K_c = \frac{[KI_3]}{[I_2][KI]} = \frac{b-a}{a[c-(b-a)]}$$

【实验步骤】

(1)调节水浴锅温度为 (25 ± 0.1) ℃。

(2)配制平衡体系。

按表 1-2-5 所列数据,将样品溶液配于碘量瓶中。将配好的溶液置于 25 ℃ 的恒温水浴锅内,保持恒温 1.5 h。恒温期间,每隔 10 min 振荡 1 次,如需要取出振荡,则每次不要超过半分钟,以免温度发生变化,从而影响结果。经过最后一次振荡,待两液层充分分离后,按表列数据吸取样品进行分析。

(3)分析水层时,用 $Na_2S_2O_3$ 滴至淡黄色,再加 2 mL 淀粉溶液作指示剂,然后滴至蓝色刚好消失。

(4)吸取 CCl_4 层样品溶液(为了不让水层样品溶液进入移液管,用洗耳球边向移液管吹气通过水层而插入 CCl_4 层),放入盛有 10 mL 蒸馏水的三角锥瓶中。加入少许固体

KI，以保证 CCl_4 层中的 I_2 完全提取到水层中，然后加入 2 mL 淀粉溶液，滴至水层蓝色消失，CCl_4 层不再呈紫红色。滴定后和未用完的 CCl_4 层溶液皆应倾入回收瓶。

（5）将恒温水浴温度升高 10 ℃，重复以上操作（注意防止 CCl_4 的挥发）。

【结果与分析】

表 1-2-5　实验数据

室温：_____　　气压：_____　　KI 浓度：_____　　$Na_2S_2O_3$ 浓度：_____

		实验编号		
		1	2	3
混合液组成/mL	H_2O	200	50	0
	碘的 CCl_4 饱和溶液	25	20	25
	KI 溶液	0	50	100
	CCl_4	0	5	0
分析取样体积/mL	CCl_4 层	5	5	5
	H_2O 层	50	10	10
滴定时消耗 $Na_2S_2O_3$ 溶液的体积/mL	CCl_4 层　1			
	2			
	平均			
	H_2O 层　1			
	2			
	平均			
分配系数和平衡常数		$K_d =$	$Kc_1 =$	$Kc_2 =$

【注意事项】

1. 平衡常数和分配系数都和温度有关，因此整个测定过程保持在恒温条件下进行。

2. 用标准 $Na_2S_2O_3$ 溶液滴定碘时，先要滴定至淡黄色再加淀粉溶液。

3. 取 CCl_4 层样品时勿使水层进入移液管中，为此可以在用洗耳球使移液管管尖鼓气的情况下穿过水层，然后插入到 CCl_4 层取样。

4. 在滴定 CCl_4 层样品的 I_2 时，应加入 10 mL 0.1 mol/L KI 溶液以加快 CCl_4 层中 I_2 提取到水层中的速度，这样有利于 $Na_2S_2O_3$ 滴定的顺利进行。滴定时要充分振摇，细心地滴至水层淀粉指示剂的蓝色消失，CCl_4 层不再出现红色为止。

5. 滴定后的和未用完的 CCl_4 都应该倒入回收瓶中，不能直接倒入下水道。

【思考题】

1. 在 $KI+I_2 \rightleftharpoons KI_3$ 反应平衡常数和分配系数的测定中,所用的碘量瓶和锥形瓶哪些需要干燥?哪些不需要干燥?为什么?

2. 配制溶液时,哪些试剂需要准确计量其体积?为什么?

3. 配制 1、2、3 号溶液进行实验的目的是什么?根据本实验的结果能否判断反应已达平衡?

(郑妩媚　梁　旭)

任务四　醋酸解离度和解离常数的测定——pH 计法

【目的要求】
1. 掌握 pH 计法测定醋酸解离度和解离平衡常数的原理和方法。
2. 学会使用 pHS-25 型酸度计。
3. 学会运用有效数字运算规则进行实验数据处理。

【实验材料】
1. 仪器

pHS-25 型酸度计、复合电极、小烧杯（50 mL）、量筒（50 mL）。

2. 试剂

HAc 溶液（0.10 mol/L，已标定）、缓冲溶液（定位液 pH 为 4.01）。

【实验原理】
弱电解质在水溶液中发生解离，存在着解离平衡，当条件下到达平衡状态时，可用解离平衡常数表达。解离平衡常数具有平衡常数的一般属性，只取决于电解质的本性而且与温度和溶剂有关，但与电解质的浓度无关。在温度一定时，解离平衡常数默认是个定值。

解离度 α 是弱电解质解离程度的另一种表达方法。解离度不仅与弱电解质的本性、温度、溶剂有关，也受弱电解质的浓度影响。弱电解质浓度越大，其解离度越低。

醋酸在水溶液中存在下列解离平衡：

$$HAc(aq) \rightleftharpoons H^+(aq) + Ac^-(aq)$$

$$K_{HAc}^{\theta} = \frac{c(H^+)c(Ac^-)}{c(HAc)} \tag{1}$$

若弱酸 HAc 的初始浓度为 c，并且忽略水的解离，则平衡时：

$c(H^+) = c(Ac^-)$，代入式（1），可得：

$$K_{HAc}^{\theta} = \frac{[c(H^+)]^2}{c - c(H^+)} \tag{2}$$

且醋酸的解离度 α 为：

$$\alpha = \frac{c(H^+)}{c} \times 100\% \tag{3}$$

在一定温度下，用酸度计测定一系列已知浓度的醋酸溶液的 pH，根据 $pH = -\lg c(H^+)$，换算出 $c(H^+)$，分别代入式（2）和式（3）中，可求得一系列对应的 K_{HAc}^{θ} 和 α 值，然后求得 K_{HAc}^{θ} 的平均值，即为该温度下醋酸的解离常数。

> **知识拓展**
>
> ### 同离子效应和盐效应
>
> (1) 同离子效应:如果在弱电解质溶液中加入一种强电解质,该强电解质具有与弱电解质相同的离子,从而使弱电解质的解离度降低,这种现象被称为同离子效应。
>
> (2) 盐效应:在弱电解质的溶液中,加入与弱电解质不相同离子的强电解质时,弱电解质的解离度略有增大,这种现象称为盐效应。
>
> 同离子效应和盐效应作用相反,在产生同离子效应的同时,必然伴随着盐效应,但是同离子效应作用远超盐效应,因此,在离子浓度较小的溶液中,常常忽略盐效应的影响,只考虑同离子效应。

【实验步骤】

1. 配制不同浓度的醋酸溶液

用 50 mL 量筒准确量取已标定的 HAc 溶液 50.0 mL、25.0 mL、10.0 mL、5.0 mL 分别倒入 4 个干燥的 50 mL 小烧杯中(编号 1、2、3、4),在编号 2、3、4 号小烧杯中分别加入 25.0 mL、40.0 mL、45.0 mL 蒸馏水,混合均匀,充分摇匀,求出编号 2、3、4 号小烧杯中三种 HAc 溶液的浓度,已标定的 HAc 溶液为 1 号(表 1-2-6)。

表 1-2-6

序号	$V(HAc)$(已标定)/mL	$V(H_2O)$/mL	配制的 $c(HAc)$/(mol/L)
1	50.0	0.0	0.10
2	25.0	25.0	
3	10.0	40.0	
4	5.0	45.0	

2. 不同浓度醋酸溶液 pH 的测定

将上述 4 个小烧杯中的 HAc 溶液按浓度由低到高的次序,分别用 pHS-25 型酸度计测定它们的 pH,记录各溶液的 pH 以及实验室的温度,然后计算出各溶液中醋酸的解离度和解离常数,并求得解离常数的平均值。

【结果与分析】

数据记录见表1-2-7。

表1-2-7 实验数据

温度：_____ ℃　　　　　　　　　　　　　　　　　　　　　标准醋酸溶液浓度：_____ mol/L

溶液编号	c_a/(mol/L)	pH	[H^+]/(mol/L)	K_a测定值	K_a平均值
1					
2					
3					
4					

实验所测的4个$pK_a^\theta(HAc)$，由于实验误差可能不完全相同，可用下列方式处理，求$pK_a^\theta(HAc)_{平均}$和标准偏差s：

$$pK_a^\theta(HAc)_{平均} = \frac{\sum_{i=1}^{n} pK_a^\theta(HAc)_{实验}}{n}$$

误差

$$\Delta_i = pK_a^\theta(HAc)_{实验} - pK_a^\theta(HAc)_{平均}$$

标准偏差：

$$s = \sqrt{\frac{\sum_{i=1}^{n} \Delta i^2}{n-1}}$$

【注意事项】

1. 配制不同浓度HAc溶液时，接近容量瓶刻度时改用滴管滴加。
2. 醋酸是一元弱酸，当解离度$\alpha<5\%$时，$K_a \approx \frac{[H^+]^2}{c_a}$。

【思考题】

1. 本实验测定HAc解离度和解离常数的原理是什么？
2. 若改变所测HAc溶液的浓度或温度，对解离常数有无影响？如何影响？
3. 怎么配制不同浓度的HAc溶液？如何计算其溶液的准确浓度？
4. 弱电解质的解离度与溶液的酸度和溶液的浓度之间的关系如何？
5. pH计在使用之前应如何进行校正？
6. 已知pH的有效数字只有2位，那么计算所得的氢离子浓度、解离度、解离常数的有效数字应保留几位？

（郑妩媚　梁　旭）

任务五 解离平衡和沉淀反应

【目的要求】
1. 掌握并验证同离子效应对弱电解质解离平衡的影响。
2. 熟悉缓冲溶液的配制,并验证缓冲作用。
3. 掌握并验证酸度、温度对盐类水解平衡的影响。
4. 了解沉淀的生成和溶解条件以及沉淀的相互转化。

【实验材料】
1. 仪器

试管、烧杯(50 mL)、量筒(50 mL)、药匙、精密 pH 试纸。

2. 试剂

HAc(0.1 mol/L)、HCl(0.1 mol/L)、HCl(2 mol/L)、$NH_3 \cdot H_2O$(0.1 mol/L)、$NH_3 \cdot H_2O$(2 mol/L)、NaOH(0.1 mol/L)、NaAc(0.1 mol/L)、NH_4Ac(0.1 mol/L)、NH_4Cl(0.1 mol/L)、NH_4Cl(1 mol/L)、$BiCl_3$(0.1 mol/L)、Na_2CO_3(0.1 mol/L)、$MgSO_4$(0.1 mol/L)、$ZnCl_2$(0.1 mol/L)、$Pb(Ac)_2$(0.01 mol/L)、Na_2S(0.1 mol/L)、KI(0.02 mol/L)、HNO_3(6 mol/L)、NH_4Cl(s)、NaAc(s)、$Fe(NO_3)_3 \cdot 9H_2O$(s)、酚酞指示剂、溴甲酚绿指示剂。

【实验原理】
弱电解质溶液中加入含有相同离子的另一强电解质时,弱电解质的解离度降低,这种现象称为同离子效应。

在弱酸及其盐(如 HAc 和 NaAc)或弱碱及其盐(如 $NH_3 \cdot H_2O$ 和 NH_4Cl)所组成的溶液中,加入少量强酸、强碱后,溶液的 pH 基本保持不变,说明其具有抵抗少量外来强酸、强碱的作用。溶液在一定程度上能够抵抗少量外来强酸或强碱而保持其 pH 基本不变的作用,称为缓冲作用。具有缓冲作用的溶液叫作缓冲溶液。

缓冲溶液的 pH 可用下式计算:

$$pH = pK_a + \lg\frac{[A^-]}{[HA]}$$

强碱弱酸盐、强酸弱碱盐和弱酸弱碱盐,在水溶液中发生水解,根据同离子效应,往溶液中加入 H^+ 或 OH^- 可以抑制水解;水解反应是吸热反应,因此,升高温度有利于盐类的水解。

在难溶电解质的饱和溶液中,未溶解的难溶电解质和溶液中相应的离子之间建立了多相离子平衡。例如,在 PbI_2 饱和溶液中,建立了如下平衡:

$$PbI_2(s) \rightleftharpoons Pb^{2+} + 2I^-$$

其平衡常数的表达式为 $K_{sp}=[Pb^{2+}][I^-]^2$，简称为溶度积。它反映了难溶强电解质在水中的溶解能力。

在难溶电解质溶液中任一状态下离子浓度幂的乘积，定义为离子积(Q)。

根据溶度积规则可判断沉淀的生成和溶解，当将 $Pb(Ac)_2$ 和 KI 两种溶液混合时，如果：

$Q>K_{sp}$，即 $[Pb^{2+}][I^-]^2>K_{sp}$ 时，溶液过饱和，有 PbI_2 沉淀析出；

$Q=K_{sp}$，即 $[Pb^{2+}][I^-]^2=K_{sp}$ 时，平衡状态，为饱和溶液；

$Q<K_{sp}$，即 $[Pb^{2+}][I^-]^2<K_{sp}$ 时，溶液未饱和，继续溶解。

使一种难溶电解质转化为另一种难溶电解质，即把一种沉淀转化为另一种沉淀的过程称为沉淀的转化。对于同一种类型的沉淀，溶度积大的难溶电解质易转化为溶度积小的难溶电解质。对于不同类型的沉淀，能否进行转化，要具体计算溶解度。

知识拓展

沉淀反应在医学中的应用——钡餐

钡餐造影常指消化道钡剂造影检查，钡餐的主要成分是医用硫酸钡，因为它不溶于水和酸，呈白色，X 线不易穿透，X 片上呈现白色。钡餐造影是通过让受检者吞食糊状硫酸钡(造影剂)，钡剂(造影剂)经食道到达胃、十二指肠部位，在 X 线照射下来显示上消化道疾病的一种诊断方法。因为硫酸钡不溶于水和脂质，所以不会被胃肠道黏膜吸收，因此基本对人无毒。

但有些患者，如急性呼吸道感染患者，严重心、肝、肾功能不全的患者，以及碘试验阳性的患者，一般不适宜做这项检查。

【实验步骤】

1. 电解质溶液 pH 的测定

用 pH 试纸测定浓度均为 0.1 mol/L HCl、HAc、NaOH、$NH_3 \cdot H_2O$、Na_2CO_3、NH_4Cl 和 NH_4Ac 的 pH，并与计算值相比较。

2. 同离子效应

(1) 在试管中加入 2 mL 0.1 mol/L $NH_3 \cdot H_2O$，再加入 1 滴酚酞指示剂，观察溶液显示的颜色。再加入少量的 NH_4Cl 固体，摇动试管使其溶解，观察溶液颜色有何变化，说明原因。

(2) 在试管中加入 2 mL 0.1 mol/L HAc 溶液，再加入 2 滴溴甲酚绿指示剂(变色范围 pH 3.8~5.4，颜色：黄色→蓝色)，观察溶液显示的颜色。再加入少量的 NaAc 固体，摇动试管使其溶解，观察溶液颜色有何变化，说明原因。

3. 缓冲溶液

在烧杯中加入 10 mL 0.1 mol/L HAc 溶液和 10 mL 0.1 mol/L NaAc 溶液,搅匀,用精密 pH 试纸测定其溶液的 pH,并与计算值相比较;然后将该混合溶液分成两份,一份加入 3 滴 0.1 mol/L HCl 溶液,另一份加入 3 滴 0.1 mol/L NaOH 溶液,分别测定其 pH,与原溶液 pH 进行比较。解释上述实验现象。

4. 盐类的水解和影响水解的因素

(1)酸度对水解平衡的影响。

在试管中加入 2 滴 0.1 mol/L $BiCl_3$ 溶液,加入 1 mL 水,观察沉淀的产生,往沉淀中滴加 2 mol/L HCl 溶液,至沉淀刚好消失。

$$BiCl_3 + H_2O \rightleftharpoons BiOCl\downarrow + 2HCl$$

(2)温度对水解平衡的影响。

取绿豆大小的 $Fe(NO_3)_3 \cdot 9H_2O$ 晶体,用少量蒸馏水溶解后,观察溶液的颜色。然后将溶液分成 2 份:第一份留作空白进行比较,第二份在小火上加热煮沸,观察现象并比较溶液发生什么变化。

5. 沉淀的生成和溶解

(1)在试管中加入 1 mL 0.1 mol/L $MgSO_4$ 溶液,加入 2 mol/L $NH_3 \cdot H_2O$ 数滴,观察此时生成的沉淀是什么颜色。再向此溶液中加入 1 mol/L NH_4Ac 溶液,观察沉淀是否溶解。解释观察到的现象,并写出相关反应式。

(2)取 2 滴 0.1 mol/L $ZnCl_2$ 溶液加入试管中,加入 2 滴 0.1 mol/L Na_2S 溶液,观察沉淀的生成和颜色,再在试管中加入数滴 2 mol/L HCl 溶液,观察沉淀是否溶解。写出相关的反应式。

6. 沉淀的转化

取 10 滴 0.01 mol/L $Pb(Ac)_2$ 溶液加入试管中,加入 2 滴 0.02 mol/L KI 溶液,振荡,观察沉淀的颜色,再向其中加入 0.1 mol/L Na_2S 溶液,边加边振荡,直到黄色消失、黑色沉淀生成为止,解释观察到的颜色,写出相关反应式。

【结果与分析】

1. 电解质溶液 pH 的测定(表 1-2-8)

表 1-2-8　电解质溶液 pH 测定数据

		HCl	HAc	NaOH	$NH_3 \cdot H_2O$	Na_2CO_3	NH_4Cl	NH_4Ac
pH	计算值							
	测定值							

2. 同离子效应

(1)氨水+酚酞:溶液呈_____色;加 NH_4Cl 后,溶液呈_____色。

(2)醋酸+溴甲酚绿:溶液呈_____色;加 NaAc 后,溶液呈_____色。

3. 缓冲溶液(表1-2-9)

表1-2-9　缓冲溶液实验数据

		HAc+NaAc	HAc+NaAc+HCl	HAc+NaAc+NaOH
pH	计算值			
	测定值			
	原因			

4. 盐类的水解和影响水解的因素(表1-2-10)

表1-2-10　水解实验结果

反应试剂	处理条件	现象
$Fe(NO_3)_3 \cdot 9H_2O$	不作处理	
	小火加热	

5. 沉淀的生成与溶解(表1-2-11)

表1-2-11　沉淀的生成与溶解实验结果

编号	反应试剂	现象	反应方程式
1	$MgSO_4+NH_3 \cdot H_2O$		
	继续加 NH_4Ac		
2	$ZnCl_2+Na_2S$		
	继续加 HCl		

6. 沉淀的转化(表1-2-12)

表1-2-12　沉淀的转化实验结果

反应试剂	现象	反应方程式
$Pb(Ac)_2+KI$		
继续加 Na_2S		

【注意事项】

1. 看清楚试剂瓶上的标签再取用试剂,取用后立即把胶头滴管放回原试剂瓶。

2. 测定溶液的pH时,切勿将pH试纸直接插入到待测溶液中,以免污染待测溶液。

应用玻璃棒蘸取少量待测溶液,点滴到 pH 试纸中部,显色后与比色卡比较。

3. 加热试管中的液体时要小心操作,不能将试管口朝向他人或自己。

4. 实验后的含金属离子的废液倒入指定废液桶内,统一处理。

【思考题】

1. 同离子效应与缓冲作用的原理有何异同?
2. 实验室配制 $BiCl_3$ 溶液时,能否直接将固体 $BiCl_3$ 溶于水?应如何配制?
3. 氢氧化物的沉淀是否一定要在碱性条件下才能生成?不同浓度的金属离子溶液,开始生成氢氧化物沉淀时,溶液的 pH 是否相同?

(郑妩媚　梁　旭)

任务六 缓冲溶液的配制与性能

【目的要求】

1. 学习缓冲溶液的配制方法,加深对缓冲溶液性质的理解。
2. 了解缓冲容量与缓冲剂浓度和缓冲组分的比值关系。
3. 练习吸量管的使用方法。

【实验材料】

1. 仪器

10 mL 吸量管、烧杯、试管、量筒等。

2. 试剂

HCl(0.1 mol/L)、pH=4 的 HCl 溶液、NaOH(0.1 mol/L、2 mol/L)、pH=10 的 NaOH 溶液、HAc(0.1 mol/L、1 mol/L)、NaAc(0.1 mol/L、1 mol/L)、NaH$_2$PO$_4$(0.1 mol/L)、Na$_2$HPO$_4$(0.1 mol/L)、NH$_3$·H$_2$O(0.1 mol/L)、NH$_4$Cl(0.1 mol/L),以及甲基红指示剂、广泛 pH 试纸、精密 pH 试纸。

【实验原理】

能抵抗外来少量强酸、强碱或适当稀释而保持 pH 基本不变的溶液叫缓冲溶液。缓冲溶液一般是由弱酸及其盐、弱碱及其盐、多元弱酸的酸式盐及其次级盐组成。缓冲溶液的 pH 可用下式计算:

$$\text{pOH} = \text{p}K_b + \lg\frac{c_s}{c_b} \text{ 或 } \text{pH} = \text{p}K_a + \lg\frac{c_s}{c_a}$$

缓冲溶液 pH 除主要决定于 pK_a(pK_b)外,还与盐和酸(或碱)的浓度比值有关,若配制缓冲溶液所用的盐和酸(或碱)的原始浓度相同均为 c,酸(碱)的体积为 V_a(V_b),盐的体积为 V_s,总体积为 V,混合后酸(或碱)的浓度为

$$\frac{c \times V_a}{V} \left(\frac{c \times V_b}{V}\right)$$

盐的浓度为

$$\frac{c \times V_s}{V}$$

则

$$\frac{c_s}{c_a} = \frac{cV_s/V}{cV_a/V} = \frac{V_s}{V_a} \text{ 或 } \frac{c_s}{c_b} = \frac{V_s}{V_b}$$

所以缓冲溶液 pH 值计算式为

$$\text{pH} = \text{p}K_a + \lg\frac{V_s}{V_a} \qquad \text{pOH} = \text{p}K_b + \lg\frac{V_s}{V_b}$$

配制缓冲溶液时,只要按计算值量取盐和酸(或碱)溶液的体积,混合后即可得到一定 pH 的缓冲溶液。

缓冲容量是衡量缓冲溶液的缓冲能力大小的尺度。为获得最大的缓冲容量,应控制 c_s/c_a(或 c_s/c_b)= 1,酸(或碱)、盐浓度大的,缓冲容量亦大。但实践中酸(或碱)、盐浓度不宜过大。

【实验步骤】

1. 缓冲溶液配制

甲、乙、丙三种缓冲溶液的组成如表 1-2-13。如配制三种缓冲溶液各 10 mL,计算所需各组分的体积,并填入表中。

按照表 1-2-13 中用量,用 10 mL 小量筒(尽可能读准小数点后一位)配制甲、乙、丙三种缓冲溶液于已标号的 3 支试管中。用广泛 pH 试纸测定所配制的缓冲溶液的 pH,填入表中。试比较实验值与计算值是否相符(保留溶液,留作下面实验用)。

表 1-2-13 缓冲溶液理论配制与实验测定

缓冲溶液	pH	组成	各组分的体积/mL	pH 实际值
甲	4	0.1 mol/L HAc 0.1 mol/L NaAc		
乙	7	0.1 mol/L NaH_2PO_4 0.1 mol/L Na_2HPO_4		
丙	10	0.1 mol/L $NH_3 \cdot H_2O$ 0.1 mol/L NH_4Cl		

2. 缓冲溶液的性能

(1)缓冲溶液对强酸和强碱的缓冲能力。

1)在 2 支试管中各加入 3 mL 蒸馏水,用 pH 试纸测定其 pH,然后分别加入 3 滴 0.1 mol/L HCl 和 0.1 mol/L NaOH 溶液,再用 pH 试纸测其 pH。

2)将实验 1 中配制的甲、乙、丙三种溶液依次各取 3 mL,每种取 2 份,共取 6 份,分别加入 3 滴 0.1 mol/L HCl 和 0.1 mol/L NaOH 溶液,用 pH 试纸测其 pH 并填入表 1-2-14。

表 1-2-14 缓冲溶液的 pH

	缓冲溶液甲		缓冲溶液乙		缓冲溶液丙	
	加酸	加碱	加酸	加碱	加酸	加碱
pH 值						

测定分别加入酸和碱后,同一缓冲溶液的 pH 有无变化,与未加酸、碱的缓冲溶液的 pH 比较有无变化。为什么?

(2)缓冲溶液对稀释的缓冲能力。

按表 1-2-15,在 4 支试管中,依次加入 1 mL pH=4 的缓冲溶液、pH=4 的 HCl 溶液、pH=10 的缓冲溶液、pH=10 的 NaOH 溶液,然后在各试管中加入 10 mL 蒸馏水,混合后用精密 pH 试纸测量其 pH,并解释实验现象。

表 1-2-15 缓冲溶液的稀释

试管号	溶液	稀释后的 pH 值
1	pH=4 的缓冲溶液	
2	pH=4 的 HCl 溶液	
3	pH=10 的缓冲溶液	
4	pH=10 的 NaOH 溶液	

3. 缓冲容量

(1)缓冲容量与缓冲剂浓度的关系。

取 2 支试管,用吸量管在 1 支试管中加 0.1 mol/L HAc 和 0.1 mol/L NaAc 溶液各 3 mL,另 1 只试管中加 1 mol/L HAc 和 1 mol/L NaAc 溶液各 3 mL,摇动使之混合均匀。

测两试管内溶液的 pH 是否相同。在两试管中分别滴入 2 滴甲基红指示剂,溶液为何种颜色?然后在两试管中分别滴加 2 mol/L NaOH 溶液(每加 1 滴均需充分混合),直到溶液的颜色变成黄色。记录各管所加的滴数,解释所得的结果。

(2)缓冲容量与缓冲组分比值的关系。

取 2 支试管,用吸量管在 1 支试管中加入 0.1 mol/L Na_2HPO_4 和 0.1 mol/L NaH_2PO_4 各 5 mL,另 1 支试管中加入 9 mL 0.1 mol/L NaH_2PO_4 和 3 mL 0.1 mol/L Na_2HPO_4,用精密 pH 试纸或 pH 计测定两溶液的 pH。然后在每支试管中加入 0.9 mL 0.1 mol/L NaOH,再用精密 pH 试纸或 pH 计测定它们的 pH。每一试管加 NaOH 溶液前后两次的 pH 是否相同?两只试管比较情况又如何?解释原因。

【结果与分析】

1. 缓冲溶液理论配制与实验测定(表 1-2-16)

表 1-2-16 实验数据

缓冲溶液	pH	组成	各组分的体积/mL	pH 实际值
甲	4	0.1 mol/L HAc 0.1 mol/L NaAc		
乙	7	0.1 mol/L NaH_2PO_4 0.1 mol/L Na_2HPO_4		
丙	10	0.1 mol/L $NH_3·H_2O$ 0.1 mol/L NH_4Cl		

2.缓冲溶液的性质(表1-2-17)

表1-2-17 缓冲溶液pH值

	缓冲溶液甲		缓冲溶液乙		缓冲溶液丙	
	加酸	加碱	加酸	加碱	加酸	加碱
pH 值						

3.缓冲溶液的稀释(表1-2-18)

表1-2-18 缓冲溶液的稀释pH值

试管号	溶液	稀释后的pH值
1	pH=4 的缓冲溶液	
2	pH=4 的HCl溶液	
3	pH=10 的缓冲溶液	
4	pH=10 的NaOH溶液	

【注意事项】

1.实验室安全问题。

2.缓冲溶液的配制要注意精确度。

3.了解pH计的正确使用方法,注意电极的保护。

【思考题】

1.缓冲溶液的pH由哪些因素决定?

2.现有下列几种酸及这些酸的各种对应盐类(包括酸式盐),欲配制pH=2、pH=10、pH=12的缓冲溶液,应各选用下列哪种缓冲剂较好?

H_3PO_4、HAc、$H_2C_2O_4$、H_2CO_3、HF。

3.将10 mL 0.2 mol/L HAc溶液和10 mL 0.1 mol/L NaOH溶液混合后,所得溶液是否具有缓冲能力?

4.使用pH试纸检测溶液的pH时,应注意哪些问题?

(苌沛森 梁 旭)

任务七 离子交换法测定硫酸钙的溶度积

【目的要求】
1. 掌握使用离子交换法测定硫酸钙溶解度、溶度积的操作方法。
2. 熟悉酸碱滴定的操作。
3. 了解离子交换树脂使用的方法。
4. 了解溶解度和溶度积之间的转换关系。

【实验材料】
1. 仪器

移液管(25 mL)、洗耳球、锥形瓶、量筒、碱式滴定管、离子交换色谱柱。

2. 试剂

新制的饱和 $CaSO_4$ 溶液、阳离子交换树脂(732型,强酸型)50 mL、NaOH标准溶液(0.04 mol/L)、HCl溶液(2 mol/L)、溴百里酚蓝(0.1%)、pH检测试纸。

【实验原理】
离子交换树脂本质上是难溶解的高分子化合物,分子当中的活性基团能和其他物质之间进行离子交换。

阳离子交换树脂中含有的酸性基团(如磺酸基-SO_3H)能够和其他物质的阳离子发生交换,阴离子交换树脂中含有的碱性基团(如-N^+OH)能够和其他物质的阴离子发生交换。

实验中使用的阳离子交换树脂(732型,强酸型),能够与饱和硫酸钙溶液中的 Ca^{2+} 发生交换。

$$2R\text{-}SO_3H + Ca^{2+} \rightleftharpoons (R\text{-}SO_3)_2Ca + 2H^+$$

硫酸钙($CaSO_4$)微溶于水,溶解后除了解离出 Ca^{2+}、SO_4^{2-} 以外,还有以离子对形式的 ($Ca^{2+}SO_4^{2-}$) 存在。饱和溶液中离子对和解离的离子存在以下平衡:

$$Ca^{2+}SO_4^{2-}(aq) \rightleftharpoons Ca^{2+} + SO_4^{2-} \tag{1}$$

解离常数 $K_d = c(Ca^{2+}) \cdot c(SO_4^{2-})/c(Ca^{2+}SO_4^{2-})$。

已知25 ℃,$K_d = 5.2 \times 10^{-3}$,当饱和溶液经过树脂,其中 Ca^{2+} 被交换,导致平衡状态破坏,向右移动,$CaSO_4$ 继续解离,最后所有的 Ca^{2+} 被交换成为 H^+,根据流出的 $c(H^+)$,可以计算得出 $CaSO_4$ 的溶解度 s。

$$s = c(Ca^{2+}) + c(Ca^{2+}SO_4^{2-}) = c(H^+)/2 \tag{2}$$

$c(H^+)$ 可通过NaOH标准溶液滴定测得。

取25.00 mL饱和 $CaSO_4$ 溶液。计算公式如下。

$$c(\mathrm{H^+}) = \frac{c(\mathrm{NaOH}) \cdot V(\mathrm{NaOH})}{25.00}$$

$$s = \frac{c(\mathrm{H^+})}{2} = \frac{c(\mathrm{NaOH}) \cdot V(\mathrm{NaOH})}{2 \times 25.00}$$

得出溶解度后,再将溶解度转换成溶度积。假定饱和 $CaSO_4$ 溶液中 Ca^{2+} 浓度为 c,SO_4^{2-} 浓度也是 c,$CaSO_4(aq)$ 的浓度是 $s-c$,溶度积常数 $K_{sp} = c(Ca^{2+}) \times c(SO_4^{2-}) = c^2$,25 ℃,$K_{sp} = 2.45 \times 10^{-5}$。

饱和 $CaSO_4$ 溶液的配制:取过量的 $CaSO_4$,加入蒸馏水,水浴 80 ℃ 加热搅拌,冷却至室温,实验前过滤除去不溶解部分。

【实验步骤】

1. 装柱

在离子交换柱底部填入少量玻璃纤维,将阳离子交换树脂(使用前需预先用蒸馏水浸泡约 48 h,并用清水冲洗)和水装入色谱柱,保持液面高度略高于树脂表面。

色谱柱的处理:为保证 Ca^{2+} 离子交换的完全,需将钠型通过处理全部转变为氢型。处理方法为使用 HCl 溶液(2 mol/L)120 mL 以 30 滴/min 的流速流经色谱柱,之后用蒸馏水冲洗至流出液显示中性(可通过 pH 试纸检测)。

2. 离子交换

离子交换树脂处理后流出液呈现中性时,调节流出速度 20~25 滴/min,保持色谱柱中液面较树脂表面高约 1 cm,流出液置于锥形瓶当中。用移液管移取饱和 $CaSO_4$ 溶液 25.00 mL,加入色谱柱中,进行离子交换。当液面稍高于树脂,使用蒸馏水 25 mL 进行冲洗,流速不变,当液面再次下降到稍高于树脂,再次加入蒸馏水 25 mL 进行冲洗,冲洗速度可适当加快至 40~45 滴/min,直至流出液呈中性。

每次加入蒸馏水前,液面最好较树脂界面高 2~3 cm,避免树脂在空气当中暴露而引入气泡,同时减少分次加入溶液的混合,有助于提高色谱交换和洗涤的效果。处理结束夹上止水夹,向色谱柱中再次加入蒸馏水 10 mL,以备后续使用。

3. 氢离子浓度测定

使用蒸馏水冲洗待测定的锥形瓶内壁,加入蒸馏水约 30 mL,加入 2 滴溴百里酚蓝指示剂,混合摇匀,溶液呈现浅黄色。将 NaOH 标准溶液装至碱式滴定管中,进行滴定,滴定至指示剂颜色变化(溶液颜色从黄色变成蓝色,且 20 s 不褪色),即为滴定终点。

准确记录滴定前后标准 NaOH 溶液的刻度。

【结果与分析】

1. 实验数据记录

饱和溶液温度:_____℃;

被交换饱和溶液的体积:_____mL;

最终流出液的 pH＝_____；
NaOH 标准溶液浓度：_____mol/L；
标准溶液初始体积：_____mL；
滴定结束体积：_____mL；
消耗标准溶液体积：_____mL；
流出液中 H^+ 总物质的量：_____mol。

2. 实验结果

$CaSO_4$ 溶解度 s：_____mol/L；
$CaSO_4$ 溶度积 K_{sp}：_____。

【思考题】

1. 离子交换树脂的作用是什么？
2. 根据实验数据如何得出溶度积 K_{sp}？

（梁　旭　郑妩媚）

任务八 电位法测定难溶性电解质的溶度积

【实验目的】
1. 掌握使用电位法检测难溶性电解质溶度积的操作方法和实验原理。
2. 学习运用图解法计算氯化铅的溶度积常数。

【实验材料】
1. 材料

分析天平、移液管、pHS-3C 酸度计、双界面甘汞电极、铅电极。

2. 试剂

KCl（固体）、Pb(NO$_3$)$_2$(A.R.)、HCl(2 mol/L)、HNO$_3$(2 mol/L)。

【实验原理】
运用电位法原理检测难溶性电解质的溶度积，需使用 2 支电极和溶液组成原电池，测定出原电池的电动势，依据能斯特方程计算得出难溶性电解质的溶度积。

原电池符号：(−)饱和甘汞电极 ‖ KCl(c),PbCl$_2$ | Pb(+)

$$\phi_{PbCl_2/Pb} = \phi^{\theta}_{PbCl_2/Pb} - \frac{0.059}{2}\lg[Cl^-]^2$$

$$\phi_{PbCl_2/Pb} = \phi^{\theta}_{Pb^{2+}/Pb} + \frac{0.059}{2}\lg K^{\theta}_{sp}$$

$$E(电动势) = \phi_{PbCl_2/Pb} - \phi_{甘汞}$$

$\phi_{甘汞}$ 通过相关手册可以查到，在实验条件下，检测原电池的电动势，根据以上公式计算得出。为减小实验误差，可通过改变 Cl$^-$ 浓度，测定对应的 E，以 lg[Cl$^-$] 和 E 为横、纵坐标作图，通过直线的截距计算得出 K^{θ}_{sp}。

【实验步骤】
1. 溶液配制

使用 50 mL 容量瓶配制 50 mL 1 mol/L KCl。

2. 电极的活化

将铅电极放到 2 mol/L HNO$_3$ 溶液中进行活化，当观察到电极表面有气泡产生时，取出电极，先后用自来水和蒸馏水洗净铅电池，用滤纸擦干以备后续使用。

3. 电动势的检测

(1)将双界面甘汞电极和洗净的铅电极装载电极架上，甘汞电极连接 pH 计的负极，铅电极连接到 pH 计的正极，pH-mV 开关选在 mV 模式（PbCl$_2$-KCl 体系使用 mV$_1$ 模式，

其他选择 mV_2 模式)。

(2) 取 1 个 100 mL 干燥的烧杯,精确加入蒸馏水 50.00 mL,然后用移液管精确移取 1 mol/L KCl 溶液 1.00 mL,加入 0.1 mol/L $Pb(NO_3)_2$ 溶液 1 滴,使用玻璃棒搅拌均匀,在溶液中插入电极,测量电动势 E_1。

(3) 精确移取 1 mol/L KCl 溶液 1.00 mL,到同一个烧杯,混合均匀后,测量电动势 E_2。

重复进行,分别测定电动势 E_3、E_4、E_5,记录相应的检测结果。

【结果与分析】

1. 数据记录(表 1-2-19)

表 1-2-19 实验数据

测量次数	KCl 加入总体积/mL	KCl 的浓度/(mol/L)	lg[Cl^-]	E/V
1				
2				
3				
4				

2. 数据处理

以 lg[Cl^-]为横坐标,E 为纵坐标,绘图。

【注意事项】

实验中为减少[Cl^-]对实验结果的影响,使用的双界面甘汞电极,电极外管盛装的是 0.1 mol/L KNO_3 溶液。

【思考题】

1. 检测电动势时,使用的烧杯必须是干燥的吗?
2. 分析实验结果,并总结实验误差产生的原因主要有哪些?
3. KCl 的浓度选择的是 1 mol/L,是不是只能使用该浓度?

(梁 旭 郑妩媚)

任务九 氧化还原反应与原电池

【目的要求】

1. 了解电极电位与氧化还原反应的关系。
2. 了解介质对氧化还原反应的影响。
3. 了解原电池、电解池和电镀装置。
4. 了解金属电化学腐蚀的原理。

【实验材料】

1. 仪器

直流电源、盐桥、微伏表、蒸发皿、U 形管、小条锌片、导线、砂纸、铁钉、铜片、铜丝、铜棒、碳棒。

2. 试剂

HAc(0.1 mol/L)、HCl(1 mol/L)、H_2SO_4(2 mol/L,6 mol/L)、NaOH(6 mol/L)、$NH_3 \cdot H_2O$(浓)、$CuSO_4$(0.1 mol/L)、$FeCl_3$(0.1 mol/L)、$FeSO_4$(0.1 mol/L)、KBr(0.1 mol/L)、$KClO_3$(0.1 mol/L)、$K_3[Fe(CN)_6]$(0.1 mol/L)、$K_4[Fe(CN)_6]$(0.1 mol/L)、KI(0.1 mol/L)、$KMnO_4$(0.01 mol/L)、Na_2SO_3(0.1 mol/L)、Na_2SO_4(0.1 mol/L)、$ZnSO_4$(0.1 mol/L)、溴水(饱和)、酚酞溶液、琼胶、碘水(饱和)、CCl_4。

【实验原理】

氧化还原反应的吉布斯自由能变化 ΔG 可用来判断该反应进行的方向,即:$\Delta G<0$ 时反应能自发地朝正方向进行;$\Delta G>0$ 时反应不能自发地朝正方向进行;$\Delta G=0$ 时反应处于平衡状态。ΔG 与原电池电动势 E 之间存有关系:$\Delta G=-nEF$,因此通常用 E 和直接用标准电动势 $E^{\theta}(\phi_{+}^{\theta}-\phi_{-}^{\theta})$ 来判断氧化还原反应的方向,即:$\phi_{+}^{\theta}>\phi_{-}^{\theta}$ 时反应能自发地朝正方向进行;$\phi_{+}^{\theta}<\phi_{-}^{\theta}$ 时反应不能自发地朝正方向进行;$\phi_{+}^{\theta}=\phi_{-}^{\theta}$ 时反应处于平衡状态。浓度、介质酸碱性等对 E(或 ϕ)的影响可用能斯特方程进行计算。

利用自发的氧化还原反应将化学能转变为电能而产生电流的装置,叫作原电池。例如,把两种不同的金属分别放在它们的盐溶液中,通过盐桥连接,就组成了简单的原电池。一般来说,较活泼的金属为负极,较不活泼的金属为正极。放电时,负极金属通过导线不断把电子传给正极,成为正离子而进入溶液中;正极附近溶液中的正离子在正极上得到电子,通常以单质析出。即原电池的负极上进行失电子的氧化过程,而正极上进行得电子的还原过程。

利用电能(直流电源)使非自发的氧化还原反应顺利进行的过程叫电解。在电解池中,与电源负极相连的阴极进行还原反应,与电源正极相连的阳极进行氧化反应。电解时的两级产物主要决定于离子的性质和浓度以及电极材料等因素。

利用直流电源把一种金属覆盖到另一种金属表面的过程叫作电镀。通常把待电镀零件作为阴极,镀层金属作为阳极,置于适当的电解液中进行电镀。阴极与直流电源负极相连,阳极与直流电源正极相连,在阴极上进行还原反应,可得到所需金属镀层,在阳极进行氧化反应。电镀时应在适当电压下控制电流密度。

电化学腐蚀是由于金属及其合金在电解质溶液中发生与原电池相似的电化学过程而引起的一种腐蚀。在腐蚀电池中还原电极电势比较负的金属(阳极)被氧化,即被腐蚀;还原电极电势比较正的金属(阴极)仅起传递电子的作用,在其上进行氧化剂的还原反应,本身不被腐蚀。

【实验步骤】

1. 电极电位与氧化还原的关系

在试管中加入 0.5 mL 0.1 mol/L KI 溶液和 2 滴 0.1 mol/L $FeCl_3$ 溶液,混匀后加入 0.5 mL CCl_4,充分振荡,观察 CCl_4 层的颜色有何变化。然后,加入 5 mL H_2O 及 2 滴 0.1 mol/L $K_3[Fe(CN)_6]$ 溶液,观察水溶液中颜色有何变化,写出有关反应方程式。

用 0.1 mol/L KBr 溶液代替 KI 溶液,进行同样实验,反应能否发生?为什么?

在 2 支试管中分别加入数滴饱和溴水和饱和碘水,然后各加入 0.5 mL 0.1 mol/L $FeSO_4$ 溶液,振荡试管。观察现象,写出有关反应方程式。

根据以上实验结果,定性地比较 Br_2/Br^-、I_2/I^-、Fe^{3+}/Fe^{2+} 三个电对的电极电位大小,并指出何物质是最强的还原剂。

2. 介质对氧化还原反应的影响

(1)酸度对含氧酸盐氧化性的影响。

在试管中加入 0.5 mL 0.1 mol/L $FeSO_4$ 溶液和 5 滴 0.1 mol/L $KClO_3$ 溶液,混匀后有无变化?再滴加 2 mol/L H_2SO_4 有何变化?如何检验溶液中有 Fe^{3+} 离子存在?写出有关反应方程式并解释之。

(2)介质的酸碱性对氧化还原反应产物的影响。

在 3 支试管中各加入 1~2 mL 0.01 mol/L $KMnO_4$ 溶液,然后分别加入数滴 H_2O、6 mol/L H_2SO_4 和 6 mol/L NaOH 溶液,再各加入数滴 0.1 mol/L Na_2SO_3 溶液,观察试管中现象,并写出有关反应的方程式。

3. 原电池

(1)测定铜锌原电池的电动势。

取 2 只 50 mL 的小烧杯,往一烧杯中加入 30 mL 0.1 mol/L $ZnSO_4$ 溶液,插入连有导线的锌片,在另一只烧杯中加入 30 mL 0.1 mol/L $CuSO_4$ 溶液,插入连有导线的铜片,在组成的两个电极中间以盐桥相通。用导线将锌片和铜片分别与伏特计的负极和正极相接(见图 1-2-4),测定两极之间的电压,参考图 1-2-3,根据电子流动方向写出两极反应。

(2)浓度对电极电位的影响。

在 ZnSO₄ 溶液和 CuSO₄ 溶液中分别加入浓 NH₃·H₂O 至生成的沉淀溶解,观察电动势有何变化,并用能斯特方程解释。

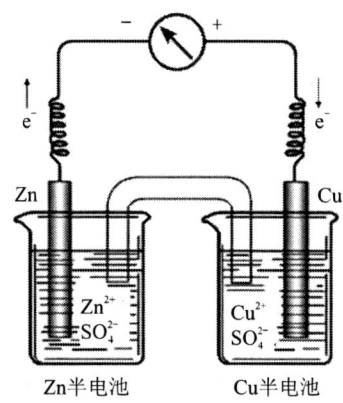

图 1-2-3 原电池电流方向

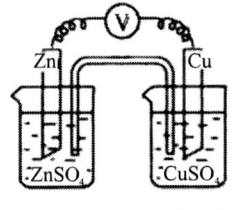

图 1-2-4 铜锌原电池

图 1-2-5 电解装置

4. 电解

在蒸发皿中注入 20 mL 水,再加入数滴 1 mol/L Na₂SO₄ 溶液和 2 滴酚酞溶液。拆掉图 1-2-4 中的伏特计,然后将连接锌片和铜片的两根铜丝插入蒸发皿中(见图 1-2-5)。注意不要使两极铜丝相碰。哪一根铜丝是阴极?观察阴极附近溶液的颜色有何变化,并解释。

5. 电镀

在 U 形管中注入适量的 0.1 mol/L CuSO₄ 溶液,将该管夹在铁架上。在 U 形管的一支管中插入一根碳棒作阴极,另一管中插入一根粗铜棒作阳极,将电极和直流电源连接起来(见图 1-2-6)。通电后观察两个电极的现象,写出有关的电极反应式,并解释。

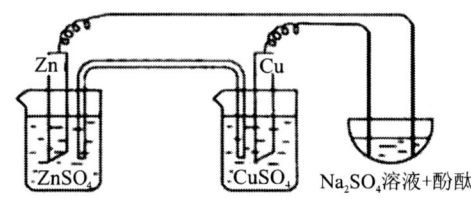

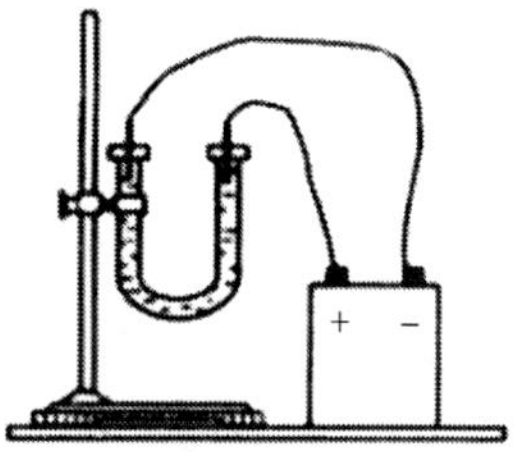

图 1-2-6 电镀装置

6. 金属电化学腐蚀

取两根小铁钉用铜丝吊住,注入浓 HCl 以溶去表面铁锈,然后用水冲洗并擦干。取下铜丝,将 1 小条锌片和 1 小段铜丝分别紧紧地绕在两根小铁钉的中部,并将它们放在同一蒸发皿中,切勿使 Fe-Zn 和 Fe-Cu 全部盖没,冷却后形成冻胶,放置约 1 h,观察现象,并解释。

> **知识拓展**
>
> ### 常见蓄电池种类
>
> 蓄电池是电池的一个统称,是一种广泛流传使用的称呼,锂离子电池、镍氢电池、镍镉电池、铅酸电池等都可以称为蓄电池。下面是几种常见蓄电池种类介绍:
>
> 1. 干电池
>
> 干电池也叫锰锌电池,所谓干电池是相对于伏打电池的稀硫酸而言,锰锌是指其原材料,针对于其他材料的干电池如氧化银电池、镍镉电池而言。干电池是消耗化学原料产生电能的。锰锌电池的电压是 1.5 V。它的电压不高,所能产生的持续电流不能超过 1 A。
>
> 2. 铅蓄电池
>
> 铅蓄电池是应用最广泛的电池之一。铅酸蓄电池已有 100 多年的历史,广泛用作内燃机汽车的起动动力源。它也是成熟的电动汽车蓄电池,它可靠性好、原材料易得、价格便宜。用一个玻璃槽或塑料槽注满硫酸,再插入两块铅板,一块与充电机正极相连,一块与充电机负极相连,经过十几小时的充电就形成了一块蓄电池。
>
> 3. 锂电池
>
> 以锂为负极的电池,它是 20 世纪 60 年代以后发展起来的新型高能量电池。锂电池在各种设备中很常见,尤其是移动设备。锂电池的适用领域也很广泛,例如智能手机,平板电脑和笔记本电脑,无线电控制的车辆,便携式蒸发器,无人机,等等,甚至有一些巧妙设计的锂电池已用于可穿戴设备中。

【结果与分析】

1. 电极电位与氧化还原的关系(表 1-2-20)

表 1-2-20 实验现象与分析

实验内容	实验现象	结论、解释
0.5 mL 0.1 mol/L KI 中加 2 滴 0.1 mol/L $FeCl_3$ 和 0.5 mL CCl_4,再加 5 mL H_2O 和 2 滴 0.1 mol/L $K_3[Fe(CN)_6]$		
0.5 mL 0.1 mol/L KBr 中加 2 滴 0.1 mol/L $FeCl_3$ 和 0.5 mL CCl_4,再加 5 mL H_2O 和 2 滴 0.1 mol/L $K_3[Fe(CN)_6]$		
数滴饱和溴水加 0.5 mL 0.1 mol/L $FeSO_4$; 数滴饱和碘水加 0.5 mL 0.1 mol/L $FeSO_4$		

2. 介质对氧化还原反应的影响

_____

3. 原电池

(1) 测定铜锌原电池的电动势。

Zn-Cu 原电池电动势：_____V。

电极反应：_____。

正极：_____。

负极：_____。

电池符号：_____。

(2) 浓度对电极电位的影响。

1) 往 $ZnSO_4$ 溶液中加入浓 $NH_3·H_2O$ 至生成的沉淀溶解为止。

电动势变化（增大或减小）：____。

2) 往 $CuSO_4$ 溶液中加入浓 $NH_3·H_2O$ 至生成的沉淀溶解为止。

电动势变化（增大或减小）：_____。

结论：_____。

4. 电解

现象：_____。

解释：_____。

5. 电镀

现象：_____。

解释：_____。

【注意事项】

1. 原电池反应的方向是还原反应在正极进行，氧化反应在负极进行。

2. 电流计的偏向与导线的接法有关。

【思考题】

1. 如何通过实验比较下列物质的氧化性或还原性的强弱？

(1) Br_2、I_2 和 Fe^{3+}。

(2) Br^-、I^- 和 Fe^{2+}。

2. 电极电位差值越大，氧化还原反应是否就进行得越快？

3. 原电池的正极同电解（或电镀）池的阳极，以及原电池的负极同电解（或电镀）池的阴极，其电极反应的本质是否相同？

4. 怎样判断电解时两极的产物？

（袰沛森　尚慧杰）

任务十 配位化合物的生成和性质

【目的要求】
1. 掌握配位化合物的生成及其组成检验。
2. 了解配离子和简单离子、配位化合物和复盐的区别。
3. 了解配离子相互转化的条件。
4. 学会比较配离子的相对稳定性,了解使配位平衡发生移动的外界条件。
5. 加深理解配位化合物形成时的特征。

【实验材料】
1. 仪器

试管、烧杯、石棉网、铁架台、铁圈、酒精灯、表面皿。

2. 试剂

氨水(6 mol/L)、$AgNO_3$(0.1 mol/L)、NaCl(0.1 mol/L)、KBr(0.1 mol/L)、NaBr(0.1 mol/L)、$CuSO_4$(0.1 mol/L)、NaOH(0.1 mol/L)、NaOH(6 mol/L)、KI(0.1 mol/L)、$BaCl_2$(0.1 mol/L)、$Na_2S_2O_3$(0.1 mol/L)、95%的乙醇、氨水(2 mol/L)、HNO_3(6 mol/L)、$FeCl_3$(0.1 mol/L)、$K_3[Fe(CN)_6]$(0.1 mol/L)、饱和$(NH_4)_2C_2O_4$溶液、Na_2S(0.5 mol/L)、$K_4[Fe(CN)_6]$(0.1 mol/L)、$FeSO_4$(0.1 mol/L)、$NH_4Fe(SO_4)_2$(0.1 mol/L)、KSCN(0.1 mol/L)、红色石蕊试纸。

【实验原理】

金属离子或原子与一定数目的阴离子或中性分子以配位键结合形成的复杂离子称为配离子,如$[Cu(NH_3)_4]^{2+}$、$[Fe(CN)_6]^{3-}$等。含有配离子的化合物称为配位化合物,如$[Cu(NH_3)_4]SO_4$、$K_3[Fe(CN)_6]$等。若以配位键结合的部分不带电,这样的配合物是中性分子,称为配位分子,如$[Ni(CO)_4]$、$[Fe(CO)_5]$等。

配位化合物一般分为内界和外界两部分,内界由中心原子和配位体以配位键结合,书写化学式时常用方括号表示内界,除了内界以外的其他简单离子称为外界。配位化合物的内界和外界之间以离子键结合,在水溶液中配位化合物容易解离出外界离子,而内界离子则以整体形式出现,很难发生解离。

例如,配合物$K_3[Fe(CN)_6]$中,Fe^{3+}为中心原子,CN^-为配位体,$[Fe(CN)_6]^{3-}$为内界,是一个整体,K^+为外界。配位化合物的内界和外界可以通过相关的实验来确定。

配离子的形成过程是一个可逆反应,其逆反应为解离反应,如:

$$Ag^+ + 2NH_3 \rightleftharpoons [Ag(NH_3)_2]^+$$

在一定温度下,当配离子形成的速率和解离速率相等时,则达到配位平衡。此时反

应处于相对静止状态,体系中各物质的浓度保持不变,因此有下列表达式存在:

$$K_{稳}^{\theta} = \frac{[Ag(NH_3)_2^+]}{[Ag^+][NH_3]^2}$$

$K_{稳}^{\theta}$ 称为配位化合物的标准稳定常数,一般来说,配体数相同、空间结构类似的配位化合物,可由其相应的 $K_{稳}^{\theta}$ 比较它们的相对稳定性,$K_{稳}^{\theta}$ 越大,配位化合物就越稳定。对于配体数不同的配位化合物,不能直接用 $K_{稳}^{\theta}$ 的大小来比较它们的稳定性,只能通过计算进行比较。

配位平衡与其他化学平衡一样,属于一种动态平衡,改变平衡体系的外界条件,平衡就会发生移动。如改变溶液的酸度使配体生成难解离的弱酸,或使中心原子发生水解生成难溶的氢氧化物沉淀,或加入某种试剂与中心原子生成沉淀,或加入能与配体或中心原子形成更稳定的配离子的物质,都能使配位平衡发生移动,直至在新的条件下建立新的化学平衡。

> **知识拓展**
>
> **配位化合物的应用**
>
> 1969 年,美国物理学家罗森伯格(Rosenberg)首次发现顺铂(顺-二氯二氨基合铂)对肿瘤细胞生长具有抑制作用。
>
> 后来随着科技的进步,通过改善铂类药物的毒副作用,克服其在瘤体内的耐药性,铂类药物逐渐成为临床上的一线抗癌化疗药物。
>
> 2002 年洛铂(顺-1,2-二氨甲基-环丁烷-乳酸合铂)上市,成为第三代铂类抗肿瘤药物,洛铂无明显肾毒性,对末梢神经和听神经亦未见损害,恶心呕吐反应较轻,在这些方面洛铂明显优于顺铂。除洛铂适应症外,洛铂在复发性卵巢癌、食道癌、鼻咽癌、淋巴瘤、睾丸肿瘤等方面也显示出较好疗效。

【实验步骤】

1. 配位化合物的生成和组成

(1) $[Cu(NH_3)_4]^{2+}$ 离子的生成:取 2 支试管,各加入 1 mL 0.1 mol/L $CuSO_4$ 溶液,再逐滴加入 6 mol/L 的氨水,生成浅蓝色沉淀后,继续逐滴加入 6 mol/L 氨水至沉淀消失,观察溶液此时呈现的颜色。

然后向其中一支试管(1 号试管)中逐滴加入 95% 的乙醇直至有结晶析出,溶液呈浑浊为止,静置数分钟后,上清液为无色,观察溶液底部析出的结晶颜色。另一支试管(2 号试管)中的 $[Cu(NH_3)_4]SO_4$ 溶液留存备用。

(2) $[Cu(NH_3)_4]SO_4$ 与 $CuSO_4$ 的组成检验。

1) $[Cu(NH_3)_4]SO_4$ 组成检验:取 2 支试管,各加入上述 2 号试管中自制的

[Cu(NH₃)₄]SO₄ 溶液 5 滴,然后向其中一支试管中加入 1 滴 0.1 mol/L BaCl₂ 溶液,另一支试管中加入 1 滴 0.1 mol/L NaOH 溶液,观察现象。

2)CuSO₄ 的组成检验:另取 2 支试管,各加入 5 滴 0.1 mol/L CuSO₄ 溶液,然向其中一支试管中加入 1 滴 0.1 mol/L BaCl₂ 溶液,另一支试管中加入 1 滴 0.1 mol/L NaOH 溶液,观察现象。

根据上述实验现象说明[Cu(NH₃)₄]SO₄ 与 CuSO₄ 的组成有何差别,说明原因。

2. 配位化合物与复盐的区别

(1)复盐 NH₄Fe(SO₄)₂ 中简单离子的鉴定。

1)SO₄²⁻ 鉴定:取 1 支试管,加入 0.1 mol/L NH₄Fe(SO₄)₂ 溶液 1 mL,再加入 0.1 mol/L BaCl₂ 溶液 2 滴,观察现象。

2)Fe³⁺ 鉴定:取 1 支试管,加入 0.1 mol/L NH₄Fe(SO₄)₂ 溶液 1 mL,再加入 0.1 mol/L KSCN 溶液 2 滴,观察现象。

3)NH₄⁺ 鉴定:在一块较大的表面皿的中心,加入 0.1 mol/L NH₄Fe(SO₄)₂ 溶液 5 滴,再加入 6 mol/L NaOH 溶液 3 滴,混匀备用。在另一块较小的表面皿的中心粘附 1 条润湿的红色石蕊试纸,把它盖在大表面皿上做成气室,将此气室放在水浴上微热 2 min,观察现象。

(2)[Cu(NH₃)₄]SO₄ 溶液中离子的鉴定。

1)SO₄²⁻ 鉴定:取 1 支试管,加入自制的[Cu(NH₃)₄]SO₄ 溶液 1 mL,再滴入 0.1 mol/L BaCl₂ 溶液 2 滴,观察现象。

2)Cu²⁺ 鉴定:取 1 支试管,加入自制的[Cu(NH₃)₄]SO₄ 溶液 1 mL,再滴入 0.1 mol/L NaOH 溶液 4 滴,观察是否产生蓝色沉淀。

根据实验现象,说明配位合物与复盐的区别。

3. 配离子与简单离子的区别

(1)K₃[Fe(CN)₆]和 FeCl₃ 性质的比较:在 2 支试管中,分别加入 5 滴 0.1 mol/L K₃[Fe(CN)₆]溶液和 5 滴 0.1 mol/L FeCl₃ 溶液,再分别逐滴加入 1 mL (NH₄)₂C₂O₄ 饱和溶液,观察现象。两种化合物都有 Fe³⁺,为何现象不同?

(2)K₄[Fe(CN)₆]和 FeSO₄ 性质的比较:在 2 支试管中,分别加入 5 滴 0.5 mol/L Na₂S 溶液,然后分别加入 5 滴 0.1 mol/L K₄[Fe(CN)₆]溶液和 0.1 mol/L FeSO₄ 溶液,观察现象。两种化合物都有 Fe²⁺,为何现象不同?

4. 配离子的解离

取 2 支试管,各加入 2 滴 0.1 mol/L AgNO₃ 溶液,再各加入 5 滴 2 mol/L 氨水,即有[Ag(NH₃)₂]⁺ 配离子生成,再分别加入 2 滴 0.1 mol/L NaCl 溶液和 0.1 mol/L KI 溶液,观察现象,并解释产生不同现象的原因。

5. 配位平衡的移动

取 1 支试管,加入 2 滴 0.1 mol/L AgNO₃ 溶液和 8 滴 2 mol/L 氨水,即有[Ag(NH₃)₂]⁺

配离子生成,再加入 2 滴 0.1 mol/L NaCl 溶液,观察现象,然后加入 6 mol/L HNO_3 溶液 5 滴,观察现象,并解释原因。

6. 配离子与难溶化合物间的相互转化

在 1 支试管中加入 5 滴 0.1 mol/L $AgNO_3$ 溶液和 5 滴 0.1 mol/L NaCl 溶液,观察是否有沉淀生成。向生成沉淀的试管中加入 6 mol/L 氨水至沉淀刚好溶解,此时即有 $[Ag(NH_3)_2]^+$ 配离子生成,再加入 5 滴 0.1 mol/L KBr 溶液,观察是否有浅黄色沉淀生成;然后再滴加 0.1 mol/L $Na_2S_2O_3$ 溶液,边加边振摇,直至沉淀刚好溶解;再滴加 0.1 mol/L KI 溶液,观察是否有黄色沉淀生成。解释上述现象,查阅有关溶度积常数和配合物稳定常数进行分析,并写出每一步骤反应的化学反应方程式。

7. 配离子稳定性的比较

取 2 支试管,各加入 3 滴 0.1 mol/L $AgNO_3$ 溶液,向其中 1 支试管中加入 0.1 mol/L $Na_2S_2O_3$ 溶液,直至生成的沉淀溶解后,再过量滴加 2 滴,此时即有 $[Ag(S_2O_3)_2]^{3-}$ 配离子生成;向另一支试管中逐滴加入 2 mol/L 氨水,直至生成的沉淀溶解后,再加入 2 滴使过量,即有 $[Ag(NH_3)_2]^+$ 配离子生成。然后向 2 支试管中各加入数滴 0.1 mol/L NaBr 溶液,观察是否都有沉淀生成,根据实验结果,比较 $[Ag(S_2O_3)_2]^{3-}$ 和 $[Ag(NH_3)_2]^+$ 配离子稳定性的相对大小,并解释原因。

【结果与分析】

1. $[Cu(NH_3)_4]SO_4$ 与 $CuSO_4$ 的组成检验(表 1-2-21)

表 1-2-21　实验现象与分析 1

编号	待检溶液	所加试剂	现象	解释
1	$[Cu(NH_3)_4]SO_4$	0.1 mol/L $BaCl_2$		
2		0.1 mol/L NaOH		
3	$CuSO_4$	0.1 mol/L $BaCl_2$		
4		0.1 mol/L NaOH		

2. 配位化合物与复盐的鉴别实验(表 1-2-22)

表 1-2-22　实验现象与分析 2

编号	待检溶液	所加试剂	现象	解释
1	$NH_4Fe(SO_4)_2$	0.1 mol/L $BaCl_2$		
2		0.1 mol/L KSCN		
3		6 mol/L NaOH		
4	$[Cu(NH_3)_4]SO_4$	0.1 mol/L $BaCl_2$		
5		0.1 mol/L NaOH		

基础化学实验

3. 配离子与简单离子的区别(表1-2-23)

表1-2-23 实验现象与分析3

编号	所加试剂	待测溶液	现象	解释
1	1 mL $(NH_4)_2C_2O_4$ 饱和溶液	0.1 mol/L $K_3[Fe(CN)_6]$		
2		0.1 mol/L $FeCl_3$		
3	5滴 0.5 mol/L Na_2S 溶液	0.1 mol/L $K_4[Fe(CN)_6]$		
4		0.1 mol/L $FeSO_4$		

4. 配离子的解离(表1-2-24)

表1-2-24 实验现象与分析4

编号	所加试剂	待测溶液	现象	解释
1	0.1 mol/L $AgNO_3$+2 mol/L 氨水	0.1 mol/L NaCl		
2		0.1 mol/L KI		

5. 配位平衡的移动(表1-2-25)

表1-2-25 实验现象与分析5

待测溶液	所加试剂1	所加试剂2	现象	解释
0.1 mol/L $AgNO_3$+2 mol/L 氨水	0.1 mol/L NaCl	6 mol/L HNO_3		

6. 配离子与难溶化合物间的相互转化(表1-2-26)

表1-2-26 实验现象与分析6

反应试剂	现象	解释
$[Ag(NH_3)_2]^+$+0.1 mol/L KBr		
继续加 0.1 mol/L $Na_2S_2O_3$		
继续加 0.1 mol/L KI		

7. 配离子稳定性的比较(表1-2-27)

表1-2-27 实验现象与分析7

编号	反应试剂	现象	解释
1	$[Ag(S_2O_3)_2]^{3-}$+0.1 mol/L NaBr		
2	$[Ag(NH_3)_2]^+$+0.1 mol/L NaBr		

【注意事项】

1. 注意观察配位化合物的生成颜色、溶解性、稳定性等变化。

2. 注意溶液的酸度变化以及沉淀剂、氧化剂或还原剂及其他配体的存在对配位平衡的影响。

3. 实验过程中用到的试剂较多,尤其是不同浓度的相同试剂容易混淆,因此在滴加试剂时一定要看清楚标签,注意不要滴加错误。

4. 在实验过程中多个实验用到硝酸银,因为该试剂具有氧化性,因此在实验过程中注意不要滴加到手上或迸溅到眼内。

5. 本次实验内容较多,需要用到的试管也较多,因此在实验过程中一定要注意试管的标号,以免混淆,影响实验结果。一项实验结束后及时记录实验结果,并将试管洗刷干净,以便循环利用。

6. 实验结果一定要记录清晰明了,小组成员在实验过程中要分工明确,相互配合。

【思考题】

1. 配合物与复盐的主要区别是什么?如何判断某化合物是不是配位化合物?
2. 影响配位平衡的因素有哪些?
3. 如何比较配离子的稳定性?能不能直接用 $K_{稳}^{\theta}$ 比较?

(郑妩媚　尚慧杰)

任务十一 三草酸合铁(Ⅲ)酸钾的制备和性质

【目的要求】

1. 掌握三草酸合铁(Ⅲ)酸钾的制备原理和方法。
2. 进一步练习称量、减压抽滤、蒸发、浓缩、结晶等基本操作技能。
3. 加深对Fe(Ⅲ)和Fe(Ⅱ)化合物性质的了解。
4. 了解三草酸合铁(Ⅲ)酸钾的光化学活性和光敏实验。
5. 提高学生的综合实验能力,在实验过程中锻炼分析问题和解决问题的能力,同时提高学生对无机化学实验的兴趣。

【实验材料】

1. 仪器

台秤、电加热套、烧杯(50 mL、150 mL、250 mL)、量筒(50 mL)、量杯(20 mL)、布氏漏斗、抽滤瓶、循环水式真空泵、试管、定量滤纸、称量纸。

2. 试剂

摩尔盐(硫酸亚铁铵)或硫酸亚铁(s)、H_2O_2(3%)、$K_3[Fe(CN)_6]$(0.5 mol/L)、$K_3[Fe(CN)_6]$(s)、H_2SO_4(1 mol/L)、$H_2C_2O_4$(1 mol/L)、$K_2C_2O_4$饱和溶液、去离子水、无水乙醇。

【实验原理】

三草酸合铁(Ⅲ)酸钾,化学式为$K_3[Fe(C_2O_4)_3]$,为翠绿色单斜晶系晶体,易溶于水,在100 g水中的溶解度为4.7 g,难溶于醇、醚、酮等有机溶剂,常以三水化合物的形式即$K_3[Fe(C_2O_4)_3]\cdot3H_2O$存在,110 ℃下失去三分子结晶水而成为$K_3[Fe(C_2O_4)_3]$,220 ℃时分解。三草酸合铁(Ⅲ)酸钾是制备负载型活性铁催化剂的主要原料,也是一些有机反应很好的催化剂,因而具有很高的工业生产价值。

制备三草酸合铁(Ⅲ)酸钾的工艺路线有多种。例如可以铁为原料制备得硫酸亚铁铵,加草酸钾制备得草酸亚铁后经氧化制得三草酸合铁(Ⅲ)酸钾;或以三氯化铁或硫酸铁与草酸钾为原料,直接合成三草酸合铁(Ⅲ)酸钾;或以硫酸铁与草酸钾为原料直接合成三草酸合铁(Ⅲ)酸钾;或以硝酸铁与草酸为原料制备合成三草酸合铁(Ⅲ)酸钾。

本实验以硫酸亚铁(Ⅱ)为起始原料,通过氧化还原反应、沉淀反应、配位反应等多步转化,最后制得三草酸合铁(Ⅲ)酸钾配位化合物。本实验所采用的方法与以上几种方法相比,实验内容相对烦琐,涉及的操作较多,但是有利于通过这种基础实验操作的复习锻炼,培养学生的动手能力,同时提升学生对实验本身的兴趣。

主要反应式为:

$$(NH_4)_2Fe(SO_4)_2 + H_2C_2O_4 = FeC_2O_4 + (NH_4)_2SO_4 + H_2SO_4$$

在过量 $K_2C_2O_4$ 的存在下,用 H_2O_2 氧化 FeC_2O_4 即可制得产物。

$$6FeC_2O_4 + 6K_2C_2O_4 + 3H_2O_2 = 4K_3[Fe(C_2O_4)_3] + 2Fe(OH)_3(s)$$

反应中同时产生的 $Fe(OH)_3$ 可通过加入适量的 $H_2C_2O_4$ 将其转化为产物。

$$2Fe(OH)_3 + 3K_2C_2O_4 + 3H_2C_2O_4 = 2K_3[Fe(C_2O_4)_3] + 6H_2O$$

三草酸合铁(Ⅲ)酸钾具有较好的光敏性,在光照下发生光还原,可用于光的强度的测定。室温日光照射下或强光下分解生成草酸亚铁,变为黄色,再遇到铁氰化钾 $\{K_3[Fe(CN)_6]\}$ 会生成滕氏蓝,相关反应为:

$$2K_3[Fe(C_2O_4)_3] \rightarrow 2FeC_2O_4 + 3K_2C_2O_4 + 2CO_2$$

$$3FeC_2O_4 + 2K_3[Fe(CN)_6] = Fe_3[Fe(CN)_6]_2 + 3K_2C_2O_4$$

因此,在实验室中可做成感光纸,进行感光实验。另外由于它的光化学活性,能定量进行光化学反应,常用作化学光量剂。

> **知识拓展**
>
> ### 感光材料
>
> 感光材料是指一些具有光敏特性的材料。复印机、照相中所使用的胶片、胶卷,以及相纸等都用到感光材料。常用的感光材料一般分为黑白感光材料和彩色感光材料,能够在光的作用下进行光化学变化。它的特点是在有光的状态下呈导电性,在无光的条件下呈绝缘性,复印机的工作原理正是利用了这种特性。在复印机中,感光材料被涂于底基上,从而制成复印的核心部件——印版(印鼓),复印机上普遍使用的感光材料有硒、氧化锌、有机光导体等。

【实验步骤】

1. 三草酸合铁(Ⅲ)酸钾的制备

(1)溶解:在电子天平上称取 5.0 g 硫酸亚铁铵,放入 150 mL 烧杯中,加入 50 mL 蒸馏水,再加入 1 mL 1 mol/L H_2SO_4,加热使其溶解。

(2)沉淀:在上述溶液中加入 20 mL 1 mol/L $H_2C_2O_4$ 溶液,不断搅拌,加热煮沸,使其生成 $FeC_2O_4 \cdot 2H_2O$ 黄色沉淀,用倾泻法洗涤该沉淀 3 次,每次使用 25 mL 去离子水洗涤除去可溶性杂质。

(3)氧化:在第(2)步生成的黄色 $FeC_2O_4 \cdot 2H_2O$ 沉淀中加入 10 mL 饱和的 $K_2C_2O_4$ 溶液,水浴加热至 40 ℃,慢慢滴加 20 mL 3% 的 H_2O_2 溶液,不断搅拌溶液并维持温度在 40 ℃左右,沉淀转化为黄褐色,此时 Fe(Ⅱ)充分氧化为 Fe(Ⅲ)。滴加完毕后,加热溶液至沸腾以除去过量的 H_2O_2 溶液。

(4)生成配合物:保持上述沉淀近沸状态,先加入 6~7 mL 1 mol/L $H_2C_2O_4$ 溶液,然后趁热滴加 1~2 mL 1 mol/L $H_2C_2O_4$ 溶液,使沉淀溶解,溶液的 pH 维持在 4~5,此时溶液呈翠绿色,趁热将溶液过滤到 1 个 150 mL 烧杯中,水浴上加热,将溶液浓缩至 25~30 mL,用冰水冷却,静置(注意不要搅拌),待翠绿色晶体析出。最后抽滤,用无水乙醇洗涤产物 2~3 次,称量产品重量,计算产率,并将晶体置于干燥容器内避光保存。

注意:若浓缩的绿色溶液带褐色,则是由于含有氢氧化铁沉淀,应趁热过滤除去。

2. 产品的光敏实验

(1)取 10 滴上述产品的饱和溶液与 10 滴 0.5 mol/L $K_3[Fe(CN)_6]$ 溶液混合均匀。用玻璃棒蘸此混合液在白纸上描绘一些几何图形,图形经强光照射后,由浅黄色变为蓝色。

(2)称取 0.3 g $K_3[Fe(C_2O_4)_3]$ 和 0.4 g $K_3[Fe(CN)_6]$ 放入烧杯中,加入 8 mL 去离子水溶解,浸渍滤纸,并放入烘箱中烘干,即得到感光纸。

【结果与分析】

1. 三草酸合铁(Ⅲ)酸钾产率计算

原料:$(NH_4)_2Fe(SO_4)$ _____ g;

产品:三草酸合铁(Ⅲ)酸钾$\{K_3[Fe(C_2O_4)_3]\}$理论产量_____g;

实际产量:_____g;

产率:_____。

2. 对产品的总体评价

要求产率>50%,产品颜色为翠绿色,分析结果产生偏差的原因。

【注意事项】

1. 氧化 $FeC_2O_4 \cdot 2H_2O$ 时,氧化温度不能太高(保持在 40 ℃),以免 H_2O_2 分解,同时需要不断搅拌,使 Fe^{2+} 充分被氧化。

2. 配位过程中 $H_2C_2O_4$ 应逐滴加入,并保持在沸点附近,使过量草酸分解。

3. 在日光或者强光下照射要充分,否则图形不明显。

4. 制备感光纸时,如果太湿,需要用玻璃棒将其拧干。

【思考题】

1. 试比较讨论几种制备三草酸合铁(Ⅲ)酸钾工艺路线的优缺点。

2. 用过氧化氢作氧化剂有何优越之处?滴完 H_2O_2 后为什么还要煮沸溶液?

3. 如何提高产品的质量?

4. 在合成的最后一步,加入乙醇反复洗涤的作用是什么?能否用蒸干溶液的办法来提高产量?为什么?

5. 根据三草酸合铁(Ⅲ)酸钾的性质,应如何保存该化合物?

(郑妩媚 梁 旭)

项目三 元素性质实验

任务一 碱金属、碱土金属

【目的要求】

1. 掌握碱金属和碱土金属的常见单质和化学性质。
2. 掌握碱金属和碱土金属元素离子的定性鉴别的方法。
3. 了解碱金属和碱土金属组成的化合物的溶解性。

【实验材料】

1. 仪器

试管、玻璃棒。

2. 试剂

LiCl 固体、NaCl 固体、KCl 固体、甲醇、蒸馏水、LiCl(1 mol/L)、NaCl(1 mol/L)、饱和六羟基锑(V)酸钾溶液、KCl(1 mol/L)、酒石酸氢钠、NaF(1 mol/L)、Na_2CO_3(1 mol/L)、Na_2HPO_4(1 mol/L)、$MgCl_2$(0.5 mol/L)、$CaCl_2$(0.5 mol/L)、$BaCl_2$(0.5 mol/L)、NaOH(2 mol/L)、NH_4Cl 饱和溶液、Na_2CO_3(0.5 mol/L)、$NH_3 \cdot H_2O$(1 mol/L)、$(NH_4)_2CO_3$(1 mol/L)、HNO_3(6 mol/L)、HAc(6 mol/L)、HCl(6 mol/L)、K_2CrO_4(0.5 mol/L)、HCl(2 mol/L)、Na_2HPO_4(0.5 mol/L)、浓氨水、镁试剂、草酸铵。

【实验原理】

碱金属和碱土金属分别属于第ⅠA和第ⅡA元素,位于元素周期表的s区。它们的单质是最活泼的金属和最常用的还原剂,在同一主族中单质金属的活泼性由上到下依次增强,同一周期由左到右依次减弱。它们能与空气当中的 O_2、CO_2 反应(Rb、Cs 在空气中可以自燃),常保存于煤油、液体石蜡中。这些元素在空气中燃烧时,锂和碱土金属反应生成氧化物,钠生成过氧化物,钾、铷、铯燃烧生成超氧化物。

碱金属、碱土金属能够直接或者间接与电负性较大的非金属反应,除 Be、Mg 表面容易形成致密氧化物的保护膜对水稳定,只与热水及水蒸气发生作用外,其他金属元素易和冷水反应生成对应的氢氧化物并产生氢气。碱金属与水反应剧烈,随着元素金属性的加强,反应程度愈加剧烈。

碱金属组成的氢氧化物除了 LiOH 溶解度较小,其他金属氢氧化物均较大,并且溶于水都产生强碱。碱土金属组成的氢氧化物除呈两性的 $Be(OH)_2$ 外,其他均是碱性,但溶解度和碱性均低于碱金属。

碱金属生成的盐大部分在水中易溶且多和水形成水合离子的形式,只有少量碱金属盐难溶,如 LiF、Li_2CO_3 等。碱土金属生成的盐主要特点是难溶,只有氯化物、硝酸盐、硫酸镁、铬酸镁、铬酸钙在水中易溶,其他难溶于水。s 区元素离子本身没有颜色,化合物一般也无色(阴离子有色除外)。其中单质、挥发性化合物可进行焰色试验,可用于检测此类元素。

【实验步骤】

1. 碱金属(锂、钠、钾)盐的溶解性

(1)碱金属的氯化物:取试管 3 支,每支试管加入 3 mL 甲醇,之后分别加 0.3 g 固体 LiCl、NaCl、KCl,观察并记录溶解情况。

取试管 3 支,每支试管加入 3 mL 蒸馏水,之后分别加 0.3 g 固体 LiCl、NaCl、KCl,测定并记录 3 种盐溶解时温度的变化,记录溶解情况。

两次实验相比,有什么异同点?

(2)难溶性锂盐的制备:取试管 3 支,均加 0.5 mL 1 mol/L LiCl 溶液,然后分别加入 0.5 mL 1 mol/L NaF、0.5 mL 1 mol/L Na_2CO_3、0.5 mL 1 mol/L Na_2HPO_4,记录实验现象(反应产物颜色和状态),书写对应的方程式。

(3)难溶性钠盐(Na^+ 的鉴别反应):取 1 mL 1 mol/L NaCl 于试管中,加入相同体积的饱和六羟基锑(V)酸钾溶液,混合,使用玻璃棒摩擦试管,观察并记录现象,如果有白色沉淀{$Na[Sb(OH)_4]$}出现,表明存在 Na^+。

(4)难溶性钾盐(K^+ 的鉴别反应):取 1 mL 1 mol/L KCl 于试管中,加入相同浓度、相同体积的酒石酸氢钠,混合后用玻璃棒摩擦器壁,观察并记录现象。

2. 碱土金属的氢氧化物

取 3 支试管,分别加 0.5 mol/L $MgCl_2$、$CaCl_2$、$BaCl_2$ 2 滴,然后每支试管加入 2 mol/L NaOH 若干滴,观察现象,然后再分别加入 NH_4Cl 饱和溶液,观察实验现象,写出反应的方程式。

3. 碱土金属的难溶盐

(1)碳酸盐:取 3 支试管,分别加 0.5 mL 0.5 mol/L $MgCl_2$、$CaCl_2$、$BaCl_2$,再各加入 0.5 mL 0.5 mol/L Na_2CO_3,观察并记录实验现象。分别测试这几支试管内的沉淀在 6 mol/L HAc 中的溶解性。

同样取试管 3 支,均加入饱和 NH_4Cl 溶液 3 滴、1 mol/L $NH_3·H_2O$ 2 滴、1 mol/L $(NH_4)_2CO_3$ 2 滴,再分别加 0.5 mL 0.5 mol/L $MgCl_2$、$CaCl_2$、$BaCl_2$,观察并记录实验现象。

(2)硫酸盐:取 3 支试管,分别加 0.5 mL 0.5 mol/L $MgCl_2$、$CaCl_2$、$BaCl_2$,各自再加

0.5 mL 0.5 mol/L Na$_2$SO$_4$,观察并记录实验现象。分别测试这几支试管内的沉淀在 6 mol/L HNO$_3$ 中的溶解性。

(3)草酸盐:取 3 支试管,分别加 2 滴 0.5 mol/L MgCl$_2$、CaCl$_2$、BaCl$_2$,各自再加几滴草酸铵饱和溶液,观察并记录实验现象。分别测试这几支试管内的沉淀在 6 mol/L HAc 及 6 mol/L HCl 中的溶解性。对比 MgC$_2$O$_4$、CaC$_2$O$_4$、BaC$_2$O$_4$ 的溶解度。

(4)铬酸盐:取 2 支试管,分别加 0.5 mL 0.5 mol/L CaCl$_2$、BaCl$_2$,各自再加 0.5 mL 0.5 mol/L K$_2$CrO$_4$,观察并记录实验现象。分别测试这几种沉淀在 6 mol/L HAc 及 6 mol/L HCl 中的溶解性。

(5)制备磷酸镁铵(Mg^{2+} 的鉴别反应):在试管中加入 0.5 mL 0.5 mol/L MgCl$_2$,然后滴加几滴 2 mol/L HCl 和 0.5 mol/L Na$_2$HPO$_4$,继续滴加氨水 4~5 滴,观察并记录实验现象。反应伴随 Mg(NH$_4$)PO$_4$ 白色沉淀的产生,可作为 Mg^{2+} 的鉴别反应。

4. 离子鉴别

(1)K$^+$ 的鉴别:参考实验步骤 1(4)的方法。

(2)Na$^+$ 的鉴别:参考实验步骤 1(3)的方法。

(3)Mg^{2+} 的鉴别:利用磷酸镁铵反应或者镁试剂,在试管中加入几滴含 Mg^{2+} 的溶液,滴加 2 mol/L NaOH 2 滴和 1 滴镁试剂,如有天蓝色的沉淀产生,则证明 Mg^{2+} 存在。

(4)Ca^{2+} 的鉴别:在试管中加入几滴含 Ca^{2+} 的溶液,滴加草酸铵饱和溶液几滴,如有白色沉淀产生,则证明 Ca^{2+} 存在。

(5)Ba^{2+} 的鉴别:在试管中加入含 Ba^{2+} 溶液几滴,加 0.5 mol/L K$_2$CrO$_4$ 溶液几滴,如有黄色的沉淀产生,则证明 Ba^{2+} 存在。

【结果与分析】

数据记录(表 1-3-1)

表 1-3-1　实验记录

实验项目	实验现象
碱金属(锂、钠、钾)盐的溶解性	
碱土金属的氢氧化物	
碱土金属的难溶盐	
离子鉴别	

【思考题】

1. 碱金属、碱土金属的主要性质有哪些?
2. 碱金属、碱土金属的氢氧化物和难溶性盐溶解性的变化规律是什么?
3. (NH$_4$)$_2$CO$_3$ 与 Ba^{2+} 的沉淀反应,为何还需要滴加氨水?

(梁　旭　郑妩媚)

任务二 非金属元素(一)(卤族元素、氧族元素)

【目的要求】

1. 掌握卤族元素、氧族元素常见离子的分离和鉴别方法。
2. 掌握卤族元素和氧族元素常见的含氧酸盐的性质。
3. 了解卤族元素的单质和过氧化氢的性质。

【实验材料】

1. 仪器

试管。

2. 试剂

氯水、溴水、碘水、KBr(0.1 mol/L)、KI(0.1 mol/L)、CCl$_4$、NaOH(2 mol/L)、H$_2$SO$_4$(2 mol/L)、Pb(NO$_3$)$_2$(0.1 mol/L)、Na$_2$S(0.5 mol/L)、H$_2$O$_2$(3%)、KMnO$_4$(0.01 mol/L)、乙醚、K$_2$CrO$_4$(0.1 mol/L)、NaClO 溶液、MnSO$_4$(0.1 mol/L)、淀粉-碘化钾溶液、KClO$_3$ 固体、KIO$_3$(0.1 mol/L)、淀粉溶液(1%)、Na$_2$SO$_3$(0.1 mol/L)、Na$_2$S$_2$O$_3$(0.5 mol/L)、AgNO$_3$(0.1 mol/L)、HCl(2 mol/L)、MnSO$_4$(0.002 mol/L)、K$_2$S$_2$O$_8$ 固体、NaCl(0.1 mol/L)、NH$_3$·H$_2$O(2 mol/L)、浓氨水、Na$_2$S$_2$O$_3$(0.1 mol/L)。

【实验原理】

卤素是一类典型的非金属元素。卤素单质具有强氧化性,同一主族从上到下依次减弱。同一周期的氧族元素单质的氧化性远低于卤族元素。

卤族元素单质能够与水发生氧化或者歧化反应。其中氟与水发生氧化反应,氯、溴、碘主要与水发生歧化反应,室温反应时氯生成次氯酸,溴、碘反应生成卤酸或者盐,碱性条件能够促进歧化反应的进行。

$$Cl_2 + H_2O \Longrightarrow HClO + HCl$$

$$3Br_2 + 6OH^- \Longrightarrow 5Br^- + BrO_3^- + 3H_2O$$

$$3I_2 + 6OH^- \Longrightarrow 5I^- + IO_3^- + 3H_2O$$

卤族元素常见的含氧酸盐有卤酸盐、次卤酸盐、高卤酸盐。它们在酸性环境下具有氧化性,氧化性随氧化数的升高而下降。

$$2ClO^- + Mn^{2+} = MnO_2 \downarrow + Cl_2 \uparrow$$

$$ClO_3^- + 6I^- + 6H^+ = Cl^- + 3I_2 \downarrow + 3H_2O$$

$$2IO_3^- + 5SO_3^{2-} + 2H^+ = I_2 \downarrow + 5SO_4^{2-} + H_2O$$

(偏)高碘酸、过二硫酸是强氧化剂,在酸性条件下能将 Mn^{2+} 氧化成 MnO$_4^-$,常用作 Mn^{2+} 的鉴别。

$$5S_2O_8^{2-}+2Mn^{2+}+8H_2O =\!\!=\!\!= 2MnO_4^-+10SO_4^{2-}+16H^+$$

Cl^-、Br^-、I^-和Ag^+发生反应分别生成难溶于水的$AgCl$(白色沉淀)、$AgBr$(浅黄色沉淀)、AgI(黄色沉淀),三个沉淀溶解度依次降低,在稀氨水、浓氨水、浓硫代硫酸盐中可分别溶解,该性质可用于离子的鉴别和分离。

氧族元素的盐常见的有亚硫酸盐、硫酸盐、硫代硫酸盐、过二硫酸盐等。其中亚硫酸盐、硫代硫酸盐还原性较强,硫酸盐、过二硫酸盐氧化性较强,硫代硫酸根也是配合物中常见的阴离子配体。

$$2Ag^++S_2O_3^{2-}=\!\!=\!\!=Ag_2S_2O_3\downarrow$$
$$Ag_2S_2O_3+3S_2O_3^{2-}=\!\!=\!\!=2[Ag(S_2O_3)_2]^{3-}$$
$$S_2O_3^{2-}+2H^+=\!\!=\!\!=SO_2\uparrow+S\downarrow+H_2O$$

H_2O_2兼具有氧化性和还原性,在酸性、碱性、中性环境中都有强氧化性,只有和强氧化剂反应才显示还原性,因反应不会给体系引入杂质而得到广泛使用。

$$4H_2O_2+PbS=\!\!=\!\!=PbSO_4\downarrow+4H_2O$$
$$5H_2O_2+2MnO_4^-+6H^+=\!\!=\!\!=2Mn^{2+}+5O_2\uparrow+8H_2O$$

【实验步骤】

1. 卤族元素单质的性质

(1)氧化性:取1支试管,加入0.1 mol/L KBr溶液5滴,逐滴滴加氯水,混匀,观察实验现象,再滴加0.5 mL CCl_4,混匀,观察实验现象。

取1支试管,加入0.1 mol/L KI溶液5滴,逐滴滴加溴水,混匀,观察实验现象,再加0.5 mL CCl_4,混匀,观察实验现象。

根据以上反应现象总结出卤族元素单质的氧化性变化规律。

(2)歧化反应:取1支试管,加入溴水5滴,逐滴加入2 mol/L NaOH溶液,观察实验现象,注意溶液颜色的变化。观察到溶液颜色褪去后,再加入2 mol/L H_2SO_4酸化处理,观察溶液的颜色变化,解释实验现象。

取1支试管,加入碘水5滴,后续操作同上,观察溶液的颜色变化,解释实验现象。

2. 过氧化氢的化学性质

(1)氧化性:取1支试管,加入0.1 mol/L $Pb(NO_3)_2$溶液5滴,滴加0.5 mol/L Na_2S溶液2滴,观察现象。使用离心机分离,向沉淀中逐滴加入3% H_2O_2,观察沉淀发生的变化并解释。

(2)还原性:取1支试管,加入0.01 mol/L $KMnO_4$溶液5滴,滴加几滴2 mol/L H_2SO_4酸化处理,再加入几滴3% H_2O_2,观察实验现象。

(3)过氧化氢的鉴别:取1支试管,加入3% H_2O_2溶液2 mL、乙醚0.5 mL、2 mol/L H_2SO_4溶液1 mL、0.1 mol/L K_2CrO_4 3~5滴,混匀。观察在水和乙醚两相中颜色的差异,记录现象,并用化学反应解释。

3. 卤酸盐、次卤酸盐的氧化性

(1) 取 NaClO 溶液 2 份，分别加入 0.1 mol/L MnSO$_4$ 和用 2 mol/L H$_2$SO$_4$ 酸化处理的淀粉-碘化钾溶液，观察实验现象。

(2) 取 KClO$_3$ 固体少许，加入 1~2 mL 蒸馏水溶解，滴加 CCl$_4$ 10 滴和 0.1 mol/L KI 5 滴，摇匀，观察两相中的颜色变化。再滴加 6 mol/L H$_2$SO$_4$，观察发生了什么变化。

(3) 取 0.1 mol/L KIO$_3$ 5 滴，加入 2 mol/L H$_2$SO$_4$ 酸化处理，再滴加淀粉溶液 2 滴和少量 0.1 mol/L Na$_2$SO$_3$，观察实验现象。如果不用 H$_2$SO$_4$ 酸化处理，实验现象会如何？

4. 硫代硫酸盐的特性

(1) 还原性：取 0.5 mol/L Na$_2$S$_2$O$_3$ 溶液 1 mL，加入 2 mol/L NaOH 溶液 2 滴，再加入氯水 2 mL，充分混合，检测溶液当中 SO$_4^{2-}$ 存在与否。取 0.5 mol/L Na$_2$S$_2$O$_3$ 溶液 1 mL，加入碘水，其他操作同上，充分混合，检测溶液当中 SO$_4^{2-}$ 存在与否。实验现象有何区别？如何解释？

(2) 配位作用：取 0.1 mol/L AgNO$_3$ 2 滴，逐滴加入 0.5 mol/L Na$_2$S$_2$O$_3$ 溶液，边滴加边混合，直到生成的沉淀刚好全部溶解，解释观察到的实验现象。

(3) 与酸的反应：取 0.5 mol/L Na$_2$S$_2$O$_3$ 溶液 1 mL，加入 2 mol/L HCl，观察实验现象并解释原因。

5. 过二硫酸盐的性质——氧化性

取 0.002 mol/L MnSO$_4$ 溶液 2 滴，滴加 2 mol/L H$_2$SO$_4$ 溶液 2 mL、蒸馏水 5 mL，摇匀混合之后平均分成两份。两份均加等量的 K$_2$S$_2$O$_8$ 固体少量，其中一份加入 0.1 mol/L AgNO$_3$ 溶液 1 滴，另一份不加，两份同样放置于水浴锅中加热，观察实验现象，写出对应的化学反应。

6. 卤族元素离子的分离和鉴别

(1) 卤化银的溶解能力：取 3 支试管，分别加入 5 滴 0.1 mol/L 的 NaCl、0.1 mol/L 的 KBr、0.1 mol/L 的 KI，均加入 5 滴 0.1 mol/L AgNO$_3$ 溶液，比较反应产物的颜色和状态。微微加热后，离心去除上清液，剩余沉淀分成 3 份，分别加入 2 mol/L NH$_3$·H$_2$O、浓氨水、0.1 mol/L Na$_2$S$_2$O$_3$，混合均匀，观察沉淀溶解状况，比较得出卤化银沉淀溶解度的特点和规律。

(2) Cl$^-$、Br$^-$、I$^-$ 混合物的分离与鉴别：根据卤化银沉淀的溶解特性和卤族元素单质的特性，设计合理的实验方法对混合物中的离子进行分离和鉴别（AgBr、AgI 可先在酸性条件下用锌粉还原成离子再进行鉴别）。

【结果与分析】

实验结果见表1-3-2。

表1-3-2 实验记录

实验项目	实验现象
卤族元素单质的性质	
过氧化氢的化学性质	
卤酸盐、次卤酸盐的氧化性	
硫代硫酸盐的特性	
过二硫酸盐的性质——氧化性	
卤族元素离子的分离和鉴别	

【思考题】

1. Cl^-、Br^- 的混合物中,加入 CCl_4 后加氯水,CCl_4 层颜色的变化是什么？发生了什么反应？

2. 用 $AgNO_3$ 检测卤素离子,同时需要加 HNO_3,起到什么作用？

3. 如果向待测物中滴加 $AgNO_3$ 溶液没有沉淀,是不是说明溶液中没有卤素离子？

4. 实验中,$AgNO_3$ 和 $Na_2S_2O_3$ 反应时,如果没有出现沉淀或者出现黑色沉淀,原因可能是什么？

（梁　旭　郑妩媚）

任务三 非金属元素(二)(碳族元素、氮族元素)

【目的要求】

1. 掌握氮、磷、硅含氧酸和盐的化学性质。
2. 掌握锡、铅、锑、铋氢氧化物的制备和化学性质(酸碱性)。
3. 掌握锑(Ⅲ)、锡(Ⅱ)的还原性反应和铋(Ⅴ)、铅(Ⅳ)的氧化性质。
4. 掌握铅的难溶性盐和性质。
5. 熟悉锡、铅、锑、铋硫化物以及硫代酸盐性质。

【实验材料】

1. 仪器

试管、滴管、水浴锅。

2. 试剂

$NaNO_2(s)$、$NaNO_2(0.1\ mol/L)$、$H_2SO_4(2\ mol/L)$、$KI(0.1\ mol/L)$、$KMnO_4(0.01\ mol/L)$、$Na_3PO_4(0.1\ mol/L)$、$Na_2HPO_4(0.1\ mol/L)$、$NaH_2PO_4(0.1\ mol/L)$、$AgNO_3(0.1\ mol/L)$、$Na_2SiO_3(20\%)$、$CuSO_4·5H_2O(s)$、$CaCl_2(s)$、$ZnSO_4(s)$、$CoCl_2(s)$、$NiSO_4(s)$、$MnSO_4(s)$、$FeCl_3(s)$、$SnCl_2(0.1\ mol/L)$、$HgCl_2(0.1\ mol/L)$、$Bi(NO_3)_3(0.1\ mol/L)$、$NaOH(2\ mol/L)$、$SbCl_3(0.1\ mol/L)$、$NaHCO_3(1\ mol/L)$、$MnSO_4(0.1\ mol/L)$、$HNO_3(2\ mol/L)$、PbO_2、$NaBiO_3(s)$、硫代乙酰胺$(0.1\ mol/L)$、$HCl(2\ mol/L)$、浓盐酸、$Na_2S(0.5\ mol/L)$、$SnCl_4(0.1\ mol/L)$、$Pb(NO_3)_2(0.1\ mol/L)$、$SbCl_3(0.1\ mol/L)$、$BiCl_3(0.1\ mol/L)$、$K_2CrO_4(0.1\ mol/L)$、pH试纸。

【实验原理】

碳族元素有C、Si、Ge、Sn、Pb,氮族元素有N、P、As、Sb、Bi。其中有四种典型非金属元素N、P、C、Si和四种典型的金属元素Sn、Pb、Sb、Bi。

HNO_2不稳定,但是亚硝酸盐稳定。HNO_2和它的盐化学性质主要为氧化还原性,其中HNO_2具有强氧化性,氧化能力大于HNO_3,在水中能把I^-氧化成I_2。

$$2HNO_2 + 2I^- + 2H^+ = 2NO\uparrow + I_2 + 2H_2O$$

可以利用该反应检测亚硝酸盐。同时,HNO_2是弱的还原剂,当遇到强氧化剂时,可以被氧化,表现出还原性。

$$5NO_2^- + 2MnO_4^- + 6H^+ = 5NO_3^- + 2Mn^{2+} + 3H_2O$$

此反应可以用于区分HNO_2和HNO_3。

磷酸盐(磷酸一氢盐、磷酸二氢盐、磷酸盐)主要的性质包括溶解性、水解性、稳定性。其中磷酸与钠、钾形成的盐,以及所有磷酸二氢盐在水中易溶,磷酸一氢盐及磷酸盐中除钠盐、钾盐、铵盐以外,水中均不溶。

碳酸是二元弱酸,碳酸盐分为酸式盐和正盐。

硅酸的酸性比碳酸还弱。硅酸钠易水解。金属盐与硅酸钠发生化学反应,能够生成各种颜色的胶状金属硅酸盐(其中大多数难溶),在固-液的交界面上组成半透膜,产生渗透压,因为渗透压的存在,水继续渗入半透膜中,半透膜胀破,金属钠和硅酸盐继续反应,再次生成金属硅酸盐,渗透现象反复发生,金属硅酸盐便会形成树枝状或者芽状。从外观上看,像水中存在的花园。

Sn、Pb、Sb、Bi 能够组成氢氧化物,$Sn(OH)_2$、$Pb(OH)_2$、$Sb(OH)_3$ 呈两性,仅 $Bi(OH)_3$ 是碱性。

从不同氧化数的稳定性看,Sn(Ⅳ)比 Sn(Ⅱ)稳定,Pb(Ⅱ)比 Pb(Ⅳ)稳定。实验中常用 $SnCl_2$ 作还原剂,PbO_2 作氧化剂。$SnCl_2$ 把 $HgCl_2$ 还原成 Hg_2Cl_2,$SnCl_2$ 过量还能再把 Hg_2Cl_2 还原成 Hg 单质,反应如下:

$$SnCl_2+2HgCl_2=\!\!=\!\!SnCl_4+Hg_2Cl_2\downarrow(白色)$$
$$SnCl_2+Hg_2Cl_2=\!\!=\!\!SnCl_4+2Hg\downarrow(黑色)$$

碱性条件下 $[Sn(OH)_4]^{2-}$(或者 SnO_2^{2-})还原性更高,在碱性环境下能把 Bi^{3+} 还原为金属 Bi,可以用来鉴别 Bi^{3+}。

$$2Bi^{3+}+6OH^-+3[Sn(OH)_4]^{2-}=\!\!=\!\!2Bi\downarrow+3[Sn(OH)_6]^{2-}$$

PbO_2 在酸性环境下能氧化 Mn^{2+} 生成 MnO_4^-(紫红色)。

$$5PbO_2+2Mn^{2+}+4H^+=\!\!=\!\!2MnO_4^-+5Pb^{2+}+2H_2O$$

对于 As、Sb、Bi,氧化数正三的化合物被氧化成正五价化合物愈加困难。其中 I_2 可以在 pH 5~9 范围氧化砷(Ⅲ)、锑(Ⅲ),而 Bi^{3+} 只能被强氧化剂氧化,它们+5 价化合物的氧化能力与之相反,砷(Ⅴ)<锑(Ⅴ)<铋(Ⅴ)。铋(Ⅴ)有强氧化性,在硝酸的酸性介质中,$NaBiO_3$ 可以把 Mn^{2+} 氧化生成紫红色 MnO_4^-。

$$5NaBiO_3+2Mn^{2+}+14H^+=\!\!=\!\!2MnO_4^-+5Bi^{3+}+5Na^++7H_2O$$

砷、锑、铋形成的正三价硫化物,As_2S_3 为酸性硫化物,Sb_2S_3 为两性硫化物,Bi_2S_3 为碱性硫化物,前两种可与金属硫化物(如 Na_2S)反应生成硫代亚砷(锑)盐,同时它们呈现还原性,可与多硫化物生成硫代砷(锑)盐。

硫代酸盐只有在中性、碱性条件下存在,酸性条件下会分解成硫化氢和硫化物。下列方程中用 M 表示 As 或 Sb。

$$M_2S_3+3Na_2S=\!\!=\!\!Na_3MS_3$$
$$M_2S_3+3Na_2S_2=\!\!=\!\!Na_3MS_4+S$$
$$2Na_3MS_3+6HCl=\!\!=\!\!6NaCl+M_2S_3+3H_2S$$
$$2Na_3MS_4+6HCl=\!\!=\!\!6NaCl+M_2S_5+3H_2S$$

锡(Ⅱ、Ⅳ)和铅(Ⅱ)与 H_2S 各自生成 SnS 棕色沉淀、SnS_2 黄色沉淀、PbS 黑色沉淀。SnS_2 呈酸性,可与 Na_2S 反应,产物是硫代锡酸盐,SnS_2 在稀盐酸中不溶,但可以与浓盐酸反应。
$$SnS_2 + Na_2S = Na_2SnS_3$$
$$SnS_2 + 4H^+ + 6Cl^- = SnCl_6^{2-} + 2H_2S$$

SnS 呈碱性，不溶于水，但在中强酸中可溶。
$$SnS + 2H^+ + 4Cl^- = SnCl_4^{2-} + H_2S$$

PbS 呈碱性，在 Na_2S 中不溶，在浓硝酸或浓盐酸中溶解。
$$3PbS + 8H^+ + 2NO_3^- = 3Pb^{2+} + 3S + 2NO + 4H_2O$$

所有硫代酸盐酸性条件下均会分解变成硫化氢和硫化物。
$$SnS_3^{2-} + 2H^+ = SnS_2 + H_2S$$

Pb^{2+} 存在多种形式的难溶盐中，各有特征颜色，如黄色的 $PbCrO_4$ 和 PbI_2、白色的 $PbSO_4$、黑色的 PbS。Pb 的难溶性盐反应可以用于 Pb 的鉴别。$PbCl_2$ 在冷水中难溶，但是在热水中可溶，温度对溶解度的影响较大。

实验中常使用硫代乙酰胺作生成硫化物的沉淀剂，硫代乙酰胺可以水解生成硫化氢。
$$CH_3CSNH_2 + H_2O = CH_3CONH_2 + H_2S\uparrow$$

水解反应随温度升高加快，为加快水解，一般在沸水浴中反应。此外，使用硫代乙酰胺作生成硫化物的沉淀剂，得到的金属硫化物纯度高，与杂质共沉淀现象少，方便分离出沉淀。

【实验步骤】

1. 亚硝酸、亚硝酸盐

(1) 亚硝酸制取及分解：取 1 支试管，置冰水中，放入少许固体 $NaNO_2$，然后滴加冷却的 1:1 H_2SO_4 溶液，混匀，观察现象，注意溶液的颜色变化。把试管从冰水中移出，在室温下放一定时间，观察室温下亚硝酸的分解。

(2) 氧化性、还原性：取 1 支试管，滴加 0.1 mol/L $NaNO_2$ 5 滴，然后滴加 0.1 mol/L KI 2 滴，仔细观察实验现象。继续加入 2 mol/L H_2SO_4，会发生什么变化？

取 1 支试管，滴加 0.1 mol/L $NaNO_2$ 5 滴，然后滴加 0.01 mol/L $KMnO_4$ 2 滴，仔细观察实验现象。继续加入 2 mol/L H_2SO_4，会发生什么变化？

2. 正磷酸盐

取试管 3 支，分别加入 0.1 mol/L Na_3PO_4、Na_2HPO_4、NaH_2PO_4 溶液，测定 pH。每支试管中加 3 倍体积的 0.1 mol/L $AgNO_3$，观察是否有黄色沉淀（磷酸银）产生，再次使用 pH 试纸对上清液的酸碱性进行检测，有什么变化？请解释。

3. 硅酸、硅酸盐制备

(1) 硅酸凝胶：在水玻璃溶液里加入 6 mol/L HCl，观察实验现象，如果没有凝胶生成，可适当加热。

(2) 微溶硅酸盐的制备：将 20% 的 Na_2SiO_3 加入小烧杯中，将 $CuSO_4 \cdot 5H_2O$ 固体撒在表面上（薄层即可），在烧杯中依次加入一小粒固体 $CaCl_2$、$ZnSO_4$、$CoCl_2$、$NiSO_4$、$MnSO_4$、$FeCl_3$，观察难溶盐的产生现象。

4. 锡、铅、锑、铋组成化合物的氧化性、还原性

(1) Sn(Ⅱ)、Sb(Ⅲ)的还原性。

向 0.1 mol/L $HgCl_2$ 溶液中,用滴管逐滴加入 0.1 mol/L $SnCl_2$ 溶液,观察实验现象,继续加入 $SnCl_2$ 溶液,会有什么现象变化?本反应可以用于鉴别 Sn^{2+} 和 Hg^{2+}。

向 0.1 mol/L $SnCl_2$ 溶液里,滴加 0.1 mol/L $Bi(NO_3)_3$,观察实验现象,然后加入 2 mol/L NaOH 过量,观察实验现象。本反应可以用于鉴别 Sn^{2+} 和 Bi^{3+}。

0.1 mol/L $SnCl_2$ 以及 0.1 mol/L $SbCl_3$ 少量,加 2 mol/L NaOH 调节 pH 到弱酸性,再用 1 mol/L $NaHCO_3$ 调 pH 到 8~9,滴加碘水几滴,观察实验现象。继续加入浓盐酸,观察实验现象。

(2) Pb(Ⅳ)、Bi(Ⅴ)的氧化性。

取 1 支试管,加入 0.1 mol/L $MnSO_4$ 1 滴,加 2 mol/L HNO_3 2 mL,再加入 PbO_2,微微加热,静置一段时间,待溶液恢复澄清后记录溶液颜色。

取 1 支试管,加入 0.1 mol/L $MnSO_4$ 1 滴,加 2 mol/L HNO_3 2 mL,再加入固体 $NaBiO_3$ 少量,适当加热并用玻璃棒搅拌混匀,观察实验现象。

5. Sn、Pb、Sb、Bi 的硫化物和硫代酸盐

取 3 支离心管,各自加 0.1 mol/L $SnCl_2$ 5 滴,3 支离心管分别加硫代乙酰胺,置于水浴锅中加热,观察产物的状态和颜色。离心,除去上清液,向沉淀中分别逐滴加入 2 mol/L HCl、浓盐酸、0.5 mol/L Na_2S,观察沉淀的溶解情况。

使用 0.1 mol/L $SnCl_4$、$Pb(NO_3)_2$、$SbCl_3$、$BiCl_3$ 替代 0.1 mol/L $SnCl_2$,其他操作同上,记录实验现象。比较不同硫化物的性质。

6. 铅的难溶盐

取 4 支试管,加入 0.1 mol/L $Pb(NO_3)_2$,再各自加入 2 mol/L HCl、2 mol/L H_2SO_4、0.1 mol/L KI、0.1 mol/L K_2CrO_4,直到有沉淀生成,观察实验现象。把 $PbCl_2$ 沉淀和溶液一同加热,观察沉淀溶解情况,再冷却以上溶液,观察实验现象。实验中 Pb^{2+} 和 CrO_4^{2-} 反应产生黄色沉淀 $PbCrO_4$,可用作鉴定 Pb^{2+}。

【结果与分析】

实验数据记录见表 1-3-3。

表 1-3-3 实验记录

实验项目	实验现象
亚硝酸、亚硝酸盐性质	
正磷酸盐性质	
硅酸、硅酸盐制备	
锡、铅、锑、铋组成化合物的氧化性、还原性	
Pb(Ⅳ)、Bi(Ⅴ)的氧化性	
Sn、Pb、Sb、Bi 的硫化物和硫代酸盐	
铅的难溶盐	

【思考题】

1. 实验中,为什么很少用 HNO_3 和 HCl 作为酸性介质?

2. 请设计实验分离并鉴别 $SbCl_3$ 和 $Bi(NO_3)_3$ 的混合溶液。如何鉴定 $SnCl_4$ 和 $SnCl_2$?

3. 怎么分离 PbS 和 SnS?

(梁　旭　郑妩媚)

任务四 纸层析法分离与鉴定 Fe^{3+}、Co^{2+}、Ni^{2+}、Cu^{2+}

【目的要求】
1. 掌握纸层析法分离 Fe^{3+}、Co^{2+}、Ni^{2+}、Cu^{2+} 的基本原理及操作方法。
2. 掌握相对比移值(R_f)的计算及应用。

【实验材料】
1. 仪器

色谱喷雾器、毛细管等。

2. 试剂

$CoCl_2$(0.1 mol/L)、$NiCl_2$(0.1 mol/L)、$CuCl_2$(0.1 mol/L)、$FeCl_3$(0.1 mol/L)、HCl(1.6 mol/L)、丙酮(0.5 mol/L)、氨水、Na_2S。

【实验原理】
纸层析,简称 PC(paper chromatography),是在滤纸上进行的色层分析法。在滤纸的下端滴上含 Fe^{3+}、Co^{2+}、Ni^{2+} 和 Cu^{2+} 的混合液,将滤纸放入盛有适量盐酸和丙酮的容器中。滤纸纤维所吸附的水是固定相,盐酸丙酮溶液是流动相,又称展开剂。由于毛细作用,展开剂沿滤纸上升。当它经过混合离子的试液时,试液的每一个组分均向上移动。混合离子各组分在固定相和流动相中具有不同的分配系数,即在两相中具有不同的溶解度。在水相中溶解度较大的组分,向上移动的速度缓慢,在盐酸丙酮溶剂中溶解度较大的组分随溶剂向上移动的速度较快,通过足够长的时间后,所有组分可以得到分离。然后分别用氨水和硫化钠溶液喷雾,氨与盐酸反应生成氯化铵。

$$NH_3 + HCl = NH_4Cl$$

硫化钠与各组分生成黑色硫化物(FeS,CoS,NiS,CuS)。

各组分在纸层析中的相对比移值(R_f)为:

$$R_f = pH = pK_a + \lg \frac{[A^-]}{[HA]} = \frac{h}{H}$$

R_f 与溶质在固定相和流动相间的分配系数有关。当层析纸、固定相、流动相和温度一定时,每种物质的 R_f 值为一定值。由于影响 R_f 值的因素较多,严格控制比较困难,在做定性鉴定时,可用纯组分做对照试验。

【实验步骤】
(1)取 1 张 13 cm×16 cm 滤纸作层析纸,以 16 cm 的边长为底边,距底边 2 cm 处用铅笔画一条与其底边平行的基线,将纸折成 8 片,除左右最外 2 片外,在每片铅笔线的中心位置上依次写上 Fe^{3+},Co^{2+},Ni^{2+},Cu^{2+} 和混合物与未知样品。

(2)分别配制浓度为 0.03 mol/L $CoCl_2$、$NiCl_2$、$CuCl_2$、$FeCl_3$ 溶液及其混合液,用干净

的专用毛细管分别在层析纸上述位置点样,最后用专用毛细管点未知样品,每种试液的斑点直径小于 0.5 cm。自然干燥层析纸试液的斑点。

(3) 在 800 mL 烧杯中,加入 35 mL 丙酮、10 mL 6 mol/L HCl,盖上塑料薄膜,轻轻摇动烧杯,使展开剂充分混合,揭开塑料薄膜,将层析纸放入烧杯中,展开剂液面略低于层析纸上的铅笔线,盖上塑料薄膜,用橡皮筋固定。

(4) 观察并记录在层析过程中产生的现象。当展开剂前沿距层析纸顶部 2 cm 时,停止层析,取出层析纸,及时用铅笔画出展开剂前沿位置。

(5) 在通风橱内自然干燥层析纸,层析纸干燥后,用浓氨水喷雾,使之湿润,再喷 0.5 mol/L 硫化钠溶液,自然干燥。

(6) 记录各组分在层析时显示的颜色。用铅笔画出各黑斑点的轮廓,测量斑点中心位置至基线的垂直距离 h,测量展开剂前沿至基线的垂直距离 H,记录测量结果。

【结果与分析】

1. 数据记录

见表 1-3-4。

表 1-3-4 实验记录

	$CoCl_2$	$NiCl_2$	$CuCl_2$	$FeCl_3$	未知物
原点至斑点中心的距离					
原点至溶剂前沿的距离					
R_f 值					

2. 计算 R_f 值并得出结论

$$R_f = \frac{斑点中心移动距离}{溶剂前沿移动距离} = \frac{h}{H}$$

根据对照试验,判断未知组分中物质有:_____。

【注意事项】

1. 不能用手触摸滤纸。因为汗液也能显色,会干扰检测。
2. 点样时,第一次点样结束后吹干再点第二次、第三次,以防原点直径变大,一般原点直径不要超过 2~3 mm。
3. 点样用的毛细管不能混用。

【思考题】

1. 在纸色谱定性实验中,设置对照品的作用是什么?
2. 在纸色谱定性实验中,如何避免发生边缘效应?

(尚慧杰　芈沛森)

任务五　常见阴离子的性质、分离、检测

【目的要求】
1. 掌握水溶液中常见的几种阴离子分离和检测的一般原则、方法和实验步骤。
2. 熟悉常见阴离子的化学性质。
3. 能够对未知溶液中存在的阴离子进行检测。

【实验材料】
1. 仪器

试管、点滴板、玻璃棒、水浴锅、胶头滴管、氯水、pH 试纸。

2. 试剂

pH 检测试纸、$NH_3 \cdot H_2O$（6 mol/L）、$BaCl_2$（1 mol/L）、$AgNO_3$（0.1 mol/L）、HNO_3（6 mol/L）、H_2SO_4（2 mol/L）、$KMnO_4$（0.1 mol/L）、淀粉-碘液、KI（1 mol/L）、CCl_4、固体 $PbCO_3$、固体 $CdCO_3$、H_2O_2（3%）、HCl（3 mol/L）、饱和的 $Ba(OH)_2$、$FeSO_4 \cdot 7H_2O$、浓硫酸、尿素、HAc（2 mol/L）、$BaCl_2$（1 mol/L）、$ZnSO_4$ 饱和溶液、$K_4[Fe(CN)_6]$（0.1 mol/L）、1%亚硝酰铁氰化钠、$NH_3 \cdot H_2O$（2 mol/L）、钼酸铵试剂、NaOH（2 mol/L）。

【实验原理】
许多非金属元素以简单阴离子（如 S^{2-}、Cl^- 等）或者复杂阴离子（如 CO_3^{2-}、SO_4^{2-}）的形式存在水溶液里面。由于氧化还原性和酸碱性的限制，许多阴离子在同一溶液中不能共存，可以共存的各离子一般相互干扰少，其中许多阴离子存在特征化学反应，可以利用阴离子的特性先对待检测溶液进行一些初步检验，确定溶液中可能存在的阴离子种类，再依据这些阴离子的性质以及特征化学反应进行后续的分离和鉴定。

1. 阴离子的检测

对阴离子的初步检测有氧化还原、沉淀反应、挥发性实验等。检测步骤如下：

（1）溶液酸碱度的测定：使用 pH 检测试纸检测，如果检测结果是酸性，则不存在 CO_3^{2-}、NO_2^-、S^{2-}、SO_3^{2-}、$S_2O_3^{2-}$，如果含 PO_4^{3-}，只可能是 H_3PO_4 的存在形式。

（2）阴离子检测（Ba^{2+} 组）：在溶液中滴加 6 mol/L $NH_3 \cdot H_2O$，使溶液显碱性，接着加入 1 mol/L $BaCl_2$，如果有白色沉淀生成，则判断可能存在 CO_3^{2-}、SO_4^{2-}、SO_3^{2-}、PO_4^{3-}、$S_2O_3^{2-}$，如果没有白色沉淀，则不存在此类离子（$S_2O_3^{2-}$ 不确定）。

（3）阴离子检测（Ag^+ 组）：取 3~4 滴待测溶液，加入 0.1 mol/L $AgNO_3$，如果有黑色沉淀，则含有 S^{2-}；如果产生白色或者黄色沉淀，且之后沉淀颜色依次转变为黄色→棕色→黑色，则含有 $S_2O_3^{2-}$。离心分离后，向沉淀中滴加 6 mol/L HNO_3，如果沉淀不溶解或者仅部分溶解，则可能含有 Cl^-、Br^-、I^-。

(4)还原性阴离子的检测:将溶液用 2 mol/L H_2SO_4 酸化处理,加入 $KMnO_4$ 溶液,如果观察到溶液紫红色消褪,说明可能含有 SO_3^{2-}、$S_2O_3^{2-}$、S^{2-}、Br^-、I^-、NO_2^- 等离子,反应如下:

$$2MnO_4^- + 5SO_3^{2-} + 6H^+ = 2Mn^{2+} + 5SO_4^{2-} + 3H_2O$$
$$8MnO_4^- + 5S_2O_3^{2-} + 14H^+ = 10SO_4^{2-} + 8Mn^{2+} + 7H_2O$$
$$2MnO_4^- + 5S^{2-} + 16H^+ = 5S\downarrow + 2Mn^{2+} + 8H_2O$$
$$2MnO_4^- + 10Br^- + 16H^+ = 5Br_2 + 2Mn^{2+} + 8H_2O$$
$$2MnO_4^- + 10I^- + 16H^+ = 5I_2 + 2Mn^{2+} + 8H_2O$$
$$2MnO_4^- + 5NO_2^- + 6H^+ = 5NO_3^- + 2Mn^{2+} + 3H_2O$$

还原性离子检测完成后,继续用淀粉-碘液检测可能含有的强还原性阴离子,如果淀粉的蓝色消褪,则表示可能存在 S^{2-}、SO_3^{2-}、$S_2O_3^{2-}$ 等阴离子,反应如下:

$$I_2 + S^{2-} = 2I^- + S\downarrow$$
$$I_2 + SO_3^{2-} + H_2O = SO_4^{2-} + 2I^- + 2H^+$$
$$I_2 + 2S_2O_3^{2-} = S_4O_6^{2-} + 2I^-$$

(5)氧化性离子的检测:取 1 支试管,加入待测溶液,将溶液用 2 mol/L H_2SO_4 酸化处理,加入 1 mol/L KI 1~2 滴和 CCl_4,混匀,如果有机层显紫色,说明含有 NO_3^-。

经过以上初步检测,推测可能存在的离子,然后进行特别阴离子的鉴别。

对于相互存在干扰的离子,应预先经过分离。例如 S^{2-} 会干扰 SO_3^{2-}、$S_2O_3^{2-}$ 的鉴别,应先去除。去除的方法是在待测溶液中,加入固体 $PbCO_3$ 或者 $CdCO_3$,使之转变成溶解度更小的硫化物沉淀,然后进行固液分离,取上清进行后续鉴定。

2. 特定阴离子的鉴别

(1)CO_3^{2-}:检测中存在干扰离子 SO_3^{2-}、$S_2O_3^{2-}$ 时,酸化之前需要先加入 3% H_2O_2 4~6 滴消除干扰,然后加相同体积 3 mol/L HCl,随即使用附带滴管[1~2 滴饱和的 $Ba(OH)_2$]的软木塞塞紧试管,如果有气泡,并且溶液变浑浊,则证明溶液中含 CO_3^{2-}。

$$CO_3^{2-} + 2H^+ = CO_2\uparrow + H_2O$$
$$Ba(OH)_2 + CO_2 = BaCO_3\downarrow + H_2O$$

(2)NO_3^-:在点滴板上加 1 滴混合物溶液和 1 粒 $FeSO_4 \cdot 7H_2O$ 晶体,之后将浓硫酸 1 滴沿晶体边缘加入,在 $FeSO_4 \cdot 7H_2O$ 晶体四周形成棕色圆环,说明存在 NO_3^-。如果有 NO_2^- 的干扰,可通过加入硫酸和尿素,消除其影响。

(3)NO_2^-:在点滴板上加 2 滴待测溶液,用 2 mol/L HAc 1 滴酸化,然后加入 α-萘胺和对氨基苯磺酸各 1 滴。如出现玫瑰红色,证明含 NO_2^-。

(4)SO_4^{2-} 的鉴别:取 1 支试管,加入适量试液,滴加 HCl 进行酸化处理后,在上清液中加入 1 mol/L $BaCl_2$,如有 $BaSO_4$ 白色沉淀生成,则证明有 SO_4^{2-}。

(5)SO_3^{2-} 的鉴别:在点滴板上加入除去硫化物的试液 2 滴,$ZnSO_4$ 饱和溶液 1 滴、0.1 mol/L $K_4[Fe(CN)_6]$ 1 滴、1%亚硝酰铁氰化钠 1 滴、2 mol/L $NH_3 \cdot H_2O$ 1 滴,如有红色沉

淀生成,则证明有 SO_3^{2-}。

(6) $S_2O_3^{2-}$ 的鉴别:去除干扰离子后,加入 $AgNO_3$ 过量,白色沉淀快速变成棕色,证明含有 $S_2O_3^{2-}$。

$$2Ag^+ + S_2O_3^{2-} = Ag_2S_2O_3 \downarrow (白色沉淀)$$
$$Ag_2S_2O_3 + H_2O = Ag_2S \downarrow + H_2SO_4$$

(7) PO_4^{3-} 的鉴别:取待测试液 4 滴,加入浓硝酸 3~4 滴煮沸,以消除还原性阴离子的干扰,然后滴加钼酸铵试剂 8~10 滴,微微加热,用玻璃棒蘸取并摩擦试管内壁,如有黄色晶型沉淀,证明含有 PO_4^{3-}。

$$PO_4^{3-} + 3NH_4^+ + 12MoO_4^{2-} + 24H^+ = (NH_4)_3PO_4 \cdot 12MoO_3 \cdot 6H_2O \downarrow + 6H_2O$$

(8) S^{2-} 的鉴别:在点滴板上加 1 滴试液,加 2 mol/L NaOH 1 滴,1% 亚硝酰铁氰化钠 1 滴,如果溶液颜色呈紫色,证明含有 S^{2-}。

$$S^{2-} + 2Na^+ + Na_2[Fe(CN)_5NO] = Na_4[Fe(CN)_5NOS](紫色)$$

(9) Cl^- 的鉴别:

$$Ag^+ + Cl^- = AgCl \downarrow (白色沉淀)$$
$$AgCl + 2NH_3 \cdot H_2O = [Ag(NH_3)_2]Cl + 2H_2O$$
$$[Ag(NH_3)_2]Cl + 2HNO_3 = AgCl \downarrow + 2NH_4^+ + 2NO_3^-$$

(10) I^- 的鉴别:

$$2I^- + Cl_2 = I_2 + 2Cl^- (CCl_4 层显示紫红色)$$
$$I_2 + 5Cl_2 + 6H_2O = 2HIO_3 + 10HCl(紫红色褪去)$$

(11) Br^- 的鉴别:

$$2Br^- + Cl_2 = Br_2 + 2Cl^- (CCl_4 层显示黄色或橙色)$$

【实验步骤】

1.阴离子初步检测:

取待测溶液 1 份,按初步检测方法分别进行溶液酸碱度测定,阳离子检测(Ba^{2+} 组、Ca^{2+} 组),还原性、氧化性离子检测,分析可能存在哪些阴离子。

2. 阴离子的特征离子检验:

根据初步检验的结果,针对可能存在的离子进行分离和鉴别,最后确定待测溶液中存在的具体的离子。

【结果与分析】

数据记录

阴离子初步检测结果:含有的离子可能是_____。

阴离子特性检测结果:含有的离子可能是_____。

【思考题】

1. 1 种能够在水中溶解的混合物,经过检验发现含有 Ag^+ 和 Ba^{2+},下列哪些离子可以不用鉴别?

SO_3^{2-}、Cl^-、I^-、NO_3^-、SO_4^{2-}、CO_3^{2-}。

2. 使用稀盐酸或者稀硫酸溶解固体样品时,如果产生气泡,可推测出哪些离子的存在?

3. 有 1 种未知溶液,含有多种未知阴离子,加稀 HNO_3,调节 pH 后,滴加 $AgNO_3$,并无沉淀产生,则溶液中不会存在哪些离子?

4. 请选用适当的试剂区分以下 5 种溶液。

0.1 mol/L $NaNO_3$、0.1 mol/L Na_2S、0.1 mol/L $NaCl$、0.1 mol/L $Na_2S_2O_3$、0.1 mol/L Na_2HPO_4。

5. 鉴别 CO_3^{2-} 时,对于 SO_3^{2-} 产生的干扰如何消除?

(梁　旭　郑妩媚)

任务六　掺假牛奶、蜂蜜的鉴别

【目的要求】
1. 了解掺假牛奶的鉴定方法。
2. 了解掺假蜂蜜的鉴定方法。

【实验材料】
1. 仪器

试管。

2. 试剂

碘水、1% $AgNO_3$。

【实验原理】
牛奶是一种营养丰富、老少皆宜的食品。正常的牛奶为白色或略显浅黄色的均匀胶状液体，无沉淀，无凝块，无杂质，具有轻微的甜味和奶香味。牛奶中含有脂肪、蛋白质、酪蛋白、乳糖、白蛋白等成分。

如果在牛奶中掺入豆浆，牛奶的密度、蛋白质含量变化不大，可能仍在标准范围内，但由于豆浆中约含 25% 碳水化合物（主要是棉籽糖、水苏糖、蔗糖、阿拉伯半乳聚糖等），这类物质遇碘后显乌绿色，所以利用这种变化，可定性地检查牛奶中是否掺有豆浆。

蜂蜜是深受大家喜爱的营养保健食品，正常蜂蜜的密度为 1.401~1.433 g/mL，含葡萄糖和果糖 65%~81%，蔗糖约 8%，水 16%~25%，糊精、非糖物质、矿物质和有机酸等约 5%，此外还含有少量酶类、芳香物质、维生素及花粉粒等。因蜜蜂所采花粉不同，其成分也有一定差异。

如在蜂蜜中掺入价格低廉的蔗糖糖浆，外观会稍微出现一些变化。一般情况下掺糖蜂蜜色泽比较鲜艳，大多呈浅黄色，味淡，回味短，且糖浆味较浓。用化学方法可鉴别是否掺蔗糖，方法是取样品加水搅拌，如果有混浊或沉淀，再加 $AgNO_3$（1%），若有絮状物产生，即为掺蔗糖的蜂蜜。

【实验步骤】
1. 牛奶中掺豆浆的检查

取 2 支试管分别加入正常牛奶和掺豆浆牛奶各 2 mL，再加入 2~3 滴 I_2 水，混匀后观察 2 支试管中颜色的不同变化。正常牛奶显橙黄色，而掺豆浆牛奶显乌绿色。

2. 蜂蜜中掺蔗糖的鉴定

在 1 支试管中加入掺糖蜂蜜样品 1 mL，振荡搅拌，如有混浊或沉淀，再滴 2 滴 $AgNO_3$

(1%),若有絮状物产生,则证明此蜂蜜中掺有蔗糖。

【思考题】

牛奶中掺米汤应如何检验?

(尚慧杰　芣沛森)

任务七　从海带中提取单质碘

【目的要求】
1. 掌握利用升华原理从海带中提取单质碘的方法。
2. 掌握溶解、减压过滤、蒸发等基本操作。

【实验材料】
1. 仪器

铁皿、烧杯、量筒、天平、酒精灯、蒸馏烧瓶、研钵、布氏漏斗、抽滤瓶、真空泵、称量瓶、滤纸、pH 试纸。

2. 试剂

$K_2Cr_2O_7(s)$、干海带、H_2SO_4(2 mol/L)。

【实验原理】
碘在常温下呈固态，紫黑色，具有较高的蒸气压，在加热时容易升华。利用碘的这一性质可将粗碘进行精制。

海带中含有大量的碘，主要以碱金属、碱土金属碘化物形式存在。由于碘离子(I^-)具有比较明显的还原性，可用重铬酸钾氧化碘离子，使其以碘单质形式从海带中提取出来。

高温下灼烧干燥的海带使之灰化，由于碱金属、碱土金属碘化物受热不分解，可溶于水，过滤后与杂质分开。调节滤液的 pH 至呈微酸性，然后将溶液蒸干。干燥的碘化物与重铬酸钾固体共热，碘即游离出来且被蒸发为碘蒸气，遇冷即生成紫黑色晶体，从而得到较纯的单质碘。反应如下：

$$10NaI+K_2Cr_2O_7+7H_2SO_4 =\!= Cr_2(SO_4)_3+5Na_2SO_4+K_2SO_4+5I_2+7H_2O$$

【实验步骤】
1. 海带的灰化

用天平称取 40 g 干燥的海带（市售干海带可预先干蒸 20 min，而后水洗晒干，放在铁皿中焙烧，使海带完全灰化）。

2. 浸取及酸化

将海带灰倒在烧杯中，依次加入 40 mL、20 mL、10 mL 蒸馏水熬煮。每次熬煮后，倾泻出上层清液，抽滤。将滤液和 3 次浸取液合并在一起，总体积不应超过 30 mL。用 2 mol/L H_2SO_4 酸化滤液至溶液呈微酸性。

3. 氧化及碘的纯化

把酸化后的滤液在蒸发皿中蒸发至干,并尽量炒干。研细,并加入 2 g $K_2Cr_2O_7$ 固体与之混合均匀。将混合物放入干燥的烧杯中,将装有冷却水的烧瓶放在烧杯口上。加热烧杯,使生成的碘升华,碘蒸气在烧瓶底部凝聚。当没有紫色碘蒸气产生时,停止加热。取下烧瓶。将瓶底凝聚的固体碘刮到小称量瓶中,称量。计算海带中碘的百分含量。最后将所得的单质碘回收在棕色试剂瓶内。

【结果与分析】

海带使用量:＿＿＿＿＿＿＿＿＿＿＿＿＿＿＿＿＿＿＿
纯化后单质碘的质量:＿＿＿＿＿＿＿＿＿＿＿＿＿＿＿＿＿
海带中碘的百分含量:＿＿＿＿＿＿＿＿＿＿＿＿＿＿＿＿＿

【注意事项】

海带灰里含有碳酸钾,酸化使其呈中性或微酸性,对下一步氧化析出碘有利。但硫酸加多了易使碘化物氧化出碘而损失。

【思考题】

海带中碘以什么形式存在?怎样使其变为单质碘?

(尚慧杰　苌沛森)

项目四 制备实验

任务一 药用氯化钠的制备

【目的要求】

1. 掌握药用氯化钠的制备原理和方法。
2. 掌握称量、溶解、过滤、沉淀、抽滤、蒸发等基本操作;练习天平、pH 试纸的使用。
3. 掌握溶液中不同杂质的去除方法。
4. 通过氯化钠提纯,熟悉盐类溶解度的知识及其在无机物提纯中的应用。

【实验材料】

1. 仪器

玻璃棒、200 mL 烧杯、100 mL 烧杯、100 mL 量筒、蒸发皿、普通漏斗、布氏漏斗、铁架台、烘箱、循环水式真空泵、抽滤瓶、洗瓶、滴管、电炉、石棉网、电子天平、定性滤纸、称量纸、pH 试纸。

2. 试剂

HCl(2 mol/L)、NaOH(2 mol/L)、饱和 Na_2CO_3 溶液、$BaCl_2$(25%)、粗盐、纯化水。

【实验原理】

较高纯度的氯化钠(例如试剂级和医用级别)是由粗食盐提纯制备的。粗盐中含有多种杂质,既有不溶性的杂质,如泥沙;还有可溶性杂质,如 K^+、Ca^{2+}、Mg^{2+}、Fe^{3+}、SO_4^{2-} 和 CO_3^{2-} 等。不溶性杂质如泥沙等,可将粗食盐溶解于水,用过滤的方法除去;由于氯化钠的溶解度随温度的变化很小,难以用重结晶的方法纯化,需用化学方法进行离子分离,通过选用合适的试剂将 Ca^{2+}、Mg^{2+}、Fe^{3+} 和 SO_4^{2-} 等可溶性杂质离子生成不溶性化合物而除去。

具体方法是先在粗盐的饱和溶液中加入稍微过量的 $BaCl_2$,则

$$Ba^{2+} + SO_4^{2-} = BaSO_4 \downarrow$$

将溶液过滤,除去 $BaSO_4$ 沉淀。再在溶液中加入 Na_2CO_3 溶液,则

$$Ca^{2+}+CO_3^{2-} = CaCO_3\downarrow$$
$$2Mg^{2+}+2OH^-+CO_3^{2-} = Mg_2(OH)_2CO_3\downarrow$$
$$Ba^{2+}+CO_3^{2-} = BaCO_3\downarrow$$
$$2Fe^{3+}+3CO_3^{2-}+3H_2O = 2Fe(OH)_3\downarrow+3CO_2\uparrow$$

过滤溶液，不仅除去 Ca^{2+}、Mg^{2+}、Fe^{3+}，还将前面过量的 Ba^{2+} 一起除去。过量的 Na_2CO_3 用 HCl 中和后除去。

对于其他少量存在的可溶性杂质 Br^-、I^-、K^+ 等和上述沉淀剂不发生沉淀反应，但它们的溶解度随温度的降低而明显减小，而 NaCl 的溶解度受温度影响不大，故在最后加热蒸发浓缩时，NaCl 析出，Br^-、I^-、K^+ 等杂质离子仍留在母液中，从而达到分离效果。

> **知识拓展**
>
> **医用氯化钠的作用**
>
> 医用氯化钠即含0.9%的氯化钠，也称为生理盐水。因为其和血浆有着相同的渗透压，所以在医学治疗方面作为主要的体液替代物，临床使用极其广泛。
>
> 医用氯化钠的主要作用是可以补充血容量，增加循环血量，补充钠离子，用于治疗各种原因引起的低钠血症。比如大面积烧伤，大出血，严重呕吐，腹泻，大量出汗，以及使用大量利尿剂使排尿增多等，导致出现低钠血症时，都可以使用0.9%氯化钠进行治疗，维持体液平衡。

【实验步骤】

1. 除去不溶性杂质

用电子天平称取粗盐20.0 g，置于蒸发皿中，在电炉上炒至无爆裂声（或由实验室老师炒好统一备用），将炒制过的粗盐转移至200 mL烧杯中，加纯化水80 mL，将烧杯放到电炉上小火加热，并用玻璃棒不断搅拌，使粗盐完全溶解，趁热用普通漏斗过滤，滤渣弃去，保留滤液。

2. 除去 SO_4^{2-}

将滤液加热近沸，滴加25%的 $BaCl_2$ 溶液，边滴加边搅拌直至无白色沉淀生成，此时溶液中全部的 SO_4^{2-} 都转化为 $BaSO_4$ 沉淀。待沉淀完全后，继续加热煮沸3 min（使沉淀颗粒长大，易于过滤），静置冷却，用普通漏斗过滤，滤渣弃去，保留滤液。

3. 除去 Ca^{2+}、Mg^{2+}、Ba^{2+}

将滤液转移至另一干净烧杯，加热至沸，用小火保持微沸，边搅拌边滴加饱和 Na_2CO_3 溶液，直至滴加进去的那一瞬间无白色沉淀生成，此时溶液中 Ca^{2+}、Mg^{2+}、Ba^{2+} 都转化为难溶碳酸盐或碱式碳酸盐沉淀，沉淀完全。滴加2 mol/L NaOH溶液，调节pH为10~11（若溶液pH已在这个范围内，则无须用NaOH调节），继续加热煮沸3 min，静置冷却，用普通漏斗过滤,滤渣弃去,保留滤液。

4. 除去多余的 CO_3^{2-}

在滤液中滴加 2 mol/L HCl 溶液,加热,用玻璃棒不断搅拌,使 CO_3^{2-} 转化为 CO_2 逸出,同时不断用 pH 试纸检验,直至将滤液 pH 中和呈酸性(pH 为 3~4)。

5. 蒸发、浓缩、抽滤

将中和后的溶液小心转移至蒸发皿中,用小火蒸发并不断搅拌,以防溶液或晶体溅出,约蒸去原体积的 3/4 时,溶液呈稠厚糊状(注意不要蒸干),此时有大量 NaCl 析出,冷却至室温后,用布氏漏斗抽滤,将 NaCl 结晶尽量抽干,用少量蒸馏水(2~3 mL)将成品洗涤两次。

6. 干燥

小组成员将滤饼备注名字后,将滤饼放入烘箱中,在 105 ℃ 下烘干即得到洁白松散的 NaCl 晶体。

7. 计算产率

将 NaCl 晶体冷却至室温,用电子天平称重,代入下列公式,计算产率。

$$\omega_{NaCl} = m_{精}/m_{粗} \times 100\%$$

【结果与分析】

数据记录

粗盐:_____g;精盐:_____g。

产率:_____。

【注意事项】

1. 粗盐炒制时注意要用小火,以免食盐飞溅伤人。

2. 杂质沉淀生成后继续煮沸的过程中,注意火候,避免溶液从烧杯中逸出;在使用电炉时一定要注意安全,石棉网一定要放;在取放烧杯时,注意安全,避免烫伤;电炉使用结束后及时关闭。

3. 实验中牵涉两次调节 pH,在滴加 pH 调节剂之前,一定要先检测下原溶液的 pH,在调节 pH 的过程中,要多次尝试,试剂不能一次加过多,以免 pH 调过。

4. 蒸发浓缩 NaCl 时,注意千万不要蒸干,因为蒸发皿有余热,所以溶液呈黏稠粥状时即可,不可蒸干。

【思考题】

1. 粗盐中的可溶性杂质有哪些?选择哪些试剂可使其生成沉淀除去?

2. 除去 Ca^{2+}、Mg^{2+} 和 SO_4^{2-} 时,为什么先加 $BaCl_2$ 溶液,然后要将 $BaSO_4$ 过滤掉后再加 Na_2CO_3 溶液?在什么情况下 $BaSO_4$ 可能转化为 $BaCO_3$?

3. 如何除去过量的 $BaCl_2$、Na_2CO_3?

4. 为什么不能用重结晶法提纯氯化钠？为什么最后的氯化钠溶液不能蒸干？
5. 操作过程中如何提高产率？

（郑妩媚　梁　旭）

任务二 明矾的制备及其单晶的培养

【目的要求】

1. 学会利用身边易得材料如废铝制备明矾的方法。
2. 巩固溶解度的概念及其应用。
3. 学习从溶液中培养晶体的原理和方法。

【实验材料】

1. 仪器

电子天平、布氏漏斗、抽滤瓶、蒸发皿、烧杯等。

2. 试剂

铝粉或者废铝(铝合金窗框、铝合金罐头盒、易拉罐等)、浓 H_2SO_4、浓 KOH 溶液。

【实验原理】

制备工艺路线：

废铝 $\xrightarrow{KOH}$ 溶解→过滤 $\xrightarrow{H_2SO_4}$ 酸化→浓缩→结晶→分离→单晶培养→明矾单晶

将废铝样品溶解于浓 KOH 溶液中,制备偏铝酸钾。

$$2Al+2KOH+2H_2O = 2KAlO_2+3H_2\uparrow$$

在 $KAlO_2$ 溶液中加入过量的浓 H_2SO_4,使其生成溶解度较小的复盐明矾 $[KAl(SO_4)_2\cdot 12H_2O]$,反应式如下：

$$KAlO_2+2H_2SO_4+10H_2O = KAl(SO_4)_2\cdot 12H_2O$$

理论产量计算：

$$Al+KOH+12H_2O \rightarrow KAl(SO_4)_2\cdot 12H_2O$$

已知明矾的摩尔质量是 474 g/mol,$m_{理论产量}=n\times M_{明矾}$。

【实验步骤】

1. $KAl(SO_4)_2\cdot 12H_2O$ 的制备

(1) 用铝粉制备明矾。

取 50 mL 1.5 mol/L KOH 溶液,少量多次加入 2 g 铝粉(边加热边加入),反应完毕后,用布氏漏斗抽滤,将抽滤瓶中清液稀释至 100 mL,在不断搅拌下加入 18 mL 9 mol/L H_2SO_4,转移至蒸发皿中,加热至沉淀溶解,浓缩,自然冷却结晶,抽滤,得到明矾晶体,用少量乙醇洗涤晶体,晾干,称重,计算产率。

(2) 用废铝制备明矾。

取 50 mL 1.5 mol/L KOH 溶液,分多次加入 2 g 废铝,反应完毕后用布氏漏斗抽滤,取清液稀释至 100 mL,在不断搅拌下,滴加 9 mol/L H_2SO_4(按化学反应式计量)。加热至沉淀完全溶解,并适当浓缩溶液,然后用自来水冷却结晶,抽滤,所得晶体即为 $KAl(SO_4)_2 \cdot 12H_2O$。

2.明矾单晶的培养

$KAl(SO_4)_2 \cdot 12H_2O$ 为正八面体晶形。为获得棱角完整、透明的单晶,应让籽晶(晶种)有足够的时间长大,而籽晶能够成长的前提是溶液浓度处于适当过饱和的准稳定区。

本实验通过将室温下的饱和溶液在室温下静置,靠溶剂的自然挥发来创造溶液的准稳定状态,人工投放籽晶让之逐渐长成单晶。

(1) 籽晶的生长和选择。

根据 $KAl(SO_4)_2 \cdot 12H_2O$ 的溶解度(表1-4-1),称取 10 g 明矾,加入适量水,加热溶解,然后放在不易振动的地方,烧杯口上架一根玻璃棒,然后在烧杯口上盖一片滤纸,以免灰尘落下。放置一天,杯底逐渐会有小晶体析出,从中挑选出晶型完整的籽晶待用,同时过滤溶液,留待后用。

表1-4-1　不同温度下明矾的溶解度

t(K)	273	283	293	303	313	333	353	363
溶解度 (g/100 g H_2O)	3.00	3.99	5.90	8.39	11.7	24.8	71.0	109

(2) 晶体的生长。

用涤纶线把籽晶系好,剪去余头,缠在玻棒上悬吊在已过滤的饱和溶液中,观察晶体的缓慢生长。数天后可得到棱角齐全、晶莹透明的大块晶体。

【结果与分析】

1. 数据记录(表1-4-2)

表1-4-2　实验记录

项目	实际产量	理论产量
铝粉制备		
废铝制备		

2. 计算产率

$$产率 = 实际产量/理论产量 \times 100\%$$

【注意事项】

1. 铝粉或者废铝加入 KOH 溶液时,反应较激烈,防止溅入眼内。
2. 在晶体生长过程中,应经常观察,若发现籽晶上又长出小晶体,应及时去掉。若杯底有晶体析出也应及时地滤去,以免影响晶体的生长。

【思考题】

1. 写出 Al 和 KOH 溶液反应的化学方程式。
2. 说明明矾单晶生长的过程和溶解度的关系。

(尚慧杰　苌沛森)

任务三 葡萄糖酸锌的制备

【目的要求】
1. 掌握制备葡萄糖酸锌的原理、方法。
2. 掌握蒸发浓缩、重结晶和减压抽滤的操作方法。
3. 了解锌盐中锌离子含量的测定。

【实验材料】
1. 仪器

水浴锅、烧杯、量筒、玻璃棒、减压抽滤泵、布氏漏斗、抽滤瓶、电炉、蒸发皿、酸式滴定管。

2. 试剂

七水合硫酸锌($ZnSO_4 \cdot 7H_2O$)、95%乙醇、氧化锌（ZnO）标准品、活性炭、氯化铵（NH_4Cl）、浓氨水、氯化钠（NaCl）、乙二胺四乙酸二钠（EDTA-2Na）标准品、铬黑T。

【实验原理】
锌是人体的必需微量元素之一，参与了核酸以及蛋白质、糖类的合成和维生素A利用，广泛地参与到人体的生物代谢反应当中。其中锌在蛋白质的合成当中参与形成人体的6大类酶，200余种金属酶、辅酶。微量元素锌的缺失可能引起生长迟缓甚至停滞、智力发育偏低、味觉嗅觉变差、创伤愈合变慢等，引起多种疾病。葡萄糖酸锌是一种补充人体锌缺失的药物，具有起效快、吸收好、副作用较低的优点，主要用途是针对儿童和妇女妊娠期间缺锌导致的多种病症，补充缺失的锌，在儿童的食品和糖果中也可以添加。

葡萄糖酸锌是白色或者类白色的晶体，在水中可溶，在沸水中易溶，在无水乙醇、氯仿、乙醚等有机溶剂中不溶。可以通过葡萄糖酸钙和锌的氧化物或者锌盐反应制备得到。

本实验利用的是葡萄糖酸钙和硫酸锌的反应，反应的方程式为：

$$Ca(C_6H_{11}O_7)_2 + ZnSO_4 = Zn(C_6H_{11}O_7)_2 + CaSO_4 \downarrow$$

反应后过滤去除$CaSO_4$沉淀，溶液再经过浓缩结晶，即可得到葡萄糖酸锌晶体。

制备的葡萄糖酸锌用于药品之前，还需要进行多项检测，其中必须检测的是锌的含量。本次实验采用EDTA作为配位剂，通过配位滴定法测定锌的含量。测定方法参考《中华人民共和国药典》（2020版），含量应在97.0%~102.0%范围内。

【实验步骤】
1. 制备葡萄糖酸锌粗品

取250 mL烧杯，加水约40 mL，水浴加热至80~90 ℃，向烧杯中加入约6.7 g

$ZnSO_4 \cdot 7H_2O$,用玻璃棒进行搅拌,使其完全溶解。向烧杯中缓慢加入葡萄糖酸钙 10 g,搅拌使固体溶解,在水浴锅中静置 20 min。趁热抽滤,滤渣 $CaSO_4$ 弃去;滤液转移至烧杯中,加热至接近沸腾,放入少量活性炭进行脱色处理,趁热抽滤。

将滤液转移至蒸发皿中,加热至浓缩成黏稠状。冷却到室温,加入 20 mL 95%乙醇(葡萄糖酸锌在乙醇中溶解度降低,会析出),不断搅拌,随即葡萄糖酸锌大量析出,充分搅拌,去除乙醇溶液。在胶状沉淀上,再加入 20 mL 95%乙醇,随着搅拌,慢慢析出晶体。抽滤可得葡萄糖酸锌粗品。

> **知识拓展**
>
> ### 葡萄糖酸锌的合成——间接合成法
>
> 间接合成法同样使用葡萄糖酸钙作为原料,经过与阳离子交换树脂反应得到葡萄糖酸,再与氧化锌发生反应生成葡萄糖酸锌。间接合成法工艺条件较易控制、制品纯度较高,直接合成法的产率较低、制品纯度低。

2. 重结晶

烧杯中加入 10 mL 水,水浴加热,向烧杯中加入葡萄糖酸锌粗品,搅拌使溶解,减压过滤。将滤液冷却至室温,加入 95%乙醇 10 mL,搅拌混匀,析出结晶后,减压抽滤,挥干溶剂,可得葡萄糖酸锌纯品。使用恒温干燥箱(温度 50 ℃)烘干,称重,计算产率。

3. 葡萄糖酸锌中锌含量的测定

(1)溶液配制。

1)0.1 mol/L EDTA-2Na 标准溶液:称取约 40 g EDTA-2Na,使用 1 000 mL 水溶解,混匀。

EDTA-2Na 浓度的标定:称取于 800 ℃ 干燥至恒重的氧化锌基准物质 8.0 g,称量到 ±0.000 2 g,加入盐酸 20 mL,水 50 mL,转移至 1 000 mL 容量瓶中,加水至刻度,混匀。准确量取 30～35 mL,加水稀释至 100 mL,逐滴加入 10%氨水直至溶液 pH = 8,加入 10 mL NH_3-NH_4Cl 缓冲液和金属指示剂铬黑 T 少量,用 EDTA-2Na 标准溶液滴定至指示剂颜色变化(溶液由紫色转变成纯蓝色)停止,同时进行空白试验。

标准溶液浓度的计算:

$$c = W/(V \times M)$$

式中:c——EDTA-2Na 标准溶液的浓度,mol/L;

W——氧化锌的质量,g;

V——EDTA-2Na 标准溶液消耗量,mL;

M——氧化锌的相对分子质量。

2)NH_3-NH_4Cl 缓冲溶液(pH = 10 左右):称取约 34 g 氯化铵固体溶解到 150 mL 水

中,加入浓氨水 285 mL,加水稀释成 500 mL 溶液。

3)指示剂铬黑 T:称取约 0.1 g 铬黑 T 与磨细的干燥 NaCl 10 g,研磨均匀,制成固体合剂,置于干燥器中,滴定时取少许加入即可。

(2)锌含量的测定。

称取制得的纯品约 0.8 g,记录重量(精确至 0.001 g),加水至 100 mL,加热溶解,加入 NH_3-NH_4Cl 缓冲溶液 5 mL,并加入指示剂铬黑 T,用 0.1 mol/L EDTA-2Na 标准溶液滴定至终点。平行进行三次测定,计算得出锌的含量。

【结果与分析】

1. 数据记录(表 1-4-3)

表 1-4-3　实验记录

项目	
制品外观	
烘干后重量 m/g	
葡萄糖酸锌产率/%	
测含量使用的样品质量/g	
滴定反应 EDTA-2Na 溶液的消耗量 V/mL	
样品锌的含量/%	

2. 纯品锌含量的计算

$$Zn(\%) = \frac{c \times V \times 65 \times 100\%}{W \times 1000}$$

式中:c——EDTA-2Na 标准溶液的浓度,mol/L;
　　　V——EDTA-2Na 标准溶液消耗量,mL;
　　　W——样品质量,g。

【注意事项】

1. 葡萄糖酸钙和硫酸锌的反应时间要充分,以便有更高的收率。
2. 抽滤后除去硫酸钙沉淀时,滤液若无色,可不再用活性炭进行脱色处理,如果滤液有色需进行脱色,并趁热过滤,避免产物遇冷析出。
3. 葡萄糖酸锌在水中溶解较慢,可适当加热溶解。

【思考题】

1. 实验中沉淀和结晶操作均使用了 95% 的乙醇,有什么作用?

2. 制备过程为何采用水浴加热?

3. 除了 $ZnSO_4$,是否可以使用其他的锌盐,比如 $ZnCl_2$ 或者 $ZnCO_3$ 来制备葡萄糖酸锌,为什么?

4. 用铬黑 T 作指示剂,pH 控制在 10 左右的原因是什么?

5. 如果检测发现葡萄糖酸锌含量不符合规定,可能的原因是什么?

(梁 旭 郑妩媚)

任务四　复盐——硫酸亚铁铵的制备

【目的要求】
1. 掌握水浴加热的方法,常压过滤和减压过滤的操作步骤。
2. 了解复盐的常见特征和制备方法。

【实验材料】
1. 仪器

电子天平、水浴锅、布氏漏斗、抽滤瓶、烧杯、玻璃棒、电炉、蒸发皿、滤纸、pH 试纸。

2. 试剂

铁屑(s)、H_2SO_4(浓度约 3 mol/L)、Na_2CO_3(10%)、$(NH_4)_2SO_4$(s)、KSCN(25%)、盐酸(浓度约 3 mol/L)、Fe^{3+} 标准溶液。

【实验原理】

硫酸亚铁铵,也叫摩尔盐,是浅绿色的单斜状晶体。一般情况下,亚铁盐在空气当中比较稳定,不容易被氧化,是氧化还原滴定法常见的基准物质,反应原理是应用 Fe^{2+} 的还原性,检测氧化性物质的含量。溶解性:易溶于水,但在醇醚这类有机溶剂中不溶。硫酸亚铁在 pH 等于 7 左右的中性溶液当中,会被水中溶解的少量氧气氧化,或者与水反应,生产棕黄色的碱式硫酸铁沉淀或者氢氧化铁沉淀析出。随着溶液酸性降低,其中的 Fe^{2+} 被氧化并发生此类反应的程度更高。

$$4FeSO_4+O_2+2H_2O = 4(FeOH)SO_4\downarrow$$

在应用硫酸亚铁制备硫酸亚铁铵的过程中,为减少此副反应,需要控制溶液有一定的酸度。

制备过程的反应:

第一步,将铁屑溶解到稀硫酸中,制成硫酸亚铁的溶液。

$$Fe(s)+2H^+ = Fe^{2+}(aq)+H_2(g)\uparrow$$

第二步,硫酸亚铁与硫酸铵在水溶液当中 1∶1 相互作用,受热浓缩,然后冷却至室温,即析出溶解度较小的复盐 $FeSO_4 \cdot (NH_4)_2SO_4 \cdot 6H_2O$。

$$FeSO_4(aq)+(NH_4)_2SO_4(aq)+6H_2O(l) = FeSO_4 \cdot (NH_4)_2SO_4 \cdot 6H_2O(s)$$

硫酸亚铁、硫酸铵、硫酸亚铁铵在水中的溶解度见表 1-4-4。在 0~60 ℃ 范围内,水溶液当中硫酸亚铁铵的溶解度相比于组成它的每个单一组分溶解度小,利用溶解度的差别,可以从硫酸亚铁和硫酸铵反应的混合溶液中制备出硫酸亚铁铵。

表 1-4-4　硫酸亚铁、硫酸铵、硫酸亚铁铵在水中溶解度数据

	0 ℃	20 ℃	40 ℃	50 ℃	60 ℃	70 ℃
$FeSO_4 \cdot 7H_2O$	70.6	75.4	81.0	—	88.0	—
$(NH_4)_2SO_4$	28.8	48.0	73.3	—	100.7	—
$FeSO_4 \cdot (NH_4)_2SO_4 \cdot 6H_2O$	12.5	—	33	40	—	52

生成的复盐硫酸亚铁铵中杂质 Fe^{3+} 的含量可通过比色法测定,利用 Fe^{3+} 能够和 SCN^- 反应生成血红色的配离子 $[Fe(SCN)]^{2+}$ 进行检查。把硫酸亚铁铵配制成适当浓度的溶液并加入 KSCN,在比色管中观察。比色管中的颜色与标准溶液色阶一一比对,找到跟制备产品颜色一致的标准溶液,计算得出 Fe^{3+} 的含量。

制备的复盐溶解后加入 KSCN 之后显示红色越深,说明杂质 Fe^{3+} 含量越多,颜色越浅,杂质越少(制品级别:一、二、三级硫酸亚铁铵的杂质限度分别是 0.05 mg、0.10 mg、0.20 mg)。

知识拓展

简单盐、复盐、配合物的区别

简单盐:酸分子当中 H 被金属元素取代而生成的化合物,如氯化钠。在溶液之中可以电解成为简单的离子,一种带负电荷的酸根离子和一种带正电的金属阳离子。

复盐:由两种及以上的简单盐组成的晶体化合物,如明矾。在溶液之中可以电解成为一种酸根离子和两种及以上的阳离子。溶解度和简单盐有区别,通常比简单盐溶解度低。

配合物:全称配位化合物,也称为络合物。由中心原子(或离子)通过配位键与一定数目的配位体结合形成的复杂离子或分子,与组成它的各组分的性质不同。配合物的晶体状态和溶液都能相对稳定存在,稳定存在的配合物离子在溶液中很少离解,不再具有单一离子的性质。配合物中不一定含有酸根离子,可能只有配位分子。

【实验步骤】

1. 铁屑的处理

铁屑表面若有油污需先使用化学方法除去。使用电子天平称取约 2.0 g 铁屑到小烧杯当中,加入 10 mL 10% Na_2CO_3 溶液,水浴加热 10 min,注意不要煮干。弃去碳酸钠溶液,剩余的铁屑用清水冲洗干净,以备后续使用。

2. 制备硫酸亚铁($FeSO_4$)

取净化后的铁屑,置于烧杯当中,加入 12.5 mL 3 mol/L 的硫酸,100 ℃ 水浴加热。反

应应当在通风橱中进行,避免产生有毒的气体对人体造成损伤。注意观察实验现象,反应中振摇烧杯使反应充分进行,并适当补充水分,避免蒸干。直至反应基本完成,气泡不再产生,进行减压过滤,将滤液转移到蒸发皿当中。

3. 制备硫酸亚铁铵[$FeSO_4 \cdot (NH_4)_2SO_4 \cdot 6H_2O$]

用电子天平称取约 4.7 g 固体硫酸铵,加到上述蒸发皿中,搅拌使其溶解,用 3 mol/L 硫酸调节 pH 至 1~2。蒸发皿使用电炉加热,加热至表面少量晶膜出现为止,将蒸发皿移开,冷却至室温,随即有结晶析出。

减压过滤并用适量乙醇洗涤晶体,结晶置于表面皿中干燥后称重,计算收率。

4. 制品杂质限量检查

使用电子天平称取约 1 g 样品于 25 mL 比色管中,使用脱气水溶解,加入 2 mL HCl 和 1 mL KSCN,补足脱气水至 25 mL 刻度处,与标准溶液比对,得出杂质含量。

Fe^{3+} 标准溶液的配制:制备 0.01 mg/mL 的 Fe^{3+} 标准溶液,使用移液管移取 5 mL 至比色管,加入 2 mL HCl 和 1 mL KSCN,补足脱气水至 25 mL 刻度处,摇匀,得一级硫酸亚铁铵所含 Fe^{3+} 限度对应的标准溶液。二级、三级标准溶液配制方法类似。

【结果与分析】

1. 数据记录(表 1-4-5)

表 1-4-5　实验记录

称取铁屑的质量/g	
净化后铁屑的质量/g	
硫酸亚铁铵的质量/g	

制品与一级标准溶液比对结果:_____。
制品与二级标准溶液比对结果:_____。
制品与三级标准溶液比对结果:_____。

2. 结论

收率计算:收率=实际产量/理论产量。

理论产量=(净化后铁屑的质量/M_{Fe})×$M_{FeSO_4 \cdot (NH_4)_2SO_4 \cdot 6H_2O}$

制品级别:_____。

【注意事项】

1. 实验在通风橱中进行。
2. 制备硫酸亚铁的过程中进行搅拌,加速反应,中间补加水分避免蒸干。
3. 最后复盐结晶时,至少量晶膜出现即可停止加热,冷却至室温,继续加热会导致结晶的溶解。

【思考题】

1. 在制备硫酸亚铁铵时,溶液需保持较高的酸度,为什么?如何控制酸度?

2. 在制备硫酸亚铁铵的蒸发以及浓缩过程中,如果发现溶液颜色变成黄色,原因是什么?怎么处理?

3. 如何提高制品的收率?需要从哪些步骤入手?

(梁　旭　郑妩媚)

任务五　硫代硫酸钠的制备

【目的要求】
1. 掌握硫代硫酸钠的制备方法。
2. 熟悉蒸发、浓缩、减压过滤和结晶等基本操作。
3. 了解非水溶剂重结晶的一般原理。

【实验材料】
1. 仪器

蒸发皿、布氏漏斗、吸滤瓶、天平、250 mL 锥形瓶、分液漏斗、铁架台、电磁搅拌器、螺旋夹、小磁体、250 mL 三口烧瓶、蒸馏烧瓶、100 mL 量筒、250 mL 容量瓶、滤纸、抽滤机、布氏漏斗、500 mL 烧杯、100 mL 烧杯、橡皮管、橡皮接口、通气导管、玻璃棒、石棉网。

2. 试剂

无水硫化钠、碳酸钠、浓硫酸、氢氧化钠、亚硫酸钠。

【实验原理】
硫代硫酸钠俗称"海波"，又名"大苏打"，是无色透明单斜晶体，易溶于水，不溶于乙醇，具有较强的还原性和配位能力。硫代硫酸钠具有很大的实用价值，在分析化学中用来定量测定碘，在摄影业中用作定影剂，在纺织工业和造纸工业中用作脱氯剂，在医药中用作急救解毒剂。

1. 硫代硫酸钠的制备

采用亚硫酸钠法。用近饱和的亚硫酸钠溶液和硫粉共煮来制备硫代硫酸钠。反应方程式如下：
$$Na_2SO_3 + S + 5H_2O = Na_2S_2O_3 \cdot 5H_2O$$
$Na_2S_2O_3 \cdot 5H_2O$ 于 40~45 ℃熔化，48 ℃分解。

2. 硫代硫酸钠的提纯

反应液经过滤、浓缩结晶、过滤、干燥即得产品。

制取无水硫代硫酸钠所用的原料为五水硫代硫酸钠。将纯净的五水硫代硫酸钠结晶加热使其全部溶解在本身的结晶水中，并在100 ℃以下加热浓缩，至析出大量无水结晶时，分离出晶体，并在100 ℃以下干燥。

【实验步骤】
(1) 称取硫粉。在小烧杯中加入 1.8 g 充分研细的硫粉。
(2) 乙醇润湿。用 3 mL 乙醇充分搅拌均匀。
(3) 与亚硫酸钠混合。在大烧杯中加入无水（或七水合）亚硫酸钠 5.1 g。

(4) 加去离子水。加 40 mL 去离子水使其溶解,将大烧杯中的液体倒入小烧杯中。

(5) 加热搅拌。小火煮沸至硫粉几乎全部溶解(要不停地搅拌,并要注意补充水分使反应溶液不少于 20 mL,加热反应 1 h)。

(6) 趁热抽滤。停止加热,用抽滤瓶趁热抽滤,将滤液转移至小烧杯中,加少量活性炭,加热煮沸 1～2 min,趁热过滤。

(7) 蒸发浓缩。将滤液放在蒸发皿中,于石棉网上小火蒸发浓缩至溶液少于 5 mL。冷却结晶,抽滤,用乙醇洗晶体,抽干,晾干,称重,计算产率。

【结果与分析】

1. 物理性质

硫代硫酸钠为无色透明晶体,无臭,味咸,相对密度 1.729(170 ℃),33 ℃以上干燥在空气中易风化,56 ℃溶于结晶水,100 ℃失去结晶水。易溶于水,难溶于醇。

2. 产率的计算

理论 $Na_2S_2O_3$ 的产量为 $m = 10$ g,实际产量 $m =$ ____ g。

产率 = 实际产量/理论产量×100% = _____。

3. 结果讨论

【注意事项】

1. 反应过程中,应不时地将烧杯壁上的硫粉搅入反应液中。注意保持反应液体积不少于 20 mL。

2. 抽滤时应细心操作。

3. 浓缩结晶时,切忌蒸出较多溶剂,免得产物因缺水而固化,得不到 $Na_2S_2O_3 \cdot 5H_2O$ 晶体。蒸发浓缩时,速度太快,产品易于结块;速度太慢,产品不易形成结晶(蒸发浓缩的终点判断:滤液蒸发至连续不断地产生大量小气泡,且呈现黏稠状,即为蒸发浓缩终点)。

【思考题】

1. 要想提高产率与纯度,实验中需要注意哪些问题?

2. 为什么硫粉稍过量? 为什么加入乙醇?

3. 蒸发浓缩时,为什么不可将溶液蒸干?

(衣沛森 尚慧杰)

任务六　由苦土制取七水硫酸镁($MgSO_4 \cdot 7H_2O$)

【目的要求】

1. 掌握苦土制取七水硫酸镁的基本原理和操作。
2. 掌握蒸发、结晶、固液分离的基本操作及试纸的使用。

【实验材料】

1. 仪器

布氏漏斗、吸滤瓶、研钵、滴管、滤纸、pH 试纸。

2. 试剂

H_2SO_4(1 mol/L)、浓 H_2SO_4(工业用)、NaClO(工业用,含 12%~15%有效氯)、KSCN(0.1 mol/L)、H_2O_2(3%)。

【实验原理】

七水硫酸镁在印染、造纸和医药等工业上都有广泛的应用。本实验是用苦土(含 85%的 MgO)制取 $MgSO_4 \cdot 7H_2O$。

苦土除含有 85%的 MgO 外,还含有少量杂质 Fe_2O_3、MnO、CaO、Al_2O_3 等,从苦土中制取 $MgSO_4 \cdot 7H_2O$ 的原理为酸溶、氧化和水解。

1. 酸溶

加硫酸于苦土中,MgO 及其杂质 Fe_2O_3、MnO、CaO、Al_2O_3 等都溶解生成可溶性的硫酸盐。为使苦土溶解完全,硫酸的加入量应控制在反应后料浆的 pH 为 1 左右。

$$MgO+H_2SO_4=\!=\!=MgSO_4+H_2O$$

2. 氧化和水解

为了除去 Fe^{2+}、Fe^{3+}、Mn^{2+}、Al^{3+} 等杂质离子,可加少量苦土于料浆中,调节溶液的 pH 为 5~6,再加入氧化剂次氯酸钠,加热促使水解完全。在这个过程中产生下列反应。

$$Mn^{2+}+ClO^-+H_2O=\!=\!=MnO_2\downarrow+2H^++Cl^-$$

$$2Fe^{2+}+ClO^-+5H_2O=\!=\!=2Fe(OH)_3\downarrow+4H^++Cl^-$$

$$Fe^{3+}+3H_2O=\!=\!=Fe(OH)_3\downarrow+3H^+$$

$$Al^{3+}+3H_2O=\!=\!=Al(OH)_3\downarrow+3H^+$$

水解生成的[H^+]继续分解新加入的苦土,使水解反应进行完全。

【实验步骤】

1. 酸溶

称取 10 g 研细的苦土,放入 500 mL 烧杯中,加入 50~70 mL 水搅拌成浆。将浓 H_2SO_4 慢慢滴加于料浆中,小火加热(温度 60 ℃左右),并不断搅拌,待反应混合液变成深咖啡色后,微沸 10 min,检查料浆的 pH 是否已达到 1 左右。如果尚未达到,则继续滴加浓 H_2SO_4,直到 pH=1 为止。

2. 氧化和水解

分批加入少量苦土,调节料浆的 pH 为 5~6(加入的苦土质量需要记录,以便计算七水硫酸镁的产率),继续加热,如果由于溶液蒸发而使料浆变稠,可加入适量的水,使溶液保持在 150~200 mL。当溶液的 pH 为 5~6 时,加入 NaClO 溶液 2~3 mL,加热煮沸,促进水解完全。然后抽滤,用少量热水淋洗沉淀。取出滤液 1 mL 于试管中,用硫酸酸化,加入数滴 3% H_2O_2,加热煮沸 1~2 min,加入 KSCN 检验 Fe^{3+}。如果溶液为无色(或微红色),则可以认为已除尽。若溶液为深红色,必须在滤液中再加入次氯酸钠溶液,调节 pH 为 5~6,使 $Fe(OH)_3$ 沉淀完全,重新过滤。

3. 蒸发、浓缩、结晶

将滤液移入蒸发皿中,蒸发浓缩至稀粥状黏稠液时为止(注意加热时,火力不能太大,以免沸腾过于激烈而使溶液溅出),将溶液冷却结晶。待完全冷却后,进行抽滤,抽干后,称量产品质量。

根据苦土的用量和苦土中 MgO 的含量(以 80% 计),计算七水硫酸镁的产率。

> **知识拓展**
>
> ## 试纸的使用
>
> 在实验室经常使用某些试纸来定性检验一些溶液的性质或某些物质的存在。试纸操作简单,使用方便。
>
> 试纸种类颇多,常用的有石蕊试纸、pH 试纸、淀粉-碘化钾试纸及醋酸铅试纸。
>
> 1. 石蕊试纸的使用
>
> 石蕊试纸用于试验溶液的酸碱性。试验前先将石蕊试纸剪成小条,放在干燥洁净的表面皿上,再将玻璃棒蘸取要试验的溶液,滴在试纸上,然后观察石蕊试纸的颜色。切不可将试纸投入溶液中检验。
>
> 2. pH 试纸的作用
>
> pH 试纸用于检验溶液的 pH,使用方法与石蕊试纸相同,但最后需将 pH 试纸所显示的颜色与比色板比较,才可知道溶液的 pH。
>
> 3. 淀粉-碘化钾试纸的制取及使用
>
> 淀粉-碘化钾试纸主要用于定性地检验氧化性气体(Cl_2、Br_2 等)。在一张滤纸条上,滴加 1 滴淀粉溶液和 1 滴碘化钾溶液即成淀粉-碘化钾试纸。然后将试纸粘在玻璃棒一端悬放在试管口的上方(若逸出的气体极少,可将试纸伸进试管,但注意切勿使试纸接触溶液或试管壁)。
>
> 4. 醋酸铅试纸的制取及使用
>
> 醋酸铅试纸用以检验反应中是否有 H_2S 气体产生。在滤纸条上,滴加 1 滴醋酸铅溶液即成醋酸铅试纸,使用方法同淀粉-碘化钾试纸。

【结果与分析】

1. 称量

称量苦土_____g,调节料浆 pH≈1。

加入_____g 苦土,调节浆料 pH=5~6,产品 $MgSO_4 \cdot 7H_2O$ =_____g。

2. 反应现象及反应时间记录(表 1-4-6)

表 1-4-6 实验记录

实验内容	反应时间	反应现象	备注
酸溶			
氧化			
水解			
蒸发、浓缩			
结晶			

3. $MgSO_4 \cdot 7H_2O$ 产率的计算

【注意事项】

1. 70 ℃温度下,硫酸镁溶解度达到了最大值,当温度升高或者降低时,硫酸溶解度都会减小。

2. 次氯酸钠溶液是次氯酸钠的水溶液,为微黄色溶液,有非常刺鼻的气味,极不稳定。

【思考题】

1. 用硫酸溶解苦土时,pH 控制在 1 左右,但酸溶后为什么又要用少量苦土调节 pH 为 5~6?

2. 除去杂质 Mn^{2+} 和 Fe^{2+} 时为什么要氧化?是否可以只控制溶液的 pH 使其水解成 $Mn(OH)_2$、$Fe(OH)_2$ 沉淀?为什么?

3. 本实验中,几次加热的目的是什么?

4. 蒸发、浓缩 $MgSO_4$ 溶液时,要蒸发浓缩至稀粥状的黏稠液时才能停止加热,为什么?

(芠沛森 尚慧杰)

模块二 有机化学实验

项目一
有机化学实验基本操作

任务一 有机化学基础知识

【目的要求】

1. 掌握蒸馏、萃取、重结晶、回流等基本操作。
2. 培养学生观察、分析、解决问题的能力，能正确选择仪器、安装实验装置。
3. 使课堂中讲授的重要理论和概念得到验证、巩固、充实和提高，并适当地扩大知识面。

【实验内容】

一、有机化学实验室规则

有机化学实验经常用到易燃易爆、腐蚀性的试剂，同时实验过程会常用到玻璃仪器、电器等仪器。因此，为了保证有机化学实验顺利进行，培养良好的实验习惯，确保人身安全，学生必须严格遵守有机化学实验室规则。

(1) 做好实验预习工作，了解所用药品的危害性及安全操作方法。

(2) 实验课要求穿着实训服。实验前，认真清点、检查玻璃仪器，实验结束后认真洗涤，做到桌面整洁，仪器整齐。

(3) 实验药品按需取用，避免浪费；用后立即放回原处。

(4) 实验时应操作认真，如实记录；准时进入实验室，不得迟到或早退，实验中途不得擅自离开实验室。

(5) 合理安排时间，应在规定的时间完成实训，如要改变实验步骤和试剂用量等，须先征得教师同意后再实施。

(6) 轮流值日的学生按规定清扫实验室，关好水、电、门、窗，经老师检查合格后方可离开。

(7) 禁止在实验室内喝水、吃东西、追逐打闹。

二、有机化学实验室安全常识

为了确保实验操作者、仪器设备及实验室的安全,每个进入实验室进行实验的学生,都应遵守有关规章制度,并对一般的安全常识有所了解。下面介绍实验室事故预防和处理的常用知识。

(一)实验室事故预防

1. 火灾的预防

(1)尽量防止或减少易燃物的气体外逸,不得将易燃试剂放在敞口容器或烧杯内;倾倒时应熄灭火源,注意室内通风;加热时严禁用明火。

(2)不可将与水有强烈反应的药品倒入水槽中,如残留的钠切忌用水冲洗,应用无水乙醇处理。

(3)使用酒精灯时不可用其他酒精灯的火焰直接引火。

2. 中毒的预防

(1)对有毒物品应认真操作、妥善保管。实验后的有毒残渣须及时按要求处理,不许乱放。

(2)有些有毒物质会渗入皮肤,因此使用时必须戴橡胶手套,操作后应立即洗手。切勿让有毒物沾及五官或伤口。

(3)使用有毒试剂或反应过程中产生有毒气体或液体的实验,应在通风橱中进行。有时也可用气体吸收装置除去反应中所生成的有毒气体。

3. 触电的预防

(1)电器装置与设备的金属外壳应与地线连接,使用前应先检查其外壳是否漏电。

(2)使用电器时应防止人体与电器导电部分直接接触,不能用湿手或湿的物品接触这些部分。

(3)电器设备用毕应立即拔去电源,以防发生事故。

常用实验室安全标志如图2-1-1所示。

注意安全　　当心火灾　　当心爆炸　　当心化学反应　　当心中毒　　当心腐蚀

  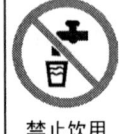     

禁止触摸　禁止用水灭火　禁止饮用　禁止放易燃物　禁止入内　禁止烟火　禁止抛物　禁止堆放

图2-1-1　实验室安全标志

(二)化学试剂的规格

1. 一级品(优级纯,GR)

用于基准物质,主要用于精密的科学研究和分析鉴定,其瓶签颜色为绿色。

2. 二级品(分析纯,AR)

主要用于一般的科学研究和分析鉴定,其瓶签颜色为红色。

3. 三级品(化学纯,CP)

其瓶签颜色为蓝色。

4. 四级品(实验试剂,LR)

主要用于普通的实验和科学研究,其瓶签颜色为棕色、黄色。

三、有机化学实验常用玻璃仪器

有机化学实验室玻璃仪器可分为:普通玻璃仪器(见图2-1-2)和磨口玻璃仪器。

(一)普通玻璃仪器

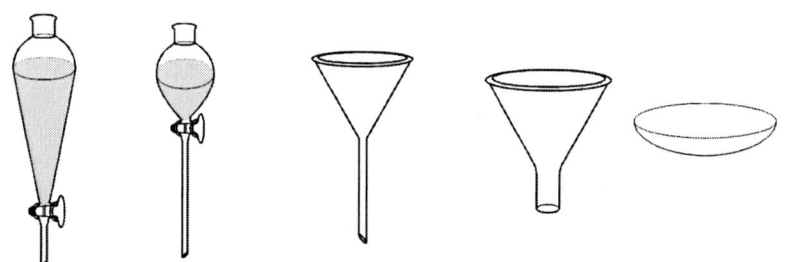

梨型分液漏斗　球型分液漏斗　普通分液漏斗　加料漏斗　表面皿

图2-1-2　有机化学实验常用普通玻璃仪器

1. 分液漏斗(图2-1-2)

(1)主要用途

1)分离两种互不相溶的液体。

2)萃取。

3)洗涤某液体物质。

(2)使用注意事项

1)使用前检查活塞是否漏水,若漏水,则需将活塞擦干,均匀涂一层凡士林。

2)盛放液体总量不能超过容积的3/4。

3)固定于铁架台的铁圈上。

4)下层液体从下面流出,上层液体从上面倒出。

5)使用洗净后,用小纸片垫在磨口处,以防黏结。

(二)磨口玻璃仪器

1. 圆底烧瓶/三口烧瓶(图 2-1-3)
(1)主要用途:
1)圆底烧瓶可作为蒸馏瓶,也可用于试剂量较大的加热反应及装配气体发生装置。
2)三口烧瓶主要用于有机化合物的制备。

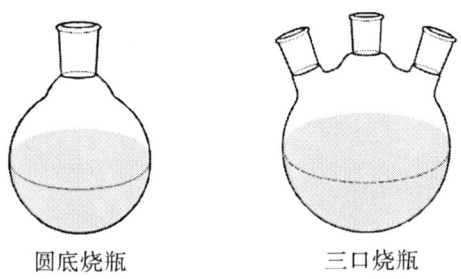

图 2-1-3　圆底烧瓶和三口烧瓶

(2)使用注意事项:
1)被蒸馏液体一般不超过蒸馏瓶容积的 2/3,不少于 1/3。
2)加热需垫石棉网,固定在铁架台上。
3)防止骤冷,以免容器破裂。
4)三口烧瓶根据需要与其他仪器相连。

2. 恒压滴液漏斗(图 2-1-4)
可以保证内部压强不变,一是可以防止倒吸,二是可以使漏斗内液体顺利流下,三是减小增加的液体对气体压强的影响,从而在测量气体体积时更加准确。

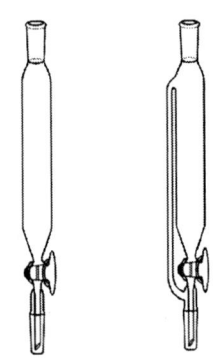

图 2-1-4　滴液漏斗和恒压滴液漏斗

3. 冷凝管
直形冷凝管一般用于蒸馏,即在用蒸馏法分离物质时使用。球形冷凝管一般用于反应装置,即在反应时考虑到反应物的蒸发流失而用球形冷凝管冷凝回流,使反应更彻底。

(1)主要用途:用于冷却被蒸馏物的蒸气。蒸馏沸点高于140 ℃的液体,选用空气冷凝管;蒸馏沸点低于140 ℃的液体,选用直形冷凝管;蒸馏沸点很低的液体,选用蛇形冷凝管;球形冷凝管一般用于回流。

(2)使用注意事项:

1)用万能夹固定于铁架台上。

2)使用冷凝管,冷凝水从下口进入,上口流出,上端的出水口应向上,以保证套管中充满水。

3)加热之前,应先通冷凝水。

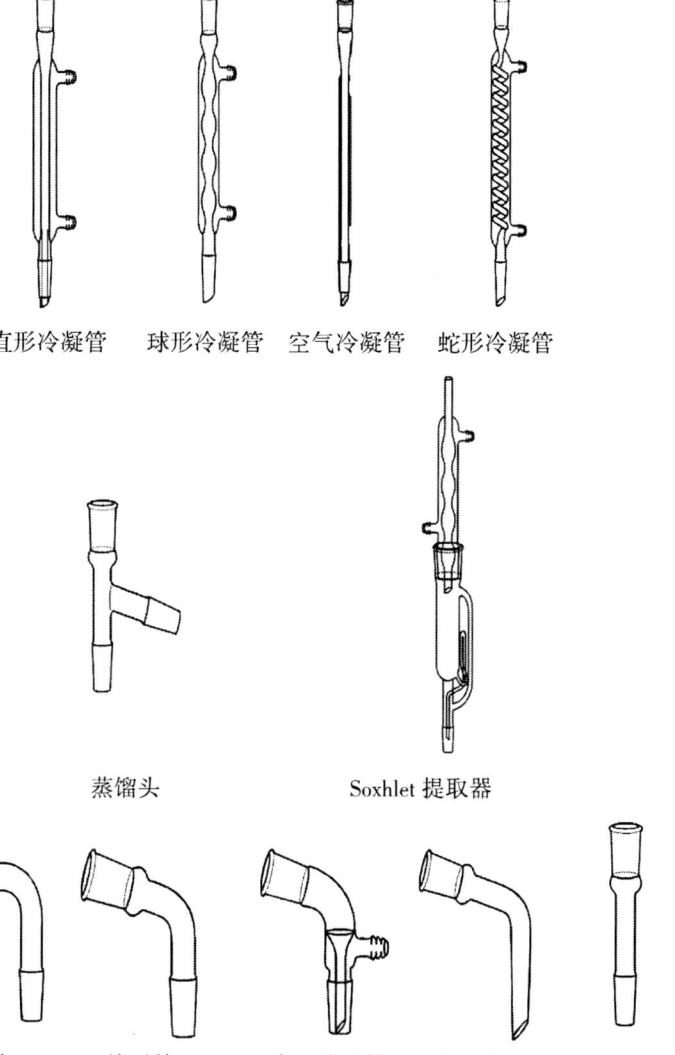

图 2-1-5　冷凝管

(三)常用玻璃仪器使用注意事项

1. 使用玻璃仪器要轻拿轻放。除试管可直接用火加热外,一般加热玻璃仪器至少要垫石棉网,或在电热套内加热。
2. 玻璃仪器使用后要及时清洗、干燥(不急用时,以倒置晾干为好)。
3. 温度计不得作搅拌棒用,不能用来测定超过刻度范围的温度,温度计用后要缓缓冷却,不可立即用冷水冲洗以防水银柱断线或炸裂。
4. 厚壁玻璃器皿如抽滤瓶不能用来加热,薄壁的锥形瓶不能用来做减压操作。广口容器如烧杯、广口瓶等,不能贮放易燃液体。计量容器如量筒、量杯、烧杯,不能高温烘烤,不能代替试管进行化学反应。
5. 磨口仪器的磨口处必须洁净,否则磨口对接不紧密,导致漏气。使用磨口仪器,一般不在磨口处涂润滑剂,以免沾污反应物或产物;若反应中有强碱,则应涂润滑剂,以防磨口连接处因碱腐蚀粘牢拆解不开。
6. 安装磨口仪器时应特别注意整齐、正确,磨口处顺畅连接吻合,不得强行扭动,否则仪器易破裂。
7. 磨口仪器使用后应立即拆卸洗净,分置干燥,否则磨口连接处易粘牢难以拆卸,也可在洁净干燥的磨口连接处夹上纸条以防粘连。

四、有机化学常用装置

有机化学常用装置如图 2-1-6 到图 2-1-9 所示。

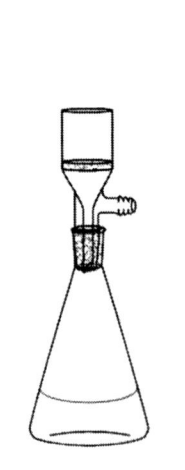

图 2-1-6 抽滤装置

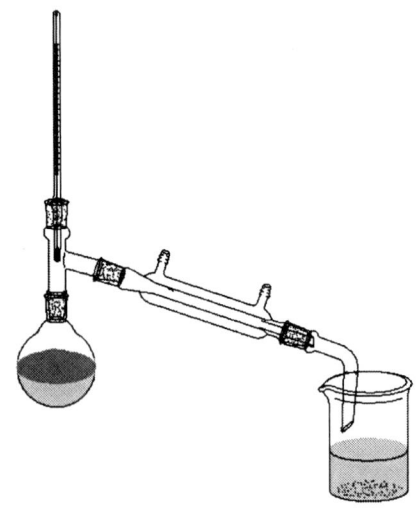

图 2-1-7 常压蒸馏装置

模块二 有机化学实验

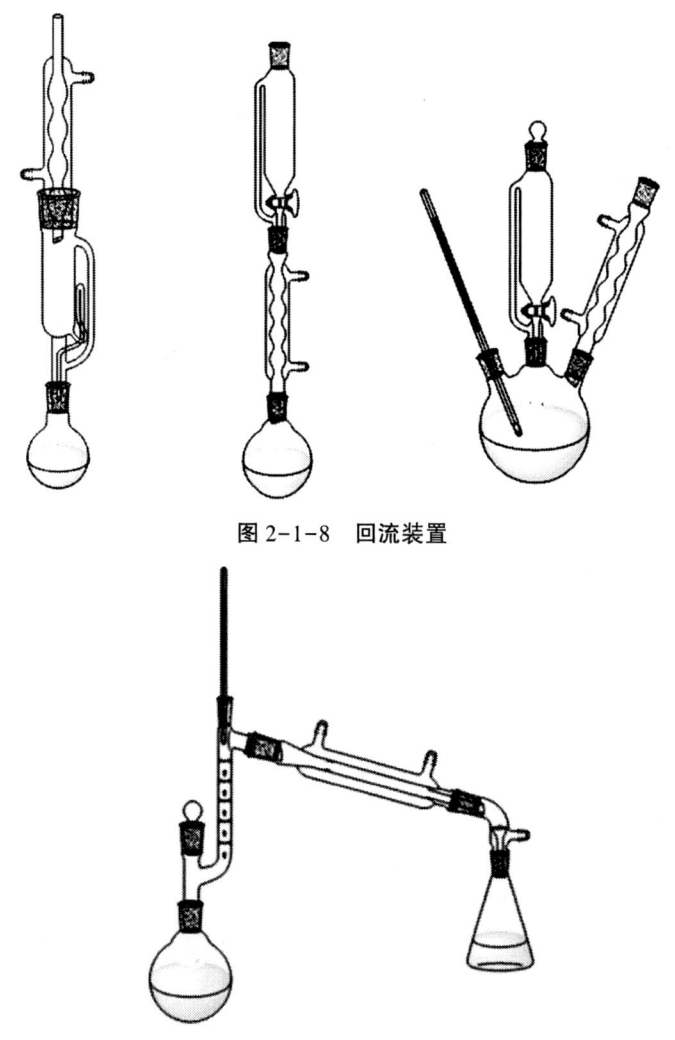

图 2-1-8　回流装置

图 2-1-9　分馏装置

在装配实验装置时要注意以下几点：

1. 根据实验要求选用合适的仪器

如前所述，应按实验要求选用不同类型的烧瓶、冷凝管等仪器，对于烧瓶容量的选择也随实验而定。例如，普通蒸馏或加热回流要求烧瓶所盛物质的量占其容量的 1/3～2/3，而对于水蒸气蒸馏、减压蒸馏，则要求所盛物质不能超过烧瓶容量的 1/3 和 1/2。

2. 按照一定顺序装配仪器

首先要确定装配仪器的位置，放好支架（铁架台），按自下而上、从左到右的顺序逐个装配仪器，即在铁架台上先放铁圈，然后将烧瓶固定在合适的高度，再逐一安装冷凝管及其他配件。

每件大仪器都应用金属夹子（通用夹）牢固地夹住（如烧瓶夹住近瓶口的颈部，冷凝管夹住中部),不宜太松,也不宜太紧,金属夹子必须套上橡皮管或粘上石棉垫,以防夹碎仪器,连接口要严密,不漏气,以免易燃液体的蒸气外逸而着火,也保证易挥发物质不受损失;但常压下进行反应的装置必须与大气相通,以免爆炸。

在装配磨口仪器时,要保证磨口不受压力并使磨口保持洁净。在连接内、外磨口时一般不用润滑剂,以免沾污反应物或产物。但当处理盐类或强碱性物质时,或在减压蒸馏时,则必须在磨口上涂一薄层润滑脂,以免磨口黏结,从涂有润滑脂的内磨口仪器中倾出物料前,应先用蘸有石油醚、乙醚或丙酮等易挥发有机溶剂的碎滤纸将磨口擦净。

3. 检查装置

检查每件仪器和配件是否合乎要求,有无破损,装置是否正确、整齐、稳妥、严密;从正面和侧面观察,仪器的轴线是否在同一面;检查装置是否安全,是否与大气相通等。经检查确认装置正确、安全后方能使用。

4. 拆卸装置

实验完毕后,按相反顺序立即拆卸装置,以免磨口黏结,一旦发生磨口黏结,可将仪器放在热水中渐渐煮沸或小心地用热风快速吹粘结处。由于黏结处内外温差较大,上述办法常能使磨口旋开。如果是被碱性物质腐蚀而黏结的磨口,则很难打开。

五、产品的干燥

晾干:将固体样品放在干燥的表面皿或滤纸上,摊开,再用一张滤纸覆盖,放在空气中晾干。

烘干:将固体样品置于表面皿中放在水浴上烘干,也可用红外灯或烘箱烘干。必须注意样品不能遇热分解,加热温度要低于样品熔点。

其他干燥方法:干燥器干燥、减压恒温干燥器干燥等。

六、有机化学实验报告的书写

(一) 实验预习

(1)将本实验的目的、要求、反应式,以及主要反应物、试剂和产物的物理常数、用量和规格摘录于记录本中。

(2)写出实验简单步骤,应将实验内容写成简单明了的实验步骤(不是照抄实验内容)。

(3)列出粗产物纯化过程及原理,明确各步操作目的和要求。

(二) 实验记录

学生在实验过程中要认真操作,仔细观察,并随时记录测得的数据或观察到的实验现象,实验记录要真实可靠。记录的内容包括实验的全部过程,如加入药品的数量,仪器装置,每一步操作的时间、内容和所观察到的现象。实验记录要求准确反映真实的情况,特别是当观察到的现象和预期不同时,要按照实际情况记录清楚,以便作为总结讨论的依据。实际记录是原始资料,必须予以重视。

(三) 实验报告

实验完成应及时写出实验报告。实验报告是学生完成实验的重要步骤,通过实验报告,可以培养学生判断问题、分析问题和解决问题的能力。实验报告要求包括以下内容:

1. 实验目的
2. 实验原理
3. 实验试剂及仪器
4. 实验步骤及现象记录
5. 产率计算

制备实验结束后,要根据理论产量和实际产量计算产率。

$$产率(\%) = \frac{实际产量}{理论产量} \times 100\%$$

计算产率时,以不过量的反应物为基准原料。

实际产量指实验中实际得到纯品的质量。

理论产量指按反应方程式,实际消耗的基准原料全部转化成产物的质量。

6. 讨论及思考题

【思考题】

1. 画出五种玻璃仪器,标注名称、用途、注意事项。
2. 画出回流装置或常压蒸馏装置图,标注所用仪器的名称。
3. 叙述冷凝管的分类和用途。

(白义萍　崔晓鸽)

任务二　熔点的测定

【目的要求】

1. 明确有机化合物熔点测定的意义和原理;掌握利用有机化合物的熔点测定来校正温度计。
2. 熟悉有机化合物熔点测定的方法。
3. 了解显微熔点测定仪的原理和使用方法。

【实验材料】

1. 仪器

熔点测定管(b形管)、毛细管(0.09~0.11 cm)6~8根、橡皮塞、铁夹、温度计(200 ℃)、培养皿、铁架台、酒精灯、玻璃棒、玻璃管、橡皮圈、三角锉、火柴。

2. 试剂

苯甲酸、尿素、液体石蜡、未知化合物。

【实验原理】

通常情况下,如对固体有机化合物进行加热,当温度达到一定高度时,该固体有机化合物就会由固态变为液态,而这时的温度就称作该有机化合物的熔点。熔点的严格定义应该是:同时共存的固液两相在大气压力下达到平衡状态时的温度。

纯净的固体有机化合物一般都有固定的熔点。即在一定大气压力下,有机化合物固态-液态两相之间的变化是非常敏锐的,从开始熔化到完全熔化的温度范围非常小,一般情况下温度范围不会超过 0.5~1 ℃,而这个温度范围即为该有机化合物的熔距,又称为熔程。但是,如果固体有机化合物中含有少量杂质,在进行熔点测定时结果往往会比纯净有机化合物低,而且熔距也会增大。由此,可以利用这种特点来鉴定固体有机化合物的纯净度,在实际应用中具有很大的利用价值。

熔点的测定对固体有机化合物的研究具有很重要的意义。它不仅可以用来判断有机化合物的纯净度,而且,在很多情况下,还可以作为判断未知有机化合物的依据。假如两种有机化合物具有相同或相近的熔点,则可以通过测定两种有机化合物的混合物的熔点来辨别两种有机化合物是否为同一物质。因为,两种相同的有机化合物以任何比例混合,其混合物的熔点不会改变;相反,如果是两种不同的有机化合物,其混合物的熔点会下降,熔点范围也会增大。

熔点测定的仪器主要有两种,一种是熔点测定管,一种是显微熔点测定仪。

熔点测定管又叫提勒管,是一种b形的玻璃管,因此,也叫作b形管。熔点测定管中可盛放导热液体和一个温度计,装有样品的毛细管就附着在熔点测定管上。熔点测定管的形状决定了导热液体在管中受热的时候能够形成对流循环,从而来保证熔点测定管内能够保持稳定均匀的温度。熔点测定管在设计时,就是利用支管部分产生对流循环,从而将通过火焰摄取的热量快速均匀地传递开。熔点测定管的加热一般使用的是酒精灯。

显微熔点测定仪与熔点测定管最大的区别在于依据的原理不同,显微熔点测定仪主要是通过电加热使样品熔化,同时,通过调节电压控制旋钮达到实验所需的加热速率,最后,通过放大目镜来观察样品的熔化情况。

【实验步骤】

(一) 熔点测定管法测定熔点

1. 毛细管的准备

用来测定熔点的毛细管内径一般要求在 0.09~0.11 cm 范围内,管壁的厚度在 0.01~0.15 cm 范围内,长约 10 cm。毛细管应粗细均匀,管口平整光滑,管内壁应均匀洁净。使用时,毛细管的一端放置在点燃的酒精灯火焰旁边旋转加热以便封口,封口端应保持笔直,厚度均匀,不能有小球鼓起。封口完毕后,应将封口端插入到水中来检查封口处是否漏水。如果提供的毛细管的长度较大(20 cm 左右),可以将毛细管的两端都做封口处理,然后再将其从中间锯开当作两根毛细管来使用。

2. 试样的填充

将要检测的试样充分干燥并研细后,取约 0.1 g 干燥试样于洁净的表面皿上形成样品层。为了将试样填入毛细管内,可以将毛细管开口的一端朝下,插入到试样粉末中,让部分试样进入到毛细管内,然后将毛细管倒过来,开口端朝上,在桌面上轻轻敲击,或者另取一根长约 40 cm 的洁净玻璃管,竖直放在培养皿上,把装有试样的毛细管管口朝上从玻璃管的上端反复自由落下,使附着在毛细管内壁的试样粉末落入管底,以便形成紧密的样品层(如果装入的试样疏松有空隙则会影响后期的测定结果)。重复以上操作至毛细管内试样层高度达到 0.2~0.3 cm。毛细管外壁黏附的试样粉末须用纸擦去以免影响后期测定。

3. 熔点测定装置的安装

熔点测定装置中最重要的是熔点浴,而熔点浴的关键设计是在测定过程中试样受热均匀,利于温度的观察和控制。实验测定中最常用的就是熔点测定管,也就是 b 形管。

测定熔点时,熔点测定管中需要加入导热液体(液体石蜡),装入液体的液面高度要高于熔点测定管的侧管,用铁夹将熔点测定管固定在铁架台上,管口用有缺口的单孔橡皮塞塞上,温度计插入单孔橡皮塞孔中,使温度计的刻度面朝向橡皮塞的缺口处,便于观察温度,同时使温度计的水银球位于熔点测定管上下两管的中间。将温度计连同橡皮塞小心地从熔点测定管中取出,将装有试样的毛细管用橡皮筋固定在温度计上,使毛细管中的试样部分处在水银球的中间位置,然后,将温度计和毛细管一起小心地插入到熔点测定管中(注意:橡皮筋不能浸入到导热液中),如图 2-1-10 所示。

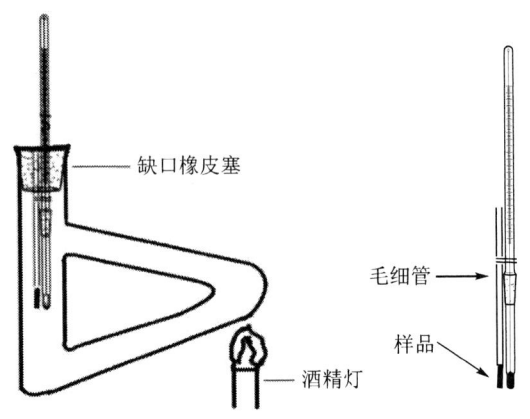

图 2-1-10 熔点测定装置图

4. 熔点的测定

熔点测定装置安装好后,用酒精灯以小火在图 2-1-10 中所示部位对熔点测定管缓缓加热。为了精确地测定熔点,每一个试样至少需要两次重复测定的数据,并且每次测定都必须用新的熔点测定管填充试样进行测定。先进行粗略测量:以较快的速度加热(温度每分钟上升 5~6 ℃),通过观察温度的变化及试样是否熔化测得试样的粗略熔点。初次测得的熔点不是很准确,但可以作为参考。当熔点测定管内导热液体的温度下降至粗略熔点 30 ℃ 以下时,再取一根新的毛细管,待装入试样后进行精确测量(快速加热,使温度上升至粗略熔点前 10 ℃ 左右时,将火焰调小,保持温度每分钟上升 1 ℃ 左右),仔细观察毛细管中试样的状态变化。当试样刚开始有湿润现象并出现液滴时,表示试样开始熔化,此时记录的温度即是试样的初熔温度;继续加热升温至试样全部变成透明液体时,表示试样完全熔化,记录此时的温度。两次记录的温度范围即为试样的熔距。

通常情况下,有机化合物的纯度越高,相应的熔距就越小。熔点测定时温度升高得越快,结果准确度越低。熔点测定时必须使用校正过的温度计,每个试样需要精确测量两次,且两次测定结果相差不能大于 5 ℃。

(二)熔点测定仪法测定熔点

熔点测定仪的主要组成部分包括电加热系统、显微镜和温度计。使用熔点测定仪测定熔点时,试样放置在两片洁净的载玻片之间,在显微镜下加热,通过观察试样的熔化过程进行熔点测定。加热过程同样是先快速升温,当温度上升至低于熔点 10~15 ℃ 时,减慢升温速度继续观察,测定熔点。其他相关注意事项参照熔点测定管法。

(三)温度计的校正

使用熔点测定管法测定有机化合物的熔点时,测得的熔点与物质的真实熔点之间会存在一定的差距,其影响因素有很多,最主要的影响因素是温度计。比如温度计中的毛细管孔径不一定均匀,刻度也不一定精确;长期使用后的温度计玻璃也有可能发生变形导致刻度不准确。因此,要准确测量物质的熔点就必须校正温度计。通常可以选择一系列已知熔点的纯净有机化合物作为标准来比较。温度计校正时,用已知有机化合物的准确熔点作为纵坐标,实验测得的熔点作为横坐标,作一条曲线。通过曲线上对应的点可以找出所校正温度计的标准温度。

表 2-1-1　几种已知化合物的熔点

化合物名称	熔点/℃
冰-水	0
环己醇	25.5
α-萘胺	50
α-萘酚	96
苯甲酸	122
尿素	133
水杨酸	159
酚酞	216

(四) 熔点的测定

1. 纯净有机化合物熔点的测定

苯甲酸、尿素纯净物熔点的测定。平行测定 3 次,观察并记录实验结果。

2. 杂质对熔点的影响

取苯甲酸(0.1 g)和尿素(0.02 g),混合均匀后测定混合物的熔点,观察混有杂质的苯甲酸的熔距的变化,同时与纯净苯甲酸的熔距做比较。

【结果与分析】

1. 数据记录(见表2-1-2)

表2-1-2 实验记录

化合物名称	测定次数	开始熔化/℃	完全熔化/℃	熔距/℃
苯甲酸	第一次			
	第二次			
	第三次			
尿素	第一次			
	第二次			
	第三次			
苯甲酸-尿素混合物	第一次			
	第二次			
	第三次			
未知物	第一次			
	第二次			
	第三次			

2. 结果分析

(1)纯净固体有机化合物的熔点一般都比含有杂质的固体有机化合物的熔点高。含有杂质的固体有机化合物在进行熔点测定时熔距也会增大。由此,可以利用这种特点来鉴定固体有机化合物的纯净度,在实际应用中具有很大的利用价值。

(2)实验中固体有机化合物熔点的测定值与理论值有所差异,这是由于实验操作中的误差所致,属于正常情况。

【注意事项】

1. 掌握升温的速度是准确测定熔点的关键,因此越接近熔点,升温速度应越慢,这一方面是为了保证有充分的时间让热量由管外传至管内,以使固体化合物熔化;另一方面是因为观察者不能同时观察温度计所示读数和样品的变化情况。若导热液升温太快,样品熔化过程产生滞后,温度将上升几度,其结果使观察的熔点范围高于真实值,有时候可能会相差2 ℃左右,因此加热过程中一定要严格控制温度升高的速度。

2. 为了避免因毛细管管壁厚薄不均匀而导致测得的熔距偏大,毛细管底部处理时一定要封平。

3. 试样测定前必须干燥后充分研细,这样在试样填充时才能足够紧密,避免空气间隙的存在,影响熔距的测定。

4. 判断初熔时一定要认真观察,有少量液体出现时的温度即为试样的初熔温度。

5. 由于晶体物质的熔点范围不仅受纯度影响,而且与晶体大小、样品数量、毛细管管壁的厚薄、样品填入毛细管的密实程度,以及加热速度有关,因此,毛细管应洁净、干燥,且管壁要薄而均匀。样品事先应充分干燥,研细成粉,填装密实,而且管中样品应有适当高度,这样才能传热迅速、均匀,结果准确。

6. 根据测定样品的熔点不同,选择不同的导热液。样品熔点在 100 ℃ 以下的选用水浴;在 220 ℃ 以下可选用液体硫酸。浓硫酸温度可达 250~270 ℃,硅油可达 300 ℃。

7. 使用过的毛细管冷却后会冷凝成固体,但再加热测定所测的熔点往往不准确,因为有些物质加热后会全部分解,有些会转变成具有不同熔点的其他晶形,所以一根毛细管只能使用一次。

【思考题】

1. 什么是熔点？什么是熔距？
2. 试样含有杂质对有机化合物的熔点测定结果有什么影响？用什么方法可以判断一种固体化合物是不是纯净物？
3. 试样研细不够充分或者填充试样不够紧密对熔点的测定结果会有什么样的影响？
4. 准确测量固体有机化合物熔点的关键步骤有哪些？

(谢　燕　白义萍)

任务三　常压蒸馏及沸点的测定

【目的要求】
1. 掌握常压蒸馏的基本原理和操作技术要点。
2. 熟悉常压蒸馏法测定有机化合物沸点的操作步骤及注意事项。
3. 了解常压蒸馏的应用。

【实验材料】
1. 仪器

蒸馏烧瓶、烧杯（150 mL、500 mL 各 1 个）、三角烧瓶、温度计、直形冷凝管、量筒（50 mL）、酒精灯、长颈漏斗、三角架、铁架台、沸石、橡皮圈、小试管、橡皮塞、毛细管、石棉网、铁丝、滴管、铁夹、火柴。

2. 试剂

工业乙醇、无水乙醇。

【实验原理】

蒸馏是将液态物质加热至沸腾，使之气化，然后将蒸气冷凝为液体的过程。它是分离、提纯液体有机化合物最常用的方法之一。

将液体加热时，其饱和蒸气压会随温度升高而增大，当蒸气压增大至与外界压力（通常是大气压力）相等时，液体开始沸腾，此时的温度称为该液体的沸点。

纯的液态物质在一定压力下具有固定的沸点，它是物质的一个重要物理常数。一般纯物质的沸点范围（也叫沸程）不超过 1.5 ℃，故可用蒸馏来测定物质的沸点和定性检验物质的纯度，但也应注意有些具有固定沸点的液态物质不一定都是纯的物质，因为某些有机化合物常常和其他组分形成具有一定沸点的二元或三元恒沸混合物。例如，95.6%乙醇和 4.4%水形成的二元恒沸混合物，具有固定的沸点 78.17 ℃（纯乙醇的沸点为 78.3 ℃）。

如果蒸馏液态混合物，由于低沸点物质比高沸点物质更易气化，故沸腾时所生成的蒸气中含有较多的低沸点物质。当蒸气冷凝为液体时（即馏出液），其组成与蒸气的组成相同，故先蒸出的主要是低沸点组分。随着低沸点组分的蒸出，混合液中高沸点组分的比例增高，致使混合液的沸点也随之升高，当温度升至相对稳定时，再收集馏出液，则主要是高沸点组分。蒸馏操作就是利用不同物质的沸点差异，对液态混合物进行分离、纯化，而只有各组分的沸点相差 30 ℃ 以上的液态混合物才可获得较好的分离效果。显然，恒沸混合物是不能用蒸馏操作进行分离的，对于各组分沸点差异不大的液态混合物需要用分馏操作进行分离和纯化。

【实验步骤】

1. 常压蒸馏及沸点的测定

常压蒸馏装置主要包括蒸馏、冷凝和接收3个部分。

(1) 取预先洗净干燥好的实验所需仪器按蒸馏装置,从热源开始"由下至上,由左至右"顺序进行安装,如图2-1-11所示。用干燥好的量筒量取30 mL工业乙醇,通过长颈漏斗或沿支管口颈壁一侧缓缓倒入蒸馏瓶中,防止乙醇流入蒸馏瓶支管中。加2~3粒沸石于瓶中以防暴沸。盖好带温度计的橡皮塞,要求温度计水银球上部与蒸馏瓶支管下沿水平,以便在蒸馏时温度计水银球完全被蒸气所包围,正确测得被蒸馏液体蒸气的温度。整个装置要求平稳,接口处不得漏气。蒸馏瓶放入水浴中,不得触及水浴锅底部。

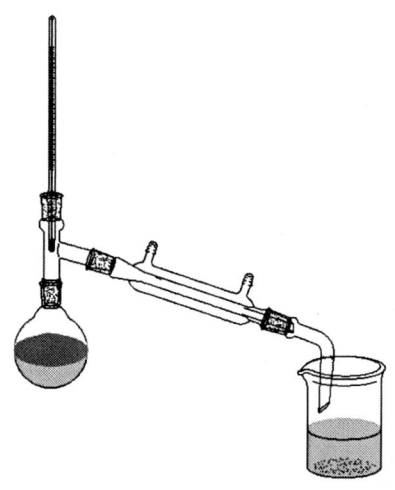

图2-1-11　常压蒸馏装置图

(2) 开启自来水管,使水流平稳流过冷凝管,加热水浴锅使水沸腾,注意观察蒸馏瓶中的现象和温度计读数的变化。当瓶内液体开始沸腾时,蒸气前沿逐渐上升,待达到温度计水银球时,温度计读数急剧上升,可看到蒸气徐徐上升,同时液体开始回流。当蒸气达到温度计水银球部时,温度急剧上升,这时调小火焰,使水银球上液滴和蒸气温度达到平衡,然后再稍加大火焰,进行蒸馏。注意控制火焰(或浴温),使温度计水银球部总保持有液珠,此时的温度为气、液达到平衡的温度,温度计的读数即为馏出液的沸点,馏出液的速度以1~2滴/s为宜。

(3) 保持滴速。当瓶中剩下少量(0.5~1 mL)液体时,温度计读数会突然下降,即刻停止蒸馏,并记下此时温度。即使杂质很少,也不应将瓶内液体完全蒸干,以免发生意外,两次所记录的温度即为工业乙醇的沸程。

2. 微量法测沸点

测定微量液体的微量沸点管,由内外两根毛细管组成。

外管的制作:用内径约为1 cm、壁厚约为1 mm的玻璃管拉制成内径约为4 mm的细管,截取长 60~80 mm 的一段,封闭其一端,封口底要薄。此管作为外管。

内管的制作:内管又称起泡管,它有两种制作方法。

(1) 取内径为 1 mm、长度 80~90 mm 的两根毛细管,各将其一端熔封,然后将两封口在灯焰上对接,冷却后,在离接头 4~5 mm 处平整地截断,作为内管。

(2) 取一内径 1 mm、长 80~90 mm 的毛细管,封闭其一端作为内管。

用细吸管置几滴液体样品于外管中,样品高度约 10 mm。将内管插入外管,并使其封口对接处位于样品液面以下[如采用"(2)"法制作的内管,则将内管开口向下插入外管的样品中],然后将沸点管用橡皮圈固定于温度计的一侧,使外管中样品的位置处于温度计水银球的中部。将温度计插入放入熔点测定管的热浴中,插入深度与测定熔点时的要求相同。

3. 测定方法

将热浴慢慢地加热,使温度均匀上升,由于气体受热膨胀,内管中便断断续续地有小气泡冒出,当温度上升到接近样品的沸点时,气泡增多,此时应调节火焰,降低升温速度。当温度稍高于样品沸点时,便有一连串的小气泡出现,立即停止加热,使浴温自行冷却。气泡逸出的速度渐渐减慢,仔细观察并记录最后一个气泡出现而刚欲缩回内管时的温度,即为毛细管内液体的蒸气压与外界压力平衡时的温度,亦即该液体样品的沸点,可重复测定几次,要求几次温度计读数相差不超过 1 ℃。

【结果与分析】

1. 数据记录(表 2-1-3)

表 2-1-3 实验记录

产品	初沸温度/℃	终沸温度/℃	沸程/℃	产品体积/mL	产率/%
乙醇					

2. 结论

常压蒸馏过程中加热温度过高或过低都会导致实验结果数据不准确。加热温度过高,会导致所测沸点偏高,沸程偏大,产率增大;加热温度若过低,实验所测沸点较为准确,但产率会减少。

【注意事项】

1. 实验中所用仪器容量的大小应与蒸馏物的量相适应,一般在开始蒸馏前,液体的体积为蒸馏瓶容积的 1/3~1/2 为宜。如装入液体过多,在加热时,液体可能冲出;太少则会因有相当量的液体留在瓶内而损失较大。

2. 沸石的加入。①在开始加热前必须加入沸石,这对蒸馏来说非常重要。因为绝大多数液体加热时,经常发生过热现象,如继续加热,液体就会产生暴沸现象。沸石的微孔中吸附了一些空气,在加热时就可以成为液体分子的气化中心,这样就可以保证液体及时沸腾而避免暴沸。②如果加热已达沸点或超过其沸点温度,才发现未加沸石,千万不可匆忙加入沸石,否则会引起液体猛烈暴沸,冲出瓶口,酿成事故。应停止加热,待液体冷却到沸点以下,再行补加。③若蒸馏在中途暂时停止,再继续蒸馏时,仍需要重新加沸石。

3. 在蒸馏沸点高于 130 ℃ 的液体时,需要用空气冷凝管,否则由于温度差距太大,冷凝管会爆裂。另外室温也足以起到冷凝作用。

4. 由于蒸馏液体试样的沸点各不相同,采用的热源也不同,一般沸点在 90 ℃ 以下可用水浴加热,90~200 ℃ 用油浴加热,200 ℃ 以上用砂浴或直接加热。但直接加热时,必须在蒸馏瓶下垫一石棉网,否则会因受热不匀引起产品分解或蒸馏瓶破裂。蒸馏极易燃烧的低沸点液体,例如乙醚时,不能用明火,应用可调节温度的电热板或预热的水来加热,也可用普通灯泡或红外灯泡加热。

5. 应注意蒸馏绝不能在封闭系统中进行。因此,尾接管和接受瓶之间不可用塞子塞严,以保持与外界大气相通。

6. 蒸馏时,要注意控制火力,若加热的火力太大,会在蒸馏瓶颈部造成过热现象,使一部分蒸气直接受到火焰的热量,水银球上的液珠即会消失。此时温度计所示的温度较液体的沸点高。另一方面,火力也不能太弱,否则由于温度计水银球不能被馏出蒸气充分浸润而使温度计上所读得的沸点偏低或不规则。

7. 微量法测沸点,被测样品不宜太少,以防液体全部气化。每支内管只可用于一次测定。

【思考题】

1. 什么是沸点?纯净物质的沸点有什么特点?
2. 常压蒸馏装置由哪几个部分组成?
3. 有机化合物进行常压蒸馏时需要注意哪些操作?
4. 将待蒸馏的有机化合物放入蒸馏瓶时为什么要用长颈漏斗?
5. 常压蒸馏时为什么要在液体中加入沸石?若蒸馏开始且液体温度已近沸点而忘记加入沸石,如何正确补加?
6. 常压蒸馏装置中插入温度计的水银球的正确位置应该在哪里?为什么?
7. 画出常压蒸馏装置图,并且写出各部分仪器名称。
8. 当加热后有馏出液时,才发现冷凝管夹套未通冷水,能否立即通水?为什么?应如何正确处理?

(谢 燕 白义萍)

任务四　重结晶

【目的要求】

1. 掌握固体有机化合物重结晶提纯的原理,掌握利用重结晶原理提纯固体有机化合物的操作方法。

2. 熟悉重结晶过滤的各类方法,学会重结晶过滤的基本操作以及滤纸的叠法。

3. 了解提纯过程中利用活性炭脱色的基本原理和操作。

【实验材料】

1. 仪器

锥形瓶、烧杯、玻璃漏斗、滤纸、石棉网、电炉、表面皿、布氏漏斗、抽滤瓶、真空泵、橡皮管、玻璃塞、玻璃棒、药匙、电子秤、铁架台。

2. 试剂

苯甲酸粗品、活性炭、沸石、纯化水。

【实验原理】

通过化学合成得到的有机化合物或从天然药物中提取的有机化合物都会有杂质存在,如果要得到纯的有机化合物就需要进一步对现有含杂质的有机化合物进行纯化处理,而有机化合物的纯化处理最重要的就是去除杂质。通常有机化合物除杂最简单最常用的方法就是重结晶。

重结晶的一般过程是将待提纯有机化合物溶于适当的溶剂中制成热饱和溶液,趁热过滤除去不溶性杂质(如果溶液有颜色,则需要加入活性炭进行脱色后再过滤除杂),然后将滤液放置慢慢冷却至有大量结晶析出,再进行过滤得到纯化后的有机化合物(或者是杂质析出,有机化合物留在滤液中,滤液再进行结晶处理得到纯化的有机化合物)。

重结晶法提纯固体有机化合物的原理是利用有机化合物与其中所含杂质在不同温度下在某种溶剂中的溶解度不同(一般情况下,温度升高溶质的溶解度增加,温度降低则溶质的溶解度降低)而分离杂质,最终达到纯化有机化合物的目的。对待提纯的固体有机化合物选择适当溶剂通过加热制成热饱和溶液,当此热饱和溶液温度下降到室温或室温以下时,溶液中有机化合物(或杂质)的溶解度会随着溶液温度的下降而下降,这时候就会有结晶从溶液中析出,析出结晶的多少跟对应有机化合物在不同温度下的溶解度变化程度有关。如果固体有机化合物中所含杂质不溶于对应热溶剂,则需要在固体有机化合物制成热饱和溶液后趁热过滤,从而达到去除杂质的目的;如果制得的热饱和溶液出现有色杂质,则需要向热饱和溶液中加入少量活性炭并对溶液进行加热煮沸,然后趁热过滤以便去除有色杂质,最后让滤液在室温下自然冷却后慢慢析出结晶得到纯度较高的晶体,达到有机化合物纯化的目的。如果有机化合物本身在热溶剂中可溶,但温度降低后会因溶解度的降低而从溶剂中析出,所含杂质既能够溶于热溶剂中又能够溶于室温下的溶剂中,则可以将待提纯有机化合物制成热饱和溶液后让溶液自然冷却而析出结晶,通过过滤得到纯度较高的晶体,从而达到有机化合物纯化的目的。

重结晶法进行提纯的有机化合物杂质含量通常较低(有机化合物的杂质含量不超过5%),如果有机化合物的杂质含量太高,重结晶提纯的效果会被影响,需要经过多次提纯操作才能达到较好的效果。

利用重结晶法进行有机化合物的提纯时,选择适当的溶剂也是非常重要的,否则很难达到有机化合物纯化的目的。作为重结晶适当的溶剂,应符合以下几个条件:

(1)所选择的溶剂在温度较高时能够溶解大量待提纯的有机化合物,而当温度降低或者室温下对待提纯的有机化合物的溶解能力又要越低越好。

(2)所选择的溶剂对有机化合物中所含杂质的溶解度很大或几乎不溶(杂质的溶解度大则留在溶液中不会随被提纯有机化合物的晶体一起析出;杂质若在溶剂中几乎不溶,则可以通过趁热过滤将杂质去除,而待提纯有机化合物则留在滤液中,待滤液冷却析出结晶从而达到纯化的目的)。

(3)所选择的溶剂易挥发,但溶剂的沸点不能太高也不能太低(沸点太高,析出的结晶干燥时溶剂容易附着在晶体表面不易挥发除尽;沸点太低则在重结晶过程中有机化合物的溶解度变化范围不大,不利于达到提纯的目的)。

(4)所选择的溶剂不能与待提纯有机化合物发生化学反应。

(5)所选择的溶剂应该无毒或者毒性很小,利于环境保护,同时要价格适宜,适合溶解、过滤等溶液操作。

通常情况下,如果是已知有机化合物,则可以通过查阅该有机化合物的溶解度作为参考,从而选择出一种适宜的重结晶溶剂;但如果是新的有机化合物,在选择重结晶溶剂时则可以根据"相似相溶"原理,通过进行溶解度实验选择出适宜的重结晶溶剂。但是,当在选择溶剂时溶解度总是太大或太小,不能选择出一种适当的单一溶剂让溶解度刚好进行重结晶提纯时,就可以考虑选择适当的混合溶剂作重结晶提纯溶剂,可以达到较好的提纯效果。混合溶剂通常是由两种能够以任何比例相混溶的溶剂混合而成的,这样得到的新溶剂对待提纯有机化合物有很好的溶解性能。选择混合溶剂进行重结晶操作时,可以先将两种溶剂按适当比例制成混合溶剂(比如1∶1的乙醇和水),然后用混合溶剂将待提纯有机化合物制成热饱和溶液。如果制成的热饱和溶液中存在不溶物,则应该趁热过滤除去不溶物;如果溶液有颜色,可以加少量活性炭进行脱色,然后再趁热过滤,滤液放置自然冷却直至有大量结晶析出。常用的混合溶剂有:水-乙醇、水-乙酸、水-丙酮、乙醚-甲醇、乙醚-丙酮、石油醚-乙醚、石油醚-苯等。

【实验步骤】

1. 配制饱和溶液

用电子秤称取苯甲酸样品 1.5 g,倒入洁净的锥形瓶中,加纯化水 80 mL,再向锥形瓶中加入几粒沸石(防止暴沸),将锥形瓶放置于垫有石棉网的电炉上加热至沸腾,加热过程中用玻璃棒不断搅拌至固体有机化合物完全溶解。

2. 脱色

将制成热饱和溶液后的锥形瓶从电炉上取下来,放置自然冷却 5 min,再向锥形瓶中加入少量的活性炭(0.05 g 左右),然后再加热至微沸 5 min 左右,加热过程中若溶剂挥发太多可适当加入少量水。

3. 过滤

取一只提前清洗干净的长颈漏斗,取一张提前叠好的滤纸放置到漏斗中,用少量热纯化水润湿滤纸使其固定在漏斗壁上,将脱色处理过的热饱和溶液通过玻璃棒引流尽快倒入漏斗中进行过滤。因漏斗盛放液体的体积有限,热饱和溶液不能一次全部倒入漏斗中,因此每次倒入的液体量不能太多,不能让漏斗盛放的溶液太满,但也不能等上一次倒入的溶液全部过滤后再续加溶液。剩余的热饱和溶液需要放置于垫有石棉网的电炉上,继续用小火加热,保持有机化合物溶解在溶剂中不被析出。待所有热饱和溶液过滤完后可以用少量的热纯化水洗涤锥形瓶和滤纸。

注意:如果条件允许也可以使用保温漏斗进行过滤操作,或者可以使用减压抽滤完成趁热过滤的操作。

4. 析出结晶

将过滤得到的滤液放置在烧杯中,先让滤液自然冷却至室温,滤液冷却至室温后再用冷水浴冷却至结晶完全析出。

5. 分离结晶

待结晶完全析出后,使用布氏漏斗进行抽滤。抽滤前需要先将抽滤瓶通过橡皮管与真空泵连接好,布氏漏斗中放一张提前处理好的滤纸并用少量纯化水润湿,打开真空泵抽滤使滤纸紧紧吸附在布氏漏斗中,然后将含有晶体的母液摇匀通过玻璃棒引流缓缓倒入布氏漏斗中,抽滤完成后,拔掉抽滤瓶上的橡皮管停止抽气。然后向布氏漏斗中加少量冷纯化水使晶体润湿便于取出,再用药匙轻轻将晶体刮松,然后再连接橡皮管重新打开真空泵进行抽滤,重复以上操作,直至结晶完全抽干,完成结晶的分离。

6. 晶体干燥

取一个洁净干燥的表面皿,称重并记录。然后将抽干的晶体轻轻从布氏漏斗中刮下放置到表面皿中,晶体摊开并自然晾干。待晶体完全干燥后再次称重,通过计算得到晶体的重量,然后再利用公式计算出重结晶的回收率。

【结果与分析】

1. 数据记录(表 2-1-4)

表 2-1-4　实验记录

表面皿的重量/g	
表面皿+晶体的重量/g	
晶体的重量/g	
回收率	

2. 结论

重结晶法提纯固体有机化合物时,回收率的多少与整个实验操作过程中每一步都密切相关。例如,在热饱和溶液趁热过滤过程中,操作不够快速导致部分晶体提前析出附着在漏斗中,导致回收率偏低;或者冷却析出结晶不够充分,导致部分晶体还未析出就进行抽滤操作,也会使回收率偏低。因此,当实验结果回收率太低时,就需要考虑具体是哪一步操作所导致的,然后再改进操作,提高回收率。

【注意事项】

1. 重结晶法提纯有机化合物最重要的就是配制饱和溶液。制备热饱和溶液前需要根据"相似相溶"原理进行适当的实验操作或者根据已知有机化合物的溶解度作参考,最终选择合适的溶剂作为重结晶的溶剂。

2. 脱色处理时,如果待提纯有机化合物中含有某些有色杂质,则需要向饱和溶液中加入适当的吸附剂并进行煮沸,通过吸附剂除去有色杂质,而这个除去有色杂质的操作称为脱色。活性炭和氧化铝是脱色操作中常用的吸附剂,其中活性炭最为常用。选择活性炭作为吸附剂进行脱色处理时,活性炭的用量根据待提纯有机化合物中所含有色杂质的多少而定,通常情况下活性炭的用量为有机化合物样品的1%~5%。另外,活性炭作为吸附剂进行脱色时,除去有色杂质的同时,也有可能吸附掉部分有机化合物本身,因此,活性炭的用量一定不能太大。如果一次脱色效果不理想,则需要重复进行脱色操作以达到较为理想的效果。

3. 活性炭绝对不可以在溶液正在沸腾时加入,以免引起溶液暴沸使溶液溅出锥形瓶。

4. 趁热过滤前,为了防止滤纸吸收溶液中的溶剂而影响过滤效果,可以先用少量热纯化水润湿滤纸。

5. 为了避免热饱和溶液冷却使晶体提前析出附着在漏斗中,趁热过滤操作一定要快速。

6. 晶体析出时,如果热溶液过滤时滤液中已经有晶体析出,则可以将滤液再次加热使晶体重新溶解后再放置自然冷却使晶体缓慢析出;如果滤液自然冷却且经过冷水浴后没有晶体析出,则可以将玻璃棒深入到烧杯液面以下轻轻摩擦烧杯内壁,促进晶体的析出;如果在冷却析出结晶过程中滤液中出现油状物,则需要将滤液再次加热至溶液完全澄清,然后再放置自然冷却,待晶体析出以得到纯度较高的结晶。

7. 冷却析出结晶时,为了得到纯度较高的晶体,冷却速度要缓慢,滤液自然冷却至室温后再用冷水浴冷却(如果直接用冷水浴冷却,会导致晶体吸附杂质影响最终晶体的纯度);冷却析出结晶过程中,为了得到较好的晶体不宜剧烈搅拌滤液。

8. 抽滤时,为了尽可能地将溶剂抽干得到干燥的晶体,抽滤过程中可以轻轻使用玻璃塞或玻璃棒挤压晶体以帮助溶剂去除。结束抽滤操作时(观察抽滤瓶内瓶口上部无液滴滴下),应先拔掉连接在抽滤瓶上的橡皮管,然后再关闭真空泵,防止液体倒吸污染滤液。

9. 折叠滤纸时,不要太过用力按压折纹集中的圆心处,以免过滤时滤纸中心处破裂影响过滤;折好的滤纸在使用时应先进行翻转展开整理好后再放入漏斗中,避免手部操作对滤纸的污染,影响产品的纯度。

【思考题】

1. 重结晶法提纯的原理是什么?有机化合物重结晶的步骤有哪些?每一步操作的目的是什么?

2. 固体有机化合物进行重结晶时所选择的溶剂应符合哪些条件?

3. 脱色处理时,活性炭为什么不能在溶液沸腾时加入?活性炭加入的量有什么要求?

4. 趁热过滤时有哪些注意事项?

5. 抽滤操作结束时,为什么要先拔掉连接抽滤瓶与真空泵的橡皮管再关闭真空泵?如果先关闭真空泵会有什么影响?

(谢 燕 白义萍)

任务五 升华

【目的要求】
1. 掌握升华的基本原理和操作技术要求。
2. 熟悉常压升华的常用装置及操作规范。
3. 了解升华的应用。

【实验材料】
1. 仪器

表面皿、蒸发皿、研钵、酒精灯、滤纸、玻璃棒、玻璃漏斗、石棉网、药匙、电子秤、脱脂棉。

2. 试剂

樟脑与氯化钠的混合物。

【实验原理】

某些固体化合物在经过加热时，当温度达到一定程度时可以不经过液态而直接转变为蒸气，而该蒸气遇冷后又可以不经过液态直接冷凝成固体，这种从固体直接转变为气体的过程叫作升华。

升华是一种提纯固体物质的方法，但不是所有的固体物质都可以利用升华进行提纯，这是因为能够发生升华的固体物质都具有较高的蒸气压，这样固体物质在受热时其蒸气压变大，到达熔点之前蒸气压能够升高到一定程度，使固体物质直接气化成蒸气状态。另一方面，利用升华进行提纯时，待提纯的有机化合物所含杂质的蒸气压应该与固体物质本身的蒸气压有显著的差别，这样可以得到比较理想的提纯效果。

升华法提纯固体物质的优点是：不需要使用溶剂，提纯得到的产品纯度较高，而且操作较为简便。缺点是：产品损失量大，通常只适用于少量固体物质的提纯。

升华可以分为常压升华和减压升华。

1. 常压升华

待提纯固体物质提前干燥并粉碎，取粉碎后的待提纯固体物质放置于干燥洁净的蒸发皿中，蒸发皿上面放一张钻有密集小孔的滤纸，然后用一个漏斗（直径小于蒸发皿的口径）盖在滤纸上面，漏斗径口用脱脂棉轻轻塞住以防止升华过程中产生的蒸气溢出。

装有样品的蒸发皿通过酒精灯缓慢加热，控制好温度在被提纯固体物质的熔点之下，使待提纯固体物质慢慢升华，得到的蒸气通过滤纸上的小孔停留在滤纸上或者是上升到漏斗中，然后遇到漏斗壁冷凝结成固态，从而得到提纯的固体物质。待蒸发皿中固体样品完全升华（滤纸上方或漏斗内部没有蒸气溢出）后熄灭酒精灯停止加热，等到蒸发皿自然冷却后用药匙将附着在滤纸和漏斗内壁的晶体轻轻刮下,然后称重提纯后的产品,计算回收率。但是能够利用常压升华提纯的固体有机化合物并不多。

2. 减压升华

如果遇到某些固体物质不能使用常压升华进行提纯,则可以使用减压升华进行提纯。减压升华适用于常压条件下蒸气压偏小或者受热时容易分解的物质提纯。减压升华时,待提纯固体物质盛放在吸滤管中,用装有冷凝管的橡皮塞将吸滤管的管口紧紧塞住,使用水泵或者是油泵进行减压,打开冷凝管的水流,然后将处理好的吸滤管放置在水浴或者是油浴中慢慢加热,使固体物质慢慢升华进行提纯。

【实验步骤】

1. 升华装置的安装

先将待提纯的樟脑与氯化钠的混合物烘干并充分研细,用电子秤称取干燥且粉碎好的樟脑与氯化钠的混合物 1.0 g,将样品均匀地铺在干燥洁净的蒸发皿中,在蒸发皿上面盖一张钻有密集小孔的滤纸,然后取一个口径大小合适(漏斗口径略微小于蒸发皿和滤纸的直径)的玻璃漏斗盖在滤纸上面,漏斗颈口用脱脂棉轻轻塞住以防止蒸气溢出漏斗(减少升华过程中的产品损失,提高回收率)。

2. 加热

蒸发皿用酒精灯小火加热,使其温度慢慢升高但低于待提纯混合物的熔点,加热过程中,升华产生的蒸气透过滤纸孔上升到漏斗壁冷凝成晶体,附着在漏斗壁上或者掉落在滤纸上。当透过滤纸的蒸气非常少或者没有蒸气上升时停止加热。

3. 晶体的收集

取一个洁净干燥的表面皿,称重并记录。待蒸发皿自然冷却后,取下滤纸和漏斗,用一根玻璃棒或小刀,将漏斗和滤纸上的晶体轻轻刮到洁净的表面皿中,即是升华提纯后的产品。称定产品重量,并计算产品回收率。

【结果与分析】

1. 数据记录(表 2-1-5)

表 2-1-5　实验记录

表面皿的重量/g	
表面皿+晶体的重量/g	
晶体的重量/g	
回收率	

2. 结论

升华是固体化合物提纯的方法之一。提纯过程中,待提纯固体化合物的干燥程度、加热的温度都会影响最终的回收率。因此,升华过程中控制好待提纯固体化合物的干燥程度和加热的温度是提高回收率的重要因素。

【注意事项】

1. 升华过程中一定要控制加热温度,受热温度要控制在低于固体化合物的熔点范围。
2. 待升华提纯化合物一定要充分干燥,不能有溶剂存在,否则会影响升华过程中固体化合物的凝结。
3. 为了使升华产生的蒸气顺利通过滤纸,在给滤纸钻小孔时尽量使用直径大一点的工具。

【思考题】

1. 升华的原理是什么?常用的升华方法有哪些?
2. 利用升华进行固体化合物提纯的优缺点分别是什么?
3. 升华提纯过程中影响回收率的因素有哪些?为了提高回收率,实验操作过程中应该怎样处理?

(谢　燕　白义萍)

任务六 水蒸气蒸馏

【目的要求】
1. 掌握水蒸气蒸馏的基本原理和操作技术。
2. 熟悉水蒸气蒸馏装置的安装方法及注意事项。
3. 了解水蒸气蒸馏的应用。

【实验材料】
1. 仪器

磨口水蒸气蒸馏装置、铁架台、分液漏斗、漏斗架、电热套、铁夹。

2. 试剂

沸石、粗松节油、冬青油、无水氯化钙($CaCl_2$)。

【实验原理】

当有机化合物具有一定的挥发性但难溶于水,甚至不溶于水时,向该有机化合物中通入水蒸气,使有机化合物能够在不到100 ℃的温度下随着水蒸气一起被蒸馏出来,这样的操作过程称为水蒸气蒸馏。水蒸气蒸馏是有机化合物分离提纯的常用方法之一。

当有机化合物与水一起加热时,液面上的总蒸气压可以根据道尔顿分压定律得出,总蒸气压是各不同组分的蒸气压之和。计算公式如下:

$$P_总 = P_水 + P_A + P_B + \cdots$$

其中,$P_总$表示液面的总蒸气压,$P_水$表示水的蒸气分压,P_A表示组分A的蒸气分压,P_B表示组分B的蒸气分压。$P_总$随着液面的温度升高而增大,直到温度升高到一定程度液面总蒸气压与外部大气压相同时,液体就会开始沸腾。因此,这种混合液体的沸点会较各组分单独存在时的沸点要低。例如:水的沸点为100 ℃,苯胺的沸点为184.4 ℃,但是将它们混合在一起时混合溶液的沸点则会降低,进行水蒸气蒸馏时温度达到98.4 ℃液体就会沸腾。这是因为二者混合之后在发生沸腾时,液体液面的蒸气压为二者的蒸气压之和。水蒸气蒸馏可以用来分离提纯成分非常复杂的有机化合物,而且可以利用混合液体液面蒸气压增大而在较低温度下蒸馏出沸点较高的有机化合物,以免直接蒸馏时被分解。

通常情况下,利用水蒸气蒸馏法提纯时需要符合以下条件:

(1)通过水蒸气蒸馏法分离提纯的有机化合物必须不溶于水,或者是几乎不溶于水的。

(2)待分离提纯的有机化合物与水混合煮沸过程中不容易被分解。

(3)在温度达到100 ℃左右时必须具有一定的蒸气压(至少有700~1 300 Pa,即5~

10 mmHg)。

这是由于各组分的分压与其在气相中的摩尔数 n 成正比，即：

$$\frac{P_A}{P_B} = \frac{\dfrac{n_A}{(n_A+n_B)}}{\dfrac{n_B}{(n_A+n_B)}} = \frac{n_A}{n_B} \tag{1}$$

设 B 在气相中的存在量为 W_B，其分子量为 M_B，则：

$$n_B = \frac{W_B}{M_B} \tag{2}$$

而 A 在气相中的存在量为 W_A，其分子量为 M_A，则：

$$n_A = \frac{W_A}{M_A} \tag{3}$$

将(2)及(3)代入(1)，而本实验中 A 为水即可得下式：

$$\frac{P_{水}}{P_B} = \frac{\dfrac{W_{水}}{M_{水}}}{\dfrac{W_B}{M_B}} = \frac{1}{18} M_B \frac{W_{水}}{W_B} \tag{4}$$

由上式可以看出，B 组分蒸出量 n_B 的大小与该组分在 100 ℃ 时的分压 P_B 有关。若 B 组分的蒸气压很低，往往采取减压蒸馏或用过热水蒸气蒸馏。

水蒸气蒸馏是有机化合物分离提纯常用的方法之一，也是重要的方法之一，它可以有以下几个方面的用途：

(1)从不挥发性杂质中分离提纯有机化合物，或者从大量树脂状杂物中分离提纯有机化合物。例如：从松树脂中分离提纯薄荷醇、松节油等化合物。

(2)挥发性有机化合物的除杂纯化。

(3)分离固体较多的混合物中所吸附的液体物质。

(4)有些有机化合物在加热到沸点时容易分解破坏，这时候可以选择使用水蒸气蒸馏进行分离提纯。

【实验步骤】

1. 水蒸气蒸馏装置的安装

水蒸气蒸馏装置包括以下部分：水蒸气发生装置、蒸馏部分、冷凝部分、接收器部分。如图 2-1-12 所示。

(1)水蒸气发生装置：水蒸气发生装置可以使用专用的铜制水蒸气发生装置，也可以使用短颈圆底烧瓶代替。若使用 1 000 mL 短颈圆底烧瓶作为水蒸气发生装置，圆底烧瓶所盛放蒸馏水的量不宜太满(烧瓶中盛水量太大会导致加热沸腾时水液冲出烧瓶口)，盛水量以不超过烧瓶容积的 3/4 为宜，烧瓶口再配一个双孔软木塞。木塞的一孔插入长约

80 cm、直径约0.5 cm的玻璃管作安全管,玻璃管的下端要接近烧瓶底部,当烧瓶内气压太大时,水液可沿着玻璃管上升,以调节内压,如果系统发生阻塞,水液便会从玻璃管的上口喷出,这时候应检查导管是否被阻塞。另外一孔插入直径约0.7 cm的玻璃管作为水蒸气的导出管,导出口与T形管相连接。T形管的支管套一短橡胶管,并用螺旋夹夹住;T形管另一端与蒸馏部分相连,这部分水蒸气导出管要尽量短一些,以减少水蒸气冷凝。T形管用来除去水蒸气冷凝下来的水。在操作不正常时,打开螺旋夹使水蒸气发生器与大气相通,控制系统压力,保证操作安全。

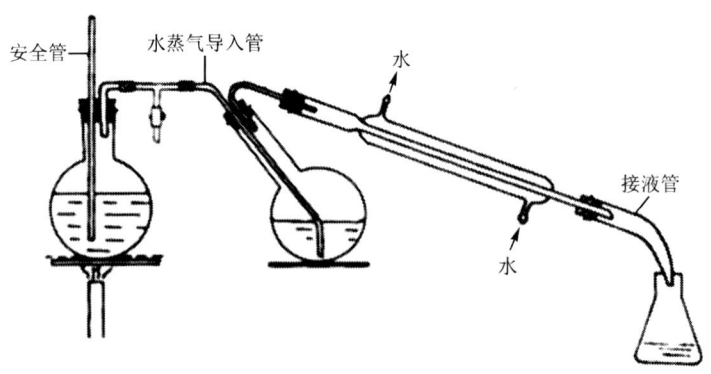

图 2-1-12　水蒸气蒸馏装置图

(2)蒸馏系统:包括蒸馏烧瓶、克氏蒸馏头(也可使用Y形管加普通蒸馏头代替,直管上安装水蒸气导入管)、直形冷凝管和接液管以及接液瓶。蒸馏部分用长颈圆底烧瓶,并倾斜45°,以免飞溅的液体泡沫被蒸气带入冷凝管,污染馏出液。瓶内所盛液体不能超过容器容量的1/3;瓶口配双孔木塞,一孔插入水蒸气导入管要正对短颈圆底烧瓶底中央,距瓶底0.8~1 cm;另一孔插入水蒸气导出管,馏出液出口与冷凝管相连。蒸馏液导出管插入木塞露出0.5~1 cm。

在水蒸气发生器和蒸馏系统之间用T形管和胶管将水蒸气发生器与蒸馏头连接起来,在T形管下端连一个弹簧夹,以便及时除去冷凝下来的水滴。应尽量缩短水蒸气发生器与盛物的短颈圆底烧瓶之间的距离,以减少水蒸气的冷凝。

2. 水蒸气蒸馏的操作步骤

在水蒸气发生器中盛约1/2容积的水,放入几粒沸石,安放在电炉或其他的加热器上,装上安全管及T形管;在短颈圆底烧瓶中装松节油粗品30 mL,然后依次将蒸馏瓶、冷凝管、接液管、接收瓶按水蒸气蒸馏装置安装;安装完毕后,先接通冷凝水,打开T形管上的夹子并加热水蒸气发生器使水沸腾,然后迅速用夹子夹住胶管使蒸气导入短颈圆底烧瓶内,水蒸气蒸馏便开始进行。待圆底烧瓶内温度上升,水蒸气及松节油蒸气便进入冷凝管,收集在锥形瓶内。当馏出液无明显油珠并澄清透明时,即可停止通气,打开T形管下端的螺旋夹,然后停止加热。用分液漏斗分离出收集液中的水层,将油层放入另一干净的锥形瓶中,放入少许无水氯化钙($CaCl_2$),去除少量的水分,即可得到透明的精制松节油。

【结果与分析】
1. 数据记录(表2-1-6)

表2-1-6 实验记录

温度范围/℃	77~79 ℃
馏分体积/mL	

2. 结论

在常压条件下,水蒸气蒸馏时高沸点组分能够在不到100 ℃的情况下随水蒸气一起被蒸馏出来。因此,水蒸气蒸馏适合于分离沸点相近且易分离的组分,也适用于从不挥发物质中分离出所需要的成分。

【注意事项】
1. 水蒸气蒸馏的发生装置中需要加入少量的沸石,以防蒸馏过程中发生暴沸。

2. 进行水蒸气蒸馏时,先将溶液(混合液或混有少量水的固体)置于圆底烧瓶中,再加热水蒸气发生器,直至接近沸腾后才将弹簧夹夹紧,使水蒸气均匀地进入圆底烧瓶。

3. 蒸馏过程中如果冷凝管被阻塞,应立即停止蒸馏,并设法疏通(如用玻璃棒将阻塞的晶体捅出或用电吹风的热风吹化结晶,也可在冷凝管夹套中灌以热水使之熔出)。

4. 在蒸馏需要中断或蒸馏完毕后,一定要先打开螺旋夹使装置通气,然后才能停止加热,防止圆底烧瓶中的液体被倒吸入水蒸气蒸馏发生器中。

5. 若需要蒸馏的物质量太少也可以使用克氏蒸馏瓶来代替圆底烧瓶进行蒸馏;有时也可直接利用进行反应的三口烧瓶来代替圆底烧瓶,这样更为方便。

【思考题】
1. 水蒸气蒸馏装置的安装顺序是什么?为什么要按这样的顺序安装?
2. 有机化合物利用水蒸气蒸馏进行分离提纯时需要满足的条件有哪些?
3. 水蒸气蒸馏操作结束时能不能直接移去热源后再打开螺旋夹?为什么?
4. 画出水蒸气蒸馏装置图。

(谢 燕 白义萍)

任务七 减压蒸馏

【目的要求】
1. 掌握减压蒸馏的基本原理。
2. 熟悉减压蒸馏的操作规范及注意事项。
3. 了解减压蒸馏的应用。

【实验材料】
1. 仪器

克氏蒸馏瓶、蒸馏烧瓶、安全瓶、直形冷凝管、温度计、减压装置、毛细管、酒精灯、螺旋夹、水浴锅、橡皮塞。

2. 试剂

苯甲醛。

【实验原理】
在常压下进行的蒸馏叫常压蒸馏,也称普通蒸馏或简单蒸馏,它是分离和提纯液态有机化合物的常用方法。但是,某些有机化合物的沸点较高,加热过程中还未达到沸点就会发生分解、氧化或者聚合等化学反应,这些有机化合物就不能进行常压蒸馏,若使用减压蒸馏可避免上述现象的发生。

液体的沸点是指它的蒸气压等于外界大气压时的温度,所以液体沸腾的温度是随外界压力的改变而改变的。若用真空泵连接盛有液体的容器,使液体表面上的压力降低,则可降低液体的沸点。这种在较低压力下进行蒸馏的操作称为减压蒸馏。

当液体的蒸气压等于外界大气压时,液体便开始沸腾。如果外界的大气压降低,那么液体的沸点也随之降低。对许多有机化合物来说,当压力降低到 1 330~2 000 Pa,即 10~15 mmHg 时,其沸点比在常压(101 kPa,即 760 mmHg)下的沸点低 80~100 ℃;当减压蒸馏在 1 330~3 300 Pa,即 10~25 mmHg 之间进行时,大体上压力每相差 133 Pa,即 1 mmHg,沸点约相差 1 ℃。

【实验步骤】
1. 减压蒸馏装置

减压蒸馏装置可分为蒸馏、减压、保护及测压三部分。

(1)蒸馏部分。

克氏(Claisen)蒸馏瓶(或减压蒸馏瓶)有两个颈,其目的是避免减压蒸馏时瓶内液体由于沸腾而冲入冷凝管中。蒸馏瓶的一颈中插入温度计,另一颈中插入一根毛细管,其长度恰好使其下端距瓶底 0.1~0.2 cm。毛细管上端有一段带螺旋夹的橡皮管,螺旋夹用以调节进入空气,使在减压时有极少量的空气进入液体呈微小气泡冒出,作为液体沸腾的气化中心,使蒸馏平稳进行。接收瓶可用圆底烧瓶。

(2)减压部分。

实验室曾常用水泵或油泵抽气减压,现常用循环水真空泵。

水泵是利用液流与气流的空吸作用而把系统的空气吸走。从自来水管流出的水经过玻璃管的细窄部分,水的流速大大增加,压强变得很低,因此就可将待减压系统的空气抽出,随水流而去,直到减压系统的空气压强等于细窄部分处压强为止。水泵较为方便,但不能获得很高的真空度。水泵所能抽到的最低压力,理论上相当于水温下的水蒸气压力。

油泵的减压效能比水泵高得多,油泵可将减压蒸馏系统抽至 300~500 Pa(2~4 mmHg)的低压。

当被蒸馏物中含有低沸点的物质时,应先进行普通蒸馏,然后用水泵减压蒸去低沸点物质,最后再用油泵减压蒸馏。

(3)保护及测压部分。

安装时在泵前接一个安全瓶,瓶上的两通活塞供调节系统压力及放气之用,安全瓶的作用是使仪器装置内的压力不发生突然的变化,以及防止泵中油或水被倒吸入接收瓶中。

使用油泵抽气时,应防止有机溶剂、酸性物质和水蒸气进入油泵,污染泵油,腐蚀机件,降低减压效能。为此,必须在接收瓶与油泵之间依次安装几个吸收塔:一个装石蜡片以吸收挥发性烃类气体,另一个装无水氯化钙或浓硫酸以吸收水蒸气,再一个装固体氢氧化钠以吸收酸性气体和水蒸气。

减压系统的压力常用水银压力计测量。水银压力计有两种:一种为开口式,一种为封闭式。封闭式水银压力计其两壁水银面高度之差即为系统中的真空度。减压蒸馏的整个系统必须保持密封不漏气。

2. 减压蒸馏的操作步骤

在克氏蒸馏瓶中,放入蒸馏物(其量占克氏蒸馏瓶容积的 1/3~1/2),按照仪器装置图装好仪器,检查装置的密封性,关闭水银压力计的活塞,旋紧毛细管上的螺旋夹,打开安全瓶上的活塞。旋开与水泵相连的自来水龙头(或开动油泵)。逐渐关闭安全瓶活塞,慢慢稍微旋开毛细管上的螺旋夹,使液体中有连续平稳的小气泡通过(如无气泡,可能因毛细管已阻塞,应予以更换)。小心旋开水银压力计活塞,读出压力数字后,关住活塞。当压力减至所需低压时,且压力稳定后,开启冷凝水,用油浴或水浴加热蒸馏,加热时克氏蒸馏瓶的圆球部位至少应有 2/3 浸入浴液中。在油浴中放一温度计,控制浴温使浴液温度较蒸馏物温度高 20 ℃ 左右。随时调节螺旋夹,保证液体平稳沸腾。调节浴温使馏出速度为每秒钟 1~2 滴。在整个蒸馏过程中都要密切注意温度计和水银压力计的读数,经常注意蒸馏情况和记录压力、温度、馏速等数据。蒸馏完毕时,或在蒸馏过程中需要中断时(例如更换毛细管等),注意水银压力计的活塞应是关闭的,灭去火源,撤去热浴,待稍冷后缓缓解除真空。其方法是先稍微旋开一点毛细管上的螺旋夹,再逐渐旋开安全瓶上的活塞,直至系统内外压力平衡后,停止水泵或油泵工作,小心缓慢地旋开压力计活塞,让空气慢慢进入压力计,直到恢复常压(这一部分操作应特别小心,如果引入空气太快,水银柱有冲破玻璃管向外飞溅的危险)。

【结果与分析】

1. 数据记录(表2-1-7)

表2-1-7　实验记录

馏分体积/mL	
产率/%	

2. 结论

减压蒸馏是分离和提纯沸点较高或性质不太稳定的液态有机化合物的常用方法之一,适用于在常压蒸馏时未达到沸点时就已受热分解、氧化或聚合的物质。

【注意事项】

1. 减压蒸馏装置中的玻璃仪器都必须是硬质的。接收瓶为圆形的,以免减压时破裂,引起爆炸。塞子必须是橡胶的,大小要合适。

2. 检查密封性的方法:旋紧螺旋夹,关闭活塞,旋开水银压力计的活塞,开动减压,观察造成真空的速度,当停止抽气时,若压力计上的水银柱高度保持不变,则表示装置十分严密。如有变化,应仔细观察,并检查哪些地方可能漏气,待恢复常压后方可进行修整。

3. 为了保护水银压力计,在蒸馏过程中,待系统内的压力稳定后,可经常关闭压力计上的活塞,使其与减压系统隔绝。当需要观察压力时,再临时开启活塞记下压力计的读数。

4. 克氏蒸馏瓶中放置的待蒸馏的液体体积不能超过蒸馏瓶容积的1/2。

5. 当被蒸馏物中含有低沸点物质时,应先进行常压蒸馏,然后用真空泵减压蒸去低沸点物质,最后再用真空泵减压蒸馏。

6. 蒸馏结束后或蒸馏过程中需要中断(例如调换毛细管、接收瓶)时,应先关闭火源,撤去热浴,待稍稍冷却后再缓缓解除真空,待系统内外压力平衡后才可关闭油泵。否则,由于系统中的压力较低,油泵中的油会被吸入吸收塔。

【思考题】

1. 部分有机化合物必须使用减压蒸馏进行分离、提纯的原因是什么?
2. 减压蒸馏装置安装时有什么要求?操作过程中有哪些注意事项?
3. 在减压蒸馏装置中为什么需要有吸收装置?
4. 减压蒸馏时为什么必须先抽气后再加热?先加热再抽气会有什么影响?
5. 减压蒸馏结束时为什么要先停止加热再撤去热浴,然后再停止抽气?以上操作顺序能不能颠倒?为什么?

(谢　燕　白义萍)

任务八　液-液萃取

【目的要求】

1. 掌握液-液萃取的基本操作技术。
2. 熟悉萃取的基本原理。
3. 了解萃取的应用。

【实验材料】

1. 仪器

分液漏斗、滴管、铁台、漏斗架、锥形瓶、碱式滴定管、烧杯、滴定管架、量筒、洗瓶、滤纸条。

2. 试剂

醋酸溶液(12.5%)、乙醚、标准氢氧化钠溶液(0.2 mol/L)、酚酞(0.1%乙醇溶液)、凡士林。

【实验原理】

萃取是有机化学实验中分离和提纯有机化合物常用的一种操作技术。应用萃取可以从固体或液体混合物中提取所需物质，也可用以洗去混合物中少量杂质。通常将前者称为"抽提"或"萃取"，将后者称为"洗涤"。本实验主要介绍液-液萃取的原理。

液-液萃取是利用物质在两种互不相溶(或微溶)溶剂中溶解度或分配比的不同，使某化合物从一种溶剂中分配到另一种溶剂中，经过反复多次萃取，来达到分离、提取或纯化目的一种操作技术，如可用与水互不相溶(或微溶)的有机溶剂从水溶液中萃取有机化合物，如果溶剂选择适当，则大部分有机物将从水中转移到与水不混溶的有机溶剂里，溶质即被该有机溶剂提取，这个过程称为萃取。

分配定律是萃取方法的主要理论依据。当含有机物的水溶液用有机溶剂萃取时，有机化合物就在两液相间进行分配。实验证明，在一定温度下，此有机化合物在两液层中浓度之比为一定值，不论所加物质的量是多少，都是如此。这就是分配定律，用公式表示为：

$$K = \frac{C_A}{C_B}$$

C_A、C_B分别表示此有机化合物在两种互不相溶的溶剂中的摩尔浓度。K 是一个常数，称为"分配系数"，K 可近似地看作此物质在两溶剂中溶解度之比。

重要的是，有机物在萃取溶剂中应当十分易溶，比它在水中易溶得多，萃取溶剂不应与水或被萃取的物质发生作用。在萃取过程中，溶质既溶解于水又溶解于萃取溶剂(常为有机溶剂)。在每一液相中溶质的量取决于溶质在每种液体中的溶解度和每种液体的体积。

为了节省溶剂并提高萃取效率,根据分配定律,用一定量的溶剂一次加入溶液中萃取,不如将同量的溶剂分成几份对溶液做多次萃取效率高。可用下式加以说明:

$$W_n = W\left(\frac{KV}{KV+S}\right)^n$$

式中:V——待萃取溶液的体积,mL,近似可看作与溶剂 A 的体积相等;

W——待萃取溶液中溶质的总含量,g;

W_n——经 n 次萃取后溶质在溶剂 A 中的剩余量,g;

S——萃取时所用溶剂 B 的体积,mL;

K——分配系数。

由于 $KV/(KV+S)$ 小于 1,所以 n 越大,W_n 就越小,也就是说把溶剂分成几份进行多次萃取比用全部量的溶剂进行一次萃取效果更佳。

例如,在某一萃取过程中,溶质在水和石油醚中的分配系数 $K=\frac{1}{5}$,溶质最初的重量是 20 g,计算用 40 mL 石油醚从 100 mL 水中能萃取的溶质的重量。

$$W_1 = W\left(\frac{KV}{KV+S}\right) = 20 \times \frac{\frac{1}{5} \times 100}{\frac{1}{5} \times 100 + 40} \approx 6.7(\text{g})$$

若将 40 mL 石油醚平均分为 2 份,分 2 次萃取,水中剩余的溶质的重量为

$$W_2 = W\left(\frac{KV}{KV+S}\right)^2 = 20 \times \left(\frac{\frac{1}{5} \times 100}{\frac{1}{5} \times 100 + 20}\right)^2 = 5.0(\text{g})$$

从上面的计算结果可以知道用 40 mL 石油醚一次萃取 13.3 g(66.5%)溶质,而分 2 次萃取时可以提出 15 g(75%)。所以用同样体积的溶剂,分多次萃取比一次萃取的效率高,但当溶剂的总量保持不变时,萃取次数增加,S 就要减小,但当 $n>5$ 时,次数和分次萃取体积的因素影响几乎不大,再增加次数,$\frac{W_n}{W_{n+1}}$ 的变化很小,所以萃取次数一般为 3~5 次,既可节省溶剂,又能提高萃取效率。

萃取操作中,对于萃取剂的选择,需要符合以下条件:萃取剂纯度高;待萃取物质在萃取剂中的溶解度较大;两种溶剂互不相溶,不发生化学变化;待萃取物易与萃取剂分离。

萃取通常使用的器皿为分液漏斗,将含有某物质的溶液 B 与萃取剂 A 置于分液漏斗中,剧烈振荡,使它们接触面增大以提高萃取效率。静止数分钟后,两液相分层。使用较

易挥发的溶剂时,经振荡,在分液漏斗中就有大量蒸气产生,蒸气压增高,因此一定要将漏斗倾斜倒置旋开活塞使蒸气逸出,不然蒸气可能推开活塞而使溶液漏出。

【实验步骤】

(一) 用乙醚从醋酸溶液中萃取醋酸

1. 分液漏斗

选择容积比液体体积大一倍以上的分液漏斗,将玻璃活塞涂上一薄层凡士林(切勿涂太厚或使凡士林进入活塞孔中,以免污染萃取液),然后再塞上旋转几圈,使其均匀分布,检查活塞与顶塞是否严密,确认不漏水后方可使用,将其固定在铁架台上,关好活塞。

2. 一次萃取法

用移液管准确量取12.5%的醋酸溶液5 mL置于分液漏斗中,再加入15 mL乙醚;取下分液漏斗,用右手按住漏斗上端玻璃塞并握住漏斗颈部,再用左手握住下端玻璃活塞,把分液漏斗口略朝上倾斜并前后振荡。开始摇动要慢,振荡数次后,上部支管口向上倾斜指向无人处[如图2-1-13(a)],左手仍握在开启下端玻璃活塞处,用拇指和食指旋开活塞,以平衡内部因振摇乙醚气化所产生的压力,此操作称为"放气",如此重复4~5次,静置漏斗于漏斗架上[如图2-1-13(b)]。当溶液分层后先打开上端玻璃塞,然后徐徐开启下端活塞,放出下层溶液于100 mL锥形瓶中,加水5 mL,并用0.2 mol/L标准氢氧化钠溶液滴定,取酚酞1滴作指示剂,计算残留在水中的醋酸含量,将乙醚液从漏斗上口倒入指定的回收瓶中。

3. 分次萃取法

用移液管准确量取12.5%的醋酸溶液5 mL置于分液漏斗中,先用5 mL乙醚提取,待分成两层后,将下层水溶液分出,置于50 mL烧杯中,倾去上层乙醚液于回收瓶中,然后将烧杯中的醋酸溶液倒入分液漏斗中,再用5 mL乙醚提取一次,乙醚液倒入指定的回收瓶中,下层醋酸水溶液再用5 mL乙醚进行第三次提取,三次提取后的水层加5 mL水后用同浓度的NaOH溶液滴定。计算出残留在水中的醋酸含量,比较一次提取和分作三次提取的结果。

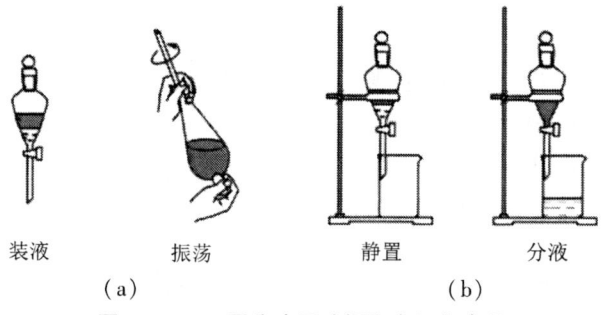

(a) 装液 　振荡 　　(b) 静置 　分液

图2-1-13 用分液漏斗提取有机物步骤

(二) 用乙酸乙酯从苯酚水溶液中萃取苯酚

(1) 取 5% 苯酚水溶液 20 mL,加入分液漏斗中,再加入 10 mL 乙酸乙酯,盖好塞子。按上述方法进行振摇和放气,直至放气时只有很小压力后,再剧烈振摇 2~3 min。然后静置,待分液漏斗中的液体分成清晰的两层后,旋开活塞将下层水溶液经活塞从下口放入烧杯中,上层乙酸乙酯从上口倒入锥形瓶中,再将分离后的下层水溶液倒入分液漏斗中,用 5 mL 乙酸乙酯再萃取一次,分出乙酸乙酯层和水层。合并两次乙酸乙酯提取液,倒入回收瓶中。

(2) 取未经萃取的 5% 苯酚溶液和萃取后下层水溶液各 2 滴于点滴板上,各加入 1% $FeCl_3$ 溶液 1~2 滴,比较各颜色的深浅。

【结果与分析】

萃取醋酸数据记录(表 2-1-8)

表 2-1-8　实验记录

		消耗 NaOH 溶液 /mL	留在水中醋酸的量 /mL	留在乙醚中醋酸的量 /mL
一次萃取				
分次萃取	第 1 次			
	第 2 次			
	第 3 次			

【注意事项】

1. 萃取操作之前要认真检查分液漏斗是否漏水,否则会因活塞上的凡士林未涂好或玻璃塞不配套造成漏液使实验失败。

2. 每次倒入液体时,应先看一下活塞是否关好,防止漏液。

3. 使用分液漏斗放气时应先打开玻璃塞,然后开启活塞放气,放气时注意不要对着人,以免造成事故。

4. 分离液层时,下层液体应经旋塞(活塞)放出,上层液体应从上口倒出,要尽可能分干净,否则会影响萃取效果。

5. 在萃取时,可利用"盐析效应"在水溶液中加入一定量电解质(如 NaCl),以降低有机物和萃取溶剂在水中的溶解度,提高萃取效果。

【思考题】

1. 液-液萃取的基本原理是什么?

2. 在进行萃取时,常用少量有机溶剂多次萃取,而非用大量有机溶剂一次性萃取,其原因是什么？

3. 两种不相混溶的液体同在分液漏斗中，比重大的在哪一层？下层液体从何处放出？留在分液漏斗中的上层液体应从何处放入另一容器中？

4. 使用分液漏斗进行萃取时应注意哪些事项？

（崔晓鸽　刘　凡）

任务九　折光率的测定

【目的要求】
1. 了解阿贝折光仪的构造和使用原理。
2. 学会用阿贝折光仪测定液体物质的折光率。

【实验材料】
1. 仪器

阿贝折光仪。

2. 试剂

无水乙醇、蒸馏水、松节油。

【实验原理】
折光率是物质的特性常数,常用于药物或试剂的鉴定,或用来测定液体的浓度及纯度。

折光率不但与物质的结构和入射光的波长有关,且受温度影响较大,因此表示一种物质的折光率(n)必须将入射光的波长与测定时的温度同时标示出来。例如水的折光率 $n=1.3330$,表明是用钠光源(钠光谱中 D 线的波长为 589.3 nm)在 20 ℃时所测得的水的折光率。

在不同的介质中,光速是不同的。当光线从一种透明介质进入另一种透明介质时,光的方向要改变,在分界面上发生折射现象(图 2-1-14)。根据折射定律,光线入射角(α)的正弦与折射角(β)的正弦之比称为折光率,用符号 n 表示,$n=\dfrac{\sin\alpha}{\sin\beta}$。当光线由介质 A 进入介质 B 时,如果介质 A 对于介质 B 是光疏物质,则折射角 β 必小于入射角 α。当入射角 α 为 90°时,$\sin\alpha=1$,这时折射角达到最大值,称为临界角,用 β_0 表示。临界角与折光率的关系是 $n=\dfrac{1}{\sin\beta_0}$,可见只要测出临界角 β_0,就可以得到折光率,这就是通常所用的阿贝折光仪的基本光学原理。

为了测定 β_0 值,阿贝折光仪采用了"半暗半明"的方法,就是让单色光由 0°~90°的所有角度从介质 A 射入介质 B,这时介质 B 中临界角以内的整个区域有光线通过,因而是明亮的;而临界角以外的全部区域没有光线通过,因而是暗的,明暗两区界线十分清楚。可以用目镜观察到半暗半明的图像(图 2-1-15)。

在操作时,转动棱镜旋转手轮,刻度盘随之一起转动,当明暗分界线对准"+"字中心时,表示光线由液体进入棱镜之入射角正好是 90°,所以这时刻度盘上指示的数字就是被测液体的折光率(仪器本身已将临界角换算成了折光率)。

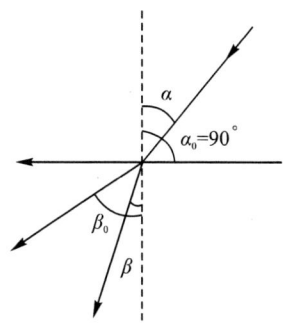
图 2-1-14　光的折射

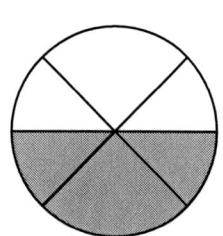
图 2-1-15　临界角时的目镜视野图

阿贝折光仪的机械构造如图 2-1-16。阿贝折光仪的主要组成部分是两块直角棱镜,上面一块是光滑的,下面一块表面是磨砂的。阿贝折光仪左面有一个镜筒和刻度盘,上面刻有 1.300 0~1.700 0 的格子,右面的镜筒是测量望远镜,用来观察折光情况,筒内装有消色散镜。光线由反射镜射到上面的棱镜的光滑面上,由于折射率很高,一部分光线可以再经折射进入空气而达到测量镜,另一部分光线则发生反射。调节螺旋以使测量镜中的视野如图 2-1-15 所示,也就是明暗面的界线恰好落在"+"字的交叉点上,记下读数即可。

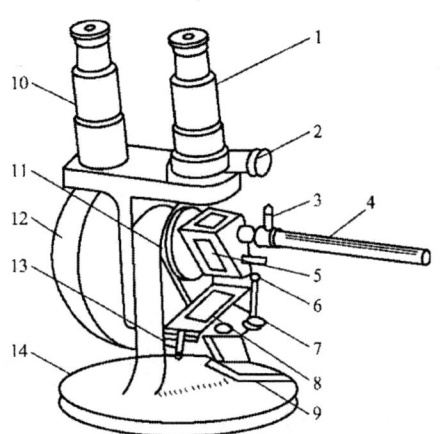

1.测量镜筒；2.棱镜手轮；3.恒温器接头；4.温度计；5.测量棱镜；6.铰链；
7.辅助棱镜；8.加样孔；9.反射镜；10.读数镜筒；11.转轴；12.刻度盘罩；
13.棱镜锁紧把手；14.折光仪底座

图 2-1-16　阿贝折光仪

【实验步骤】

(一) 准备工作

1. 测定前工作

开始测定前,分开直角棱镜,用擦镜纸(或脱脂棉)沾少量无水乙醇轻轻擦洗上、下镜面(单向擦洗),风干,以免留有其他物质影响测定精度。

2. 校正仪器

(1) 先将折光仪放在光线充足的平台上(但不能受日光直射),并装上温度计,必要时可连接恒温器,以保持一定温度。

(2) 使棱镜透光处朝向光源,将镜筒拉向观察者使成一倾斜度。

(3) 将标准玻璃块光滑面上加一滴溴代萘(标准溴代萘 $n_D^{20} = 1.5158$),贴于折射棱镜的光滑面上,标准玻璃块光滑的一端应向上,以接受光线,使读数镜内指示的读数与玻璃块上刻的折光率相同;观察望远镜内明暗分界线是否在"+"字线中间,若有偏差则用方孔调节扳手转动示值调节螺钉,使明暗分界线调至中央,在以后测定过程中螺钉不许再动。

(二) 试样测定

(1) 将棱镜用无水乙醇清洗并风干后,对准反光镜,使视野内光线最明亮。若光线不足或测定色泽较深的试样时,可将校镜上的栅窗打开,以增加光线强度。

(2) 将下面棱镜拉开,将2~3滴松节油均匀地置于磨砂面棱镜上,使液体无气泡并充满视场,关闭棱镜,转动反射镜使视场最亮。使磨砂面水平,转动其他部分使之关闭并锁紧。

(3) 慢慢旋转棱镜转动手轮,直到镜内观察到黑白分界线或彩色光带,再转动消色散镜手轮,使看到明暗清晰的分界线(图2-1-17)。

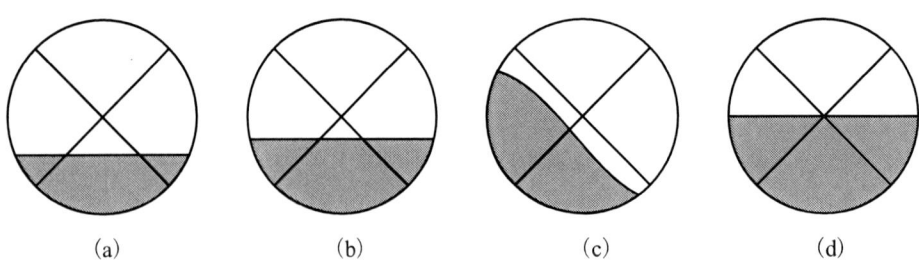

图 2-1-17 测定松节油折光率时目镜中常见的图像

(4) 再转动棱镜手轮使分界线对准"+"字线中心,并读出折光率与温度,即为该温度时试样的折光率。重复3~5次取其平均值。

(5) 测定完毕,打开棱镜,用滤纸条将待测液吸干(不能摩擦棱镜),用无水乙醇冲洗几次,最后用擦镜纸轻轻揩试干净,将仪器妥善复原。

【结果与分析】

数据记录见表 2-1-9

表 2-1-9　实验结果与分析

	1	2	3	4	5
松节油折光率					
平均值					

【注意事项】

1. 阿贝折光仪在使用前后,其棱镜均需用丙酮或乙醚洗净,并干燥,在滴加样品时,滴管或其他硬物均不得接触镜面,否则镜面会划出伤痕而损坏。

2. 滴在棱镜面上的液体要均匀分布,并保持在水平状态,合上两棱镜,保证棱镜缝隙中充满液体。

3. 不能测量带有酸性、碱性或腐蚀性的液体。

4. 阿贝折光仪校正读数的方法除了用标准玻璃块外,也可用蒸馏水作标准样品,这是比较简单的校正方法。其操作步骤与试样测定相同,蒸馏水在不同温度下的折光率见表 2-1-10。

表 2-1-10　蒸馏水在不同温度下的折光率

温度	10 ℃	15 ℃	20 ℃	25 ℃	30 ℃
折光率	1.333 71	1.333 39	1.332 99	1.332 53	1.331 96

5. 折光仪不能在阳光下曝晒,不用时应放入木箱内置于干燥处。

【思考题】

1. 根据什么原理来测定液体物质的折光率?
2. 测定有机化合物折光率的意义是什么?
3. 怎样校正折光仪的读数?

(崔晓鸽　刘　凡)

任务十 旋光度测定

【目的要求】
1. 掌握使用旋光仪测定物质旋光度的基本操作。
2. 熟悉测定旋光度的基本原理和应用。
3. 了解旋光仪的基本构造。

【实验材料】
1. 仪器

圆盘旋光仪、分析天平、烧杯、温度计、容量瓶、自动旋光仪。

2. 试剂

葡萄糖、纯化水。

【实验原理】
某些有机物具有不对称结构时,该有机物具有旋光性,能使偏振光的振动平面发生旋转,这类物质称为旋光性物质或光学活性物质,如乳酸、葡萄糖等。旋光性物质能使偏振光的振动平面向右(顺时针)旋转称为右旋化合物(以"D"或"+"表示),能使偏振光的振动平面向左(逆时针)旋转称为左旋化合物(以"L"或"-"表示)。

旋光度是指光学活性物质使偏振光的振动平面旋转的角度。测定光学物质旋光度的仪器是旋光仪,目前实验室使用有直接目测和自动数显两种,本实验主要使用的是直接目测的圆盘旋光仪,其工作原理见图2-1-18。

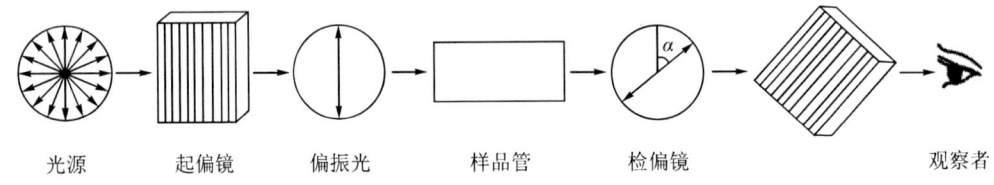

光源　　起偏镜　　偏振光　　样品管　　检偏镜　　观察者

图 2-1-18　旋光仪的工作原理

常用的旋光仪主要由1个单色光源、2个尼科尔棱镜、1个样品管和1个旋转的刻度盘组成,其中被固定的棱镜是起偏镜,可以旋转的棱镜是检偏镜(图2-1-19)。

普通的光是由各种波长的光线所组成的光束,是在所有平面振动的电磁波,通过尼科尔棱镜后得到与棱镜晶轴平行的某一平面振动的光束,这种只在一个平面振动的光称为平面偏振光,当偏振光通过旋光性物质的样品管时,偏振光发生偏转,不能通过第二个棱镜(检偏镜),必须将检偏镜扭转一定的角度才能通过,而检偏镜旋转的角度就是该光学物质的旋光度。

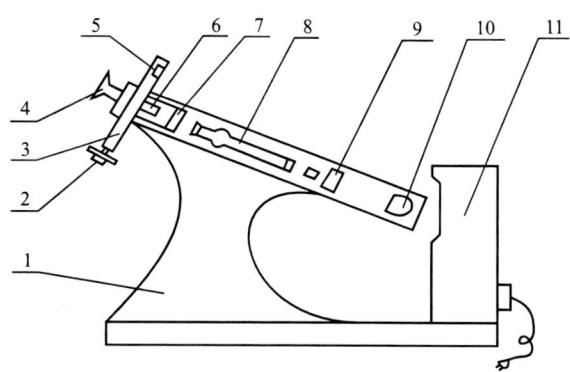

1.底座；2.度盘调节手轮；3.刻度盘；4.观察窗；5.度盘游标；6.物镜；
7.检偏镜；8.样品管；9.起偏镜；10.会聚透镜；11.钠光灯

图 2-1-19　旋光仪构造示意图

物质的旋光度与溶液的浓度、溶剂、温度、样品管的长度，以及所用光源的波长等都有关系，因此常用比旋光度 $[\alpha]_\lambda^t$ 表示物质的旋光性。比旋光度和旋光度之间的关系用下式表示：

$$[\alpha]_\lambda^t = \frac{\alpha}{c \times l}$$

式中：$[\alpha]_\lambda^t$——旋光性物质在 t ℃、光源波长为 λ 时的比旋光度，单位为度，°；

　　　t——测定时的温度，℃；

　　　λ——光源的波长，一般为钠光 D 线，波长为 589 nm；

　　　α——使用旋光仪所测得的物质旋光度，°；

　　　c——待测物质的溶液浓度，g/mL；

　　　l——样品管的长度，dm。

在一定的条件下，将测得的旋光度通过换算，即可得知光学活性物质的物理常数——比旋光度，它是旋光性物质的一个重要物理常数，对鉴定旋光性化合物是不可缺少的，并且可计算出旋光性化合物的含量和光学纯度，对于研究具有光学活性分子的构型及确定某些反应机理具有重要的作用。

旋光仪测定点的确定：将样品管充满纯化水（非旋光物质），从目镜中观察三分视场的明暗对比度，旋转刻度盘可以看到四种情况。如图 2-1-20 所示：（a）中间较暗，两边明亮；（c）中间明亮，两边较暗；（b）中间与两边的明暗度相等，这种明暗对比度相等的视场，是在（a）与（c）之间，微量旋转刻度盘才会出现的中间亮与中间暗交替变化，此时的视场就是旋光度的测定点，这种均等亮度是比较暗的；（d）是全亮视场，微量旋转刻度盘，不会出现（a）和（b）之间图像的交替变化，这种大亮度不是旋光度的测定点。

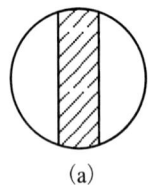 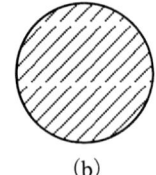 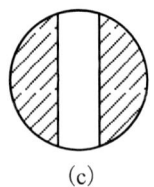 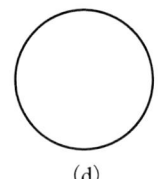

图 2-1-20 三分视场

【实验步骤】

1. 接通电源

开启旋光仪电源开关,预热 5 min 左右,使光源发光稳定。

2. 旋光仪零点的校正

在测定样品前,必须先对旋光仪进行零点校正。用纯化水将旋光仪的样品管清洗干净,装上纯化水,使水面凸出管口,将玻璃盖片沿管口边缘轻轻平推盖好,管内不能有气泡,拧上螺丝帽盖,适当旋紧,使之不漏水。然后将样品管的外壁和两头玻璃残余溶液擦干,放入旋光仪内,盖上样品槽上盖。将刻度盘调到零点附近,轻轻左右转动检偏镜,在视场中找出如实训图 2-1-20(a)和(c)所示的两种状态,在这两种状态之间调节到整个视场亮度均匀一致,即为零度视场,如实训图 2-1-20(b)所示。观察刻度盘是否在零点,如不在零点,应记下读数。重复操作 3~5 次,取平均值,应在测量读数中减去或加上这一偏差值。若零点相差太大,应对仪器重新进行校正。

旋光仪的读数是利用游标卡尺来精确读取量值,刻度盘上相隔 180°对称地装有左、右两个游标,固定的游标分为 20 等份。读数时先看游标"0"刻线对应刻度盘上的位置,记下旋光度的整数值,再看游标刻度线与刻度盘上刻度线对齐的位置,记下游标上的读数作为小数点以后的数值,可以读到两位小数。测量时两个游标都读数到 0.05°,取其平均值。读数如图 2-1-21 所示。

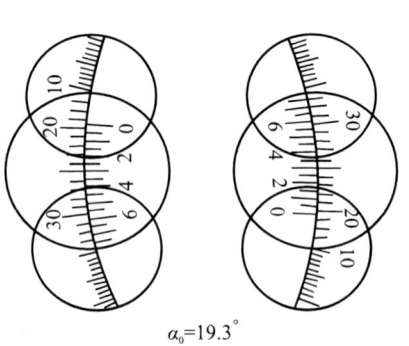

$\alpha_0 = 19.3°$

图 2-1-21 旋光仪读数示图

3. 测定已知浓度葡萄糖溶液的旋光度

用分析天平准确称取 5.000 g(±0.003 g)葡萄糖晶体于一只洁净的小烧杯中,加入适量纯化水,搅拌使之溶解,定量转移到 50 mL 量瓶中,稀释至标线,摇匀备用。用少量上述溶液润洗样品管 2~3 次,然后将葡萄糖溶液装入测定管中,依据零点校正同样的方法测定溶液的旋光度。每隔 2 min 测定 1 次,观察葡萄糖溶液的变旋现象,读取其稳定的读数。重复操作 5 次,取 5 次稳定读数的平均值,此时所得的读数减去或加上零点校正值,即为葡萄糖溶液的旋光度。记录样品管的长度和溶液的温度,根据公式计算葡萄糖的比旋光度。

4. 测定未知浓度葡萄糖溶液的旋光度

将样品管用纯化水洗净后,再用少量待测溶液润洗 2~3 次,按上述同样方法测定该溶液的旋光度。

将所测旋光度的读数和上述实验(步骤3)所计算出的比旋光度代入公式,即可确定该溶液的浓度。

5. 关机

仪器使用完毕后,将样品管清洗干净,关闭光源并切断电源。

【结果与分析】

1. 数据记录(表2-1-11)

表2-1-11 实验结果与分析

	1	2	3	4	5	平均值
零点值						
已知浓度溶液旋光度						
未知浓度溶液旋光度						

2. 结论

葡萄糖的比旋光度:_____。

待测葡萄糖溶液的浓度:_____。

【注意事项】

1. 所有镜片不得用手擦拭,应用柔软的绒布或擦镜纸擦拭。

2. 仪器连续使用的时间不宜超过4 h,若使用时间过长,中间应熄灯10~15 min,待灯冷却后再继续使用,否则会影响灯的使用寿命。

3. 样品管在装满液体后,不能有气泡。若样品管中有气泡,应使气泡处于样品管的凸起处,螺丝帽不宜过紧,过紧使玻璃盖引起应力,影响读数。

4. 样品管用后要及时将溶液倒出,用纯化水洗净,擦干放好。

【思考题】

1. 测定旋光性物质的旋光度有何意义?
2. 葡萄糖的旋光度发生变化的原因是什么?
3. 将待测溶液装入测定管前为什么要用少量待测溶液润洗测定管2~3次?
4. 旋光度和比旋光度有何不同?

(崔晓鸽 张梦飞)

项目二

有机化合物制备

任务一　纸色谱法

【目的要求】
1. 掌握纸色谱法的基本操作。
2. 熟悉纸色谱法分离氨基酸的原理。
3. 了解色谱法的应用。

【实验材料】
1. 仪器
色谱缸、色谱滤纸、毛细管、培养皿、喷雾器、直尺。
2. 试剂
0.1%亮氨酸、0.1%脯氨酸、0.1%亮氨酸和0.1%脯氨酸等量混合液；展开剂：正丁醇：冰醋酸：水＝4∶1∶5（体积比）；2%茚三酮乙醇溶液。

【实验原理】
色谱法是分离、分析和鉴定多组分混合物的有效方法。色谱法的分离鉴定原理是利用混合物中各组分在不同的两相中溶解、吸附或其他亲和作用的差异，使混合物中各组分在两相中做反复多次的分配而得到很好的分离。两相中一相是固定的，为固定相；另一相是流动的，为流动相。

纸色谱法是以滤纸作为惰性支持物，让样品溶液在纸上展开达到分离的分配色谱，纸纤维上的羟基具有亲水性，滤纸所吸附的水作为固定相，通常把有机溶剂作为流动相，也称为展开剂。纸色谱的展开剂由有机溶剂和水组成，在滤纸的一定部位点上样品，当有机相沿滤纸流动经过点样点时，样品就在流动相和固定相之间不断地被抽提、分配，亲脂性强的成分在流动相中分配多一些，随溶剂移动的速度会快一些，而亲水性的成分在固定相中分配得多一些，随流动相移动速度就慢一些，从而使不同的物质分离开（图2-2-1）。物质被分离后在纸层析移动的相对距离，常用比移值（R_f）表示。

$$R_f = \frac{原点中心至层析斑点中心的距离(a)}{原点中心至溶剂前沿的距离(b)}$$

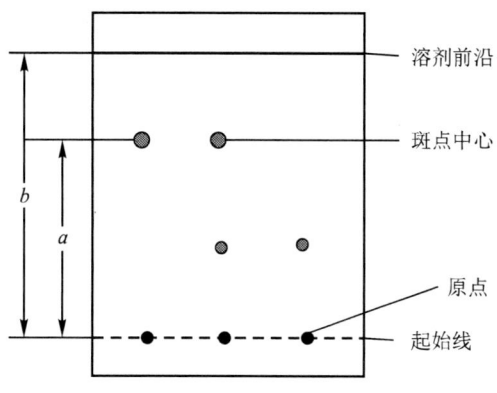

图 2-2-1　纸色谱展开图

各物质 R_f 值的大小随物质结构、溶剂系统、滤纸种类、温度、pH 等不同而异，但在同样条件下，R_f 值对每一种化合物来说就只和各物质的分配系数有关，是一个特定数值。因此，R_f 可以用来鉴定不同的化合物，还用于物质的分离及定性鉴定，较好的比移值在 0.05 到 0.85 之间。分离多元混合物时，分离物质间的 R_f 值差要大于 0.05。

本实验用标准氨基酸作纸色谱并计算其 R_f 值，与在相同条件下作出混合物的纸色谱和标准相对照，用茚三酮显色，以达到分离、鉴定氨基酸的目的。

> **知识拓展**
>
> ### 纸色谱展开剂选择要求
>
> 纸色谱法根据被分离物质不同，需要选择合适的展开剂，应注意以下几点：
>
> 1. 对于能溶于水的化合物，以吸附在滤纸上的水为固定相，以能与水混溶的有机溶剂作展开剂。
> 2. 对于难溶于水的极性化合物，以非水极性溶剂作固定相，以不能与固定相混合的非极性溶剂（如环己烷、苯、三氯甲烷等）作展开剂。
> 3. 对不溶于水的非极性化合物，以非极性溶剂作固定相，以极性溶剂（如水、含水的乙醇等）作展开剂。

【实验步骤】

1. 滤纸的处理

滤纸选择应注意质地均匀，平整，边缘整齐，全纸无折痕，滤纸纤维松紧适宜。过于疏松，斑点易扩散，影响分离；过于紧密，则展开速度慢。应结合分离对象选用适宜的滤纸型号,对 R_f 值相差很小的化合物,宜采用慢速滤纸,对 R_f 值相差较大的化合物,则可用快速或中速滤纸。切成纸条,大小可以自由选择。

2. 样品处理

用于纸层析的样品,应初步提纯。将样品溶液通常配成 0.1%～1% 的浓度。溶解样品的溶剂最好避免用水(斑点易扩散,不宜挥发),一般用乙醇、丙酮、氯仿等。本实验样品制备成 0.1% 亮氨酸、0.1% 脯氨酸,以及 0.1% 亮氨酸和 0.1% 脯氨酸等量混合液。

3. 点样

在滤纸的两端 2～3 cm 处用铅笔轻轻各画一横线,按图 2-2-2 所示,一端标记点样位置,各点间隔约 2 cm,用点样毛细管在标记点垂直轻轻点样,每点点样 1～2 次(点样次数依据样品浓度而定),每点一次待溶剂挥发后再重复点样,样品在原点面积越小越好,原点扩散直径不超过 2～3 mm,样品原点间的距离为 1.5～2 cm,另一端标记为溶剂展开终点线。

4. 展开

纸层析展开的方式有 3 种,分别为上行法、下行法和环行法,本实验主要采用上行法。

将点样的滤纸预先悬挂在展开剂蒸气饱和的色谱缸中放置 15～30 min,使展开剂蒸气在缸内和滤纸表面达到饱和,然后再将滤纸点样一端放入展开剂内,使展开剂在点样基线以下 1 cm 处,如图 2-2-3 所示,由于毛细管作用,展开剂沿着滤纸上升,样品也随着展开剂前进,由于样品中各组分的理化性质不同其前进的速度也不同,从而达到分离的目的。

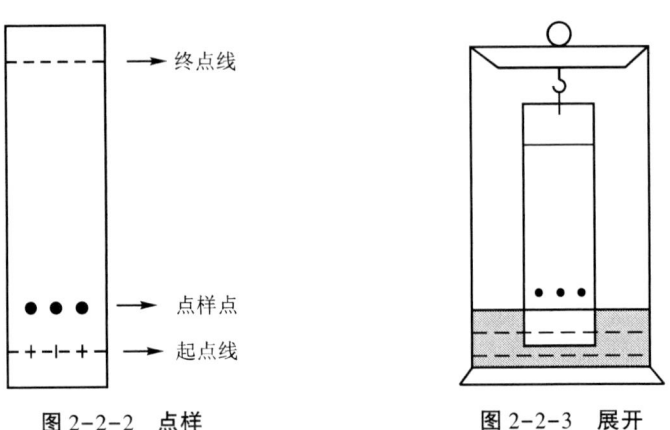

图 2-2-2　点样　　　　　　　图 2-2-3　展开

5. 显色

当展开前沿接近滤纸上端时,将滤纸取出,记下溶剂前沿位置,晾干或者用吹风机吹干,然后用喷瓶将显色剂 2% 茚三酮溶液均匀喷雾在滤纸上,并用铅笔在滤纸上画出显色斑点及其形状[亮氨酸(紫色),脯氨酸(黄色)]。

6. R_f 值

用直尺量出样品原点中心到斑点中心的距离和原点中心到溶剂前沿的距离,按照计算公式计算各物质的比移值。

【结果与分析】

1. 数据记录(表 2-2-1)

表 2-2-1 实验结果与分析

	对照品溶液		样品溶液	
	亮氨酸	脯氨酸	斑点 A	斑点 B
原点中心至斑点中心的距离				
原点中心至溶剂前沿的距离				
R_f 值				

2. 结论

斑点 A:_____。

斑点 B:_____。

【注意事项】

1. 不能用手触摸滤纸。因为茚三酮对氨基酸显色灵敏,对汗液也能显色,会干扰检测。

2. 点样时,第一次点样结束后吹干再点第二次、第三次,以防原点直径变大,一般原点直径不要超过 2~3 mm。

3. 色谱缸在蒸气饱和时,可事先在色谱缸内两侧各贴一条用溶剂润湿的滤纸,滤纸下端与展开剂接触,以加速蒸气饱和速度;正丁醇蒸气有麻醉作用,注意通风;茚三酮显色剂需新鲜配制。

4. 点样用的毛细管不能混用。

【思考题】

1. 在纸色谱定性实验中,设置对照品的作用是什么?
2. 在纸色谱定性实验中,如何避免发生边缘效应?
3. 在纸色谱定性实验中,纸色谱的定性依据是什么?

(崔晓鸽 张梦飞)

任务二 乙酸乙酯的制备

【目的要求】
1. 掌握乙酸乙酯的制备原理和方法。
2. 掌握蒸馏、分液、干燥的相关操作方法。
3. 熟悉酯化反应的基本原理和反应条件。
4. 了解乙酸乙酯的化学性质和主要用途。

【实验材料】
1. 仪器

三口烧瓶、圆底烧瓶、蒸馏瓶、直形冷凝管、温度计、蒸馏头、电热套、酒精灯、烧杯、锥形瓶、接液管、分液漏斗。

2. 试剂

冰醋酸、无水乙醇、浓硫酸、饱和碳酸钠溶液、饱和食盐水、饱和氯化钙溶液、无水硫酸镁。

【实验原理】

乙酸乙酯(ethyl acetate),又称醋酸乙酯,化学式是 $C_4H_8O_2$,分子量为 88.11,是一种具有官能团—COOR 的酯类(碳与氧之间是双键),能发生醇解、氨解、酯交换、还原等一般酯的共同反应,低毒性,有甜味,浓度较高时有刺激性气味,易挥发,具有优异的溶解性、快干性,用途广泛,是一种重要的有机化工原料和工业溶剂。乙酸乙酯属于一级易燃品,应贮于低温通风处,远离火种火源。实验室一般通过乙酸和乙醇的酯化反应来制取。

乙酸乙酯的制取:先加乙醇,再加浓硫酸(加入碎瓷片以防暴沸),最后加乙酸,然后加热(可以控制实验)。

$$CH_3COOH + CH_3CH_2OH \underset{110 \sim 120\ ℃}{\overset{H^+}{\rightleftharpoons}} CH_3COOCH_2CH_3 + H_2O$$

副反应:

$$2CH_3CH_2OH \xrightarrow{H^+} CH_3CH_2OCH_2CH_3 + H_2O$$

$$CH_3CH_2OH \xrightarrow[170\ ℃]{H^+} CH_2=CH_2 + H_2O$$

> **知识拓展**
>
> ## 羧酸酯
>
> 　　羧酸与醇在酸催化下脱水或醇与酰基化试剂(酰氯、酸酐)作用,均可用于羧酸酯的制备。酯广泛存在于自然界。低级酯具有芳香气味,存在于植物的花、果实中。油脂是高级脂肪酸的甘油酯,是生命不可缺少的物质。由动物或植物所得到的酯,其主要成分也是脂类。单宁是没食子酸的葡萄糖酯,抗生素红霉素是内酯,杀虫药除虫菊素是菊酸的酯。羧酸酯的沸点比相应的羧酸和醇都要低,而与含同数碳原子的醛、酮差不多。酯基在碳链上位置对沸点影响不大,例如,丙酸甲酯(80 ℃)、乙酸乙酯(77 ℃)、甲酸丙酯(81 ℃)的沸点非常接近。酯在水中的溶解度较小,但能溶于一般的有机溶剂。挥发的酯具有芳香气味,许多花果的香味就是由酯所引起的。

【实验步骤】

1. 乙酸乙酯粗品制备

　　取 125 mL 三口烧瓶,向其中加入 12 mL 95%乙醇溶液,振摇三口烧瓶的同时分次加入 12 mL 浓硫酸并使之混合均匀,并加入沸石 1 粒。按图 2-2-4 所示进行仪器安装。注意左侧滴液漏斗末端及温度计的水银球均要浸入三口烧瓶内液面以下,距三口烧瓶底部 0.5~1 cm。操作左侧漏斗,将 12 mL 95%乙醇及 12 mL 冰乙酸(质量约 12.6 g,0.21 mol)的混合液滴入蒸馏瓶内 6~8 mL,将右侧冷凝管通入自来水进行循环,打开电热套,温度设定由低到高对三口烧瓶加热,使瓶中反应液的温度缓慢升至 120 ℃左右,维持此温度反应 3 min 后,缓慢滴加左侧漏斗内剩余的混合液,控制其滴入速度及生成酯的馏出速度大致相等,同时将反应温度稳定在 110~120 ℃。待左侧漏斗中混合液滴加完毕后,继续加热数分钟,直至温度升高至 130 ℃时不再有液体馏出为止。

2. 乙酸乙酯的纯化

　　向蒸馏出的液体中缓慢加入饱和碳酸钠溶液(约 10 mL),边加边摇直至无二氧化碳气体逸出(用 pH 试纸进行酯层检验,酯层应呈中性)。将混合液转移至分液漏斗中充分振摇,静置分层后,弃去下层水溶液。将酯层溶液用 10 mL 饱和食盐水洗涤 1 次,随后再用 10 mL 饱和氯化钙溶液洗涤两次,洗涤后将下层液体放出弃去。酯层于分液漏斗上部倒入干燥锥形瓶内,用无水硫酸镁或无水硫酸钠干燥。

3. 乙酸乙酯精馏

　　将干燥过后的粗品放入蒸馏瓶中,加入沸石后在水浴上加热进行蒸馏,收集 73~78 ℃的馏分,计算产率。

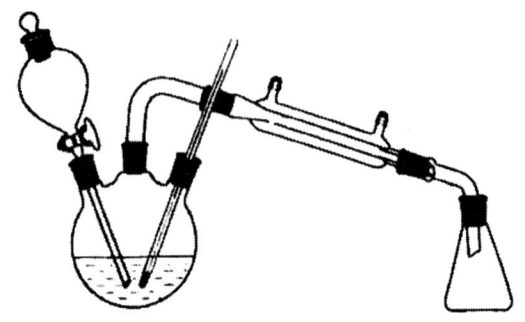

图 2-2-4　乙酸乙酯制备装置

【结果与分析】

实验记录见表 2-2-2。

表 2-2-2　实验结果与分析

所得乙酸乙酯粗品质量/g	
乙酸乙酯提纯后的质量/g	
乙酸乙酯产率/%	

【注意事项】

1. 乙酸乙酯与水可形成二元共沸物,其沸点低于乙醇和乙酸。因此,乙酸乙酯容易挥发。本实验采用产物和水边反应边蒸发的方法来提高收率。

2. 本实验所用反应装置为连续反应装置,具有连续进样的特点。大量的产品都是用体积小的反应瓶来制备的,但仅适用于制备低沸点酯。

3. 反应过程中应控制反应温度,使反应温度不能过高,当温度达到 140 ℃ 左右时,则会增加副产物醚的含量。如果液滴加速过快,醋酸和乙醇就会来不及反应而被蒸发掉。

4. 实验过程中,为了降低酯类在水中的溶解度,产品用饱和食盐水洗涤(盐析作用)。

5. 配制乙醇、浓 H_2SO_4、乙酸的混合液时,各试剂加入试管的次序是:先乙醇,再浓 H_2SO_4,最后加乙酸。在将浓硫酸加入乙醇的时候,为了防止混合时产生的热量导致液体迸溅,应当边加边振荡。当乙醇和浓硫酸的混合液冷却后再加入乙酸,这是为了防止乙酸的挥发而造成浪费。

6. 在实验室里一般采用乙醇过量的办法,乙醇的质量分数要高,如能用无水乙醇代替质量分数为 95% 的乙醇效果会更好。

7. 催化作用使用的浓硫酸量很少,一般只要使硫酸的质量达到乙醇质量的 3% 就可完成催化作用,但为了能除去反应中生成的水,应使浓硫酸的用量再稍多一些。

8. 洗涤时注意放气,有机层用饱和食盐水洗涤后,尽量将水相除干净。

【思考题】
1. 本实验如何创造条件促使酯化反应尽量向生成乙酸乙酯的方向进行？
2. 酯化反应中，催化剂硫酸的用量，一般只需醇用量的3%，本实验为何却用了 12 mL？
3. 如果采用乙酸过量是否可以？为什么？
4. 用饱和氯化钙溶液洗涤能去除什么杂质？是否可以用水代替？
5. 本实验中有哪些可能的副反应？

（张梦飞　谢　燕）

任务三　阿司匹林的制备

【目的要求】
1. 掌握有机物减压抽滤、重结晶等操作方法。
2. 掌握阿司匹林的性状、特点和化学性质。
3. 掌握水杨酸乙酰化反应原理及相关实验操作流程,加强对酰基化反应的理解。
4. 了解阿司匹林的来源及药用价值。

【实验材料】
1. 仪器

锥形瓶、温度计、布氏漏斗、真空泵、烧杯、抽滤瓶、水浴锅、量筒、电子秤。

2. 试剂

水杨酸、浓硫酸、三氯化铁溶液(1%)、乙醇(95%)、乙酸酐。

【实验原理】
阿司匹林(Aspirin,2-乙酰氧基苯甲酸,又名乙酰水杨酸)是一种白色结晶或结晶性粉末,水溶液呈酸性。阿司匹林属于非甾体抗炎药,为常用的退热镇痛药。本品为水杨酸的衍生物,经近百年的临床应用,证明对缓解轻度或中度疼痛,如牙痛、头痛、神经痛、肌肉酸痛及痛经效果较好,亦用于感冒、流感等发热疾病的退热,治疗风湿痛,等等。近年来发现阿司匹林对血小板聚集有抑制作用,能阻止血栓形成,临床上用于预防短暂脑缺血发作、心肌梗死、人工心脏瓣膜和静脉瘘或其他手术后血栓的形成。

乙酰水杨酸(分子式 $C_9H_8O_4$,分子量 180.16,熔点 134~136 ℃,沸点 321.4 ℃)为白色针状或板状结晶,无臭,微带酸味,微溶于水,溶于醇(1 g 可溶解于 5 mL 乙醇中)、氯仿和醚等,易溶于碱性水溶液中,同时在碱性水溶液中可发生分解。其结构式如下:

水杨酸是一种脂溶性的有机酸,化学式为 $C_7H_6O_3$。外观是白色的结晶粉状物,熔点是 158~161 ℃,易溶于乙醇、乙醚、氯仿,微溶于冷水,在沸水中溶解,是一种具有双官能团的化合物,分子内含有酚羟基和羧基,这两种官能团都可发生酯化反应,此外,在分子内部容易形成氢键。一旦氢键形成将阻碍酯化反应及酰基化反应的发生进程。

乙酰水杨酸的制备过程最常用的方法是通过水杨酸与乙酸酐反应,乙酰化反应使得水杨酸分子中酚羟基上的氢原子被乙酰基取代,进而生成乙酰水杨酸。为使反应加速进行,通常加入少量浓硫酸作为催化剂。反应过程中由于水杨酸可以缔合形成分子内氢键,因此,加入浓硫酸的作用是破坏水杨酸分子中羧基与酚羟基形成的氢键,使酰化反应容易完成。

$$\text{HOOC-C}_6\text{H}_4\text{-OH} + (CH_3CO)_2O \xrightarrow{H^+} \text{HOOC-C}_6\text{H}_4\text{-OOCCH}_3 + CH_3COOH$$

副反应发生情况:在生成乙酰水杨酸的同时,水杨酸分子间可发生缩合反应,生成少量的聚合物。乙酰水杨酸能与碳酸氢钠反应生成水溶性钠盐,而其副产物聚合物不能溶于碳酸氢钠溶液。利用这种性质上的差别,可纯化阿司匹林;另外,在合成反应过程中由于乙酰化反应不完全或产物在分离步骤中发生水解可能会产生水杨酸,可通过逐步纯化及重结晶的方法去除水杨酸或通过三氯化铁颜色反应进行检查。

由于合成过程存在副反应的发生,因此,得到的乙酰水杨酸仅为粗品,需经过相应纯化后得到纯品,而固态有机物最常用的纯化方法是重结晶。需要注意的是在进行重结晶时,选择适当的溶剂是很重要的,若选择不当则会影响纯化效果,因此在选择溶剂上须遵循以下原则:①随温度的升高对提纯物质的溶解度增加,反之溶解度降低;②对反应中产生的杂质具有较高溶解度,可将其保留在溶液中或对杂质不溶方便过滤去除;③沸点适中,过低或过高会影响其溶解度及后期去除;④与主成分之间不产生化学反应。

知识拓展

阿司匹林

阿司匹林已应用百年,成为医药史上三大经典药物之一,至今它仍是世界上应用最广泛的解热、镇痛和抗炎药,也是作为比较和评价其他药物的标准制剂。阿司匹林在体内具有抗血栓的作用,它能抑制血小板的释放反应,抑制血小板的聚集,这与血栓素 A_2(TXA_2)生成的减少有关。临床适用于缺血性心脏病、冠状动脉成行术(PTCA)后、冠状动脉搭桥术后,可预防短暂性脑缺血、中风、心肌梗死,减少心律失常的发生率。

需要注意的是阿司匹林应与食物同服或用水冲服,以减少对胃肠的刺激。同时阿司匹林和酒不能同时服用。酒的主要成分酒精在肝脏乙醇脱氢酶作用下变成乙醛,再在乙醛脱氢酶作用下变成乙酸,进而生成二氧化碳和水,阿司匹林会降低乙醛脱氢酶活性,阻止乙醛氧化为乙酸,导致体内乙醛堆积,使全身疼痛症状加重,并导致肝损伤。

【实验步骤】

1. 阿司匹林粗产品的制备

(1) 酰化:在 150 mL 锥形瓶中,依次分别加入水杨酸 4.0 g、乙酸酐 6 mL(9 g),充分摇匀后再滴加浓硫酸 4 滴,轻轻振摇锥形瓶使水杨酸溶解。将锥形瓶放在水浴锅上,控制水浴锅温度保持在恒温 50~60 ℃,轻轻振摇 10 min。若此时已析出结晶,可继续保持 50~60 ℃ 水浴内反应 10 min,随后将锥形瓶取出,放置桌面自然冷却至室温,达到室温后量取纯化水 60 mL 加入锥形瓶内,用玻璃棒轻轻搅拌,继续冷却至大量结晶完全析出。若冷却过程中无结晶产生,可用玻璃棒进行瓶壁摩擦并将锥形瓶放入冰水中冷却使其析出结晶。

(2) 抽滤:将布氏漏斗安装在抽滤瓶上,抽滤前先将滤纸湿润,再打开减压泵将滤纸抽紧,将上述锥形瓶内结晶溶液慢慢倾入布氏漏斗内,抽滤,得到固体,用量筒量取纯化水 18 mL 分 3 次快速洗涤滤饼,随后压紧抽干即得到阿司匹林粗品。

2. 阿司匹林粗产品的纯化

将粗品阿司匹林放置于 50 mL 锥形瓶中,加无水乙醇 12 mL,放置于水浴上微热使其溶解;同时用量筒量取纯化水 40 mL 置于 100 mL 锥形瓶中,将其加热至 60 ℃。将上述粗品乙醇溶液倒入放置热水的 100 mL 锥形瓶中,观察此时是否有颜色出现,若有颜色产生可加入少量活性炭进行脱色,趁热过滤。将滤液放置桌面,使其自然冷却至室温,慢慢析出白色针状结晶,经真空泵进行抽滤,用 50% 乙醇溶液 10 mL 对滤饼进行 2 次洗涤,抽干并干燥,将所得到的精品进行称重,根据公式计算产率。

本次实验所需时间在 3~4 h。

【结果与分析】

实验记录见表 2-2-3。

表 2-2-3 实验结果与分析

理论所得阿司匹林含量/g	
实际实验操作所得纯阿司匹林含量/g	
产率/%	

【注意事项】

1. 本实验涉及的酰化反应为无水操作,在实验操作过程中务必做到所用的容器、仪器干燥无水,所用药品也须经过干燥处理,酸酐最好使用新蒸馏的,收集 139~140 ℃ 的馏分。此外,在进行水浴加热处理时应避免水蒸气进入锥形瓶内,同时反应温度不宜过高,否则会增加副产物的生成,如水杨酰水杨酸酯、乙酰水杨酰水杨酸酯等。

2. 抽气过滤时应注意抽滤瓶的侧管与真空泵相连。布氏漏斗颈端斜口朝向抽滤瓶侧喷嘴,布氏漏斗内放置圆形滤纸。真空泵开启前先用少量溶剂湿润滤纸,然后打开水

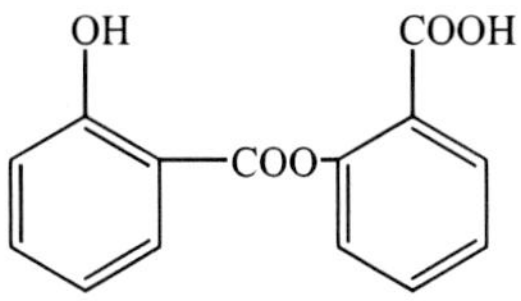

水杨酰水杨酸酯 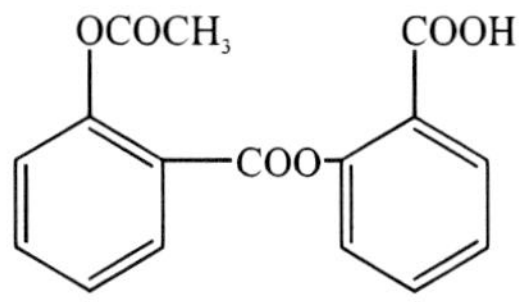　　　　　　　乙酰水杨酸水杨酸酯

泵将滤纸吸紧,防止抽滤时固体从滤纸边缘吸入瓶中。借助玻璃棒,将容器中的液体和晶体分批倒入漏斗中,并用少量滤液冲洗掉黏附在容器壁上的晶体。在关闭真空泵之前,首先拆下连接抽滤瓶和真空泵的橡胶管,以防止水流回抽滤瓶。

3. 水杨酸由于分子内氢键的作用,在和醋酸酐之间的直接反应温度需要达到 150~160 ℃才能进行,生成乙酰水杨酸。实验中务必添加浓硫酸,并使反应可以在较低的温度(90 ℃)下进行,可大大减少副产物。

4. 水杨酸在称量过程中最好使用减重法进行操作。

5. 圆底烧瓶内在加入反应物时,应先加入水杨酸和乙酸酐充分摇匀后再滴加浓硫酸 4 滴,轻轻振摇,使水杨酸溶解,严格按照此顺序进行操作。

6. 在精制过程中滤液要放置室温自然冷却,不可快速降温以防结晶过程中晶体包裹杂质。

7. 精制时,抽滤应快速、趁热。

【思考题】

1. 在酰化反应中,如果所用的实验仪器不干燥对反应有何种影响?

2. 参照本实验原理、步骤及实验注意事项总结一下在阿司匹林制备实验中可能导致实验产率降低的原因有哪些?

3. 分析本实验过程中可能产生的杂质有哪些?可用什么样的方法除去?

4. 重结晶时为什么选用 50% 乙醇为溶剂?在精制过程中为什么滤液要自然冷却?快速冷却会出现什么现象?

(张梦飞　谢　燕)

任务四　乙酰苯胺制备

【目的要求】
1. 掌握运用以乙酸及苯胺为原料合成乙酰苯胺的制备原理和方法。
2. 掌握回流提取法以及重结晶法提纯有机物的相关操作方法。
3. 熟悉有机化学中乙酰化反应的基本原理。
4. 了解乙酰苯胺的药用价值。

【实验材料】
1. 仪器

圆底烧瓶、电子秤、酒精灯(恒温水浴或电热套)、石棉网、表面皿、量筒、烧杯、剪刀、长玻璃管、抽滤瓶、布氏漏斗、玻璃棒、铁架台。

2. 试剂

苯胺、冰醋酸、醋酸酐、活性炭、蒸馏水、沸石。

【实验原理】

酰胺类化合物是酰基与氮原子相连的化合物。酰胺既可看作羧酸的含氮衍生物,也可看作氨或胺的衍生物。酰胺类化合物的实验室制备方法主要是由浓氨水、碳酸铵或胺(伯胺和仲胺)与酰氯、酸酐、酯或羧酸反应制得。芳族酰胺通常由芳族伯胺或芳族仲胺与酰化剂反应制备,不同酰化剂的反应活性也不同,一般活性顺序为:酰氯>酸酐>羧酸。除制备酰胺外,芳香胺的酰化反应在有机合成和医药工业中也发挥着重要作用。例如,芳环上的氨基可以通过酰化反应得到保护。由于氨基易发生氧化反应,通常先将氨基乙酰化,使氨基不被反应试剂破坏,再通过相应的反应条件将酰胺水解,再还原为芳香氨基。此外,芳环上氨基的乙酰化还可以降低氨基亲电取代反应的活化能,再加上乙酰基的空间位阻效应,因此,可以选择性地生成对位取代产物,这在有机化合物的合成和制备中具有重要价值。

乙酰苯胺是一种有机化合物,化学式是 C_8H_9NO,为无色有闪光的小叶状固体或白色结晶性粉末,是磺胺类药物的原料,可用作止痛剂、退热剂、防腐剂和染料中间体。溶解性:微溶于冷水,溶于热水、甲醇、乙醇、乙醚、氯仿、丙酮、甘油和苯等。结构如下:

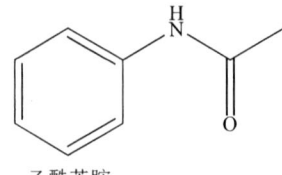

乙酰苯胺

由于乙酰氯和乙酸酐的价格较贵,因此常选用冰乙酸作为乙酰化试剂。冰乙酸虽价廉易得,但与苯胺的反应速率较慢且反应是可逆的,在加热条件下,乙酰苯胺可发生水解,生成苯胺和醋酸,加热又使得醋酸不断气化,反应物浓度呈现降低趋势。因此,可保持反应温度减少反应物挥发现象。此外,为了提高乙酰苯胺的产率,一般加入过量的乙酸,同时反应中加入少量醋酸酐可使反应更容易发生。本实验乙酰苯胺合成途径如下:

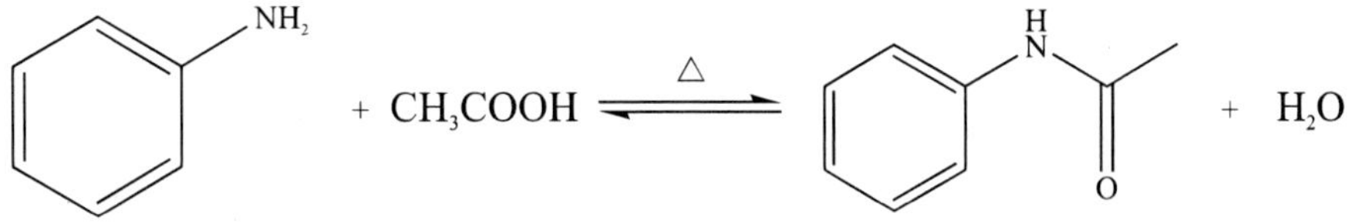

$$\text{C}_6\text{H}_5\text{NH}_2 + \text{CH}_3\text{COOH} \xrightleftharpoons{\triangle} \text{C}_6\text{H}_5\text{NHCOCH}_3 + \text{H}_2\text{O}$$

> **知识拓展**
>
> ### 芳香胺
>
> 芳香胺是指具有一个芳香性取代基的胺,即—NH_2、—NH 或含氮基团连接到一个芳香烃上。芳香烃的结构中通常含有一个或多个苯环,即氮原子与苯环碳原子之间有化学键直接相连接。苯胺是这类化合物最简单的实例。芳香胺分子反应活性较高。芳香胺一般为高沸点的液体或者低熔点的固体,具有特殊的气味,毒性较大。
>
> ### 乙酰苯胺用途
>
> 乙酰苯胺是磺胺类药物的原料,可用作止痛剂、退热剂和防腐剂,用来制造染料中间体对硝基乙酰苯胺、对硝基苯胺和对苯二胺。在第二次世界大战的时候大量用于制造对乙酰氨基苯磺酰氯,乙酰苯胺也用于制硫代乙酰胺。在工业上可作橡胶硫化促进剂、纤维脂涂料的稳定剂、过氧化氢的稳定剂,以及用于合成樟脑等。还用作制青霉素 G 的培养基。乙酰苯胺作为上一代的止痛剂、退热剂,由于具有低毒性,现已被新一代乙酰类药物取代。

【实验步骤】

1. 乙酰苯胺合成

取苯胺 6 mL(新蒸馏),冰醋酸 6 mL,醋酸酐 1 mL 依次放置于 100 mL 干燥的圆底烧瓶内,加入 2~4 粒沸石,顶端用单孔塞封闭,在单孔塞正中部孔内插入 1 个内径 8~10 mm、长 50 cm 的玻璃管作为冷凝装置。将圆底烧瓶用铁架台固定,下部垫上石棉网。如图 2-2-5 装置所示。

打开加热装置使其圆底烧瓶中反应物保持沸腾状态,注意控制火焰,使内部蒸汽上升到空气冷凝管 2/3 处得到冷却为宜。维持反应 1 h 后取下烧瓶,将内部反应物倒入装有 50 mL 蒸馏水的烧杯中进行冷却,搅拌使其析出结晶(也可将烧瓶放入冷水中进行冷却）。冷却后进行减压抽滤,抽滤后用少量蒸馏水洗涤结晶体,即可得到粗制乙酰苯胺。

2. 乙酰苯胺粗品提纯

准备一个 150 mL 的烧杯,将粗制乙酰苯胺放入烧杯中,加入 50 mL 蒸馏水放在石棉网上加热至沸腾,加热过程中可用玻璃棒不断搅拌,使固体逐渐溶解。加热至沸腾后,若有未溶解的固体,再加入少量蒸馏水,直至粗品完全溶解。停止加热,冷却后加入 1 g 活性炭,搅拌并继续加热,在图 2-2-5 的空气冷凝回流装置中加热煮沸 3~5 min,趁热用布氏漏斗加压过滤,立即将滤液倒入准备好的烧杯中冷却至析出白色结晶(此时若无结晶,可用玻璃棒摩擦容器内壁,促进结晶迅速形成)。在减压下通过布氏漏斗过滤结晶,并在漏斗上用蒸馏水洗涤结晶两次,每次使用蒸馏水的量为 5~10 mL。继续过滤,直到布氏漏斗中没有液体流出。将结晶转移到干净干燥的表面皿中,在水浴中加热,干燥后称重,计算收率。

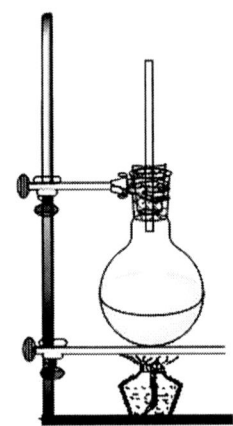

图 2-2-5 空气冷凝回流装置

通过乙酰苯胺反应方程式可知,1 mol 苯胺可生成 1 mol 乙酰苯胺(135 g),实验中苯胺用量为 6 mL(苯胺比重为 1.022,分子量为 93),计算式可按照 1 mL 1 g 计算,故理论上可生成乙酰苯胺 8.9 g。由于实验过程中反应物苯胺并不能完全转化为乙酰苯胺,此外在操作过程中也可能出现反应物损失,因此所得到的乙酰苯胺产量较低。

【结果与分析】

实验记录见表 2-2-4。

表 2-2-4 实验结果与分析

所得乙酰苯胺粗品质量/g	
乙酰苯胺提纯后的质量/g	
乙酰苯胺产率/%	

【注意事项】

1. 苯胺在长期储存过程中可发生氧化反应使其颜色变深,因此,在实验过程中最好使用新蒸馏过的苯胺。

2. 冰醋酸凝固点较低,在室温较低时易凝结成冰状固体(凝固点 16.6 ℃),实验开始前可将冰醋酸置于热水浴中加热熔化后再量取。

3. 为防止苯胺氧化可在实验中加入少量锌粉,注意不可加入过多,否则会在处理过程中出现氢氧化锌沉淀。

4. 为提高乙酰苯胺产率,反应过程中分馏温度不能太高,以免大量乙酸蒸出而降低产率。

5. 在重结晶过程中,如果晶体析出较慢或未出现结晶,可用玻璃棒摩擦液面下的容器内壁或加入晶种促使晶体析出。

6. 注意苯胺有毒,可经人体皮肤吸收,实验中应注意不要触及皮肤。取用时应在通风橱中进行。

7. 布氏漏斗在使用前可用沸水预热,防止在过滤时有晶体析出。

8. 本实验用干燥的玻璃仪器进行。

【思考题】

1. 目前实验中常用的酰化试剂有哪些?本实验为何选用冰醋酸?
2. 本实验中可采用何种方法提高乙酰苯胺的产率?
3. 本实验共抽滤几次?每一次抽滤的目的是什么?
4. 为何采用回流装置制备乙酰苯胺?
5. 本实验加入醋酸酐的目的是什么?

(张梦飞 谢 燕)

任务五 苯佐卡因的合成

【目的要求】
1. 掌握苯佐卡因的合成方法。
2. 掌握苯佐卡因的结构及临床应用。
3. 熟悉氧化、酯化和还原反应的原理。
4. 了解苯佐卡因的来源及局部麻醉药的相关知识。

【实验材料】
1. 仪器
球形冷凝器、三口烧瓶、抽滤瓶、布氏漏斗、搅拌器、电热套、烧杯、量筒。
2. 试剂
对硝基苯甲酸乙酯、冰醋酸、铁粉、95%乙醇、碳酸钠饱和溶液、稀乙醇、蒸馏水。

【实验原理】
对氨基苯甲酸乙酯,又名苯佐卡因,化学式是 $C_9H_{11}NO_2$,是一种有机化合物,为无色斜方形结晶,无臭无味,易溶于醇、醚、氯仿,能溶于杏仁油、橄榄油、稀酸,难溶于水。临床上用于创面、溃疡面、烧伤、皮肤擦裂及痔疮的镇痛、止痒。

1.用途
(1)紫外线吸收剂,主要用于防晒类和晒黑类化妆品,对光和空气的化学性稳定,对皮肤安全,还具有在皮肤上成膜的能力。能有效地吸收 U.V.B 区域 280~320 μm 中波光线区域的紫外线。添加量通常为4%左右。
(2)局部麻醉药,用于创伤面、溃疡面及痔疮等的止痒止痛,使用浓度为 5%~20%,也用作药物合成和有机合成中间体。

2.结构式

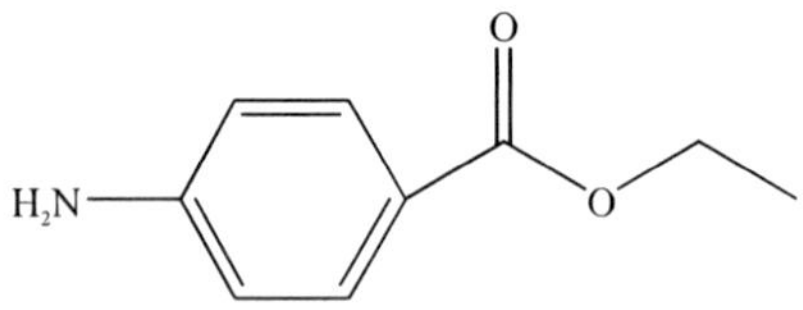

3.合成途径(还原)

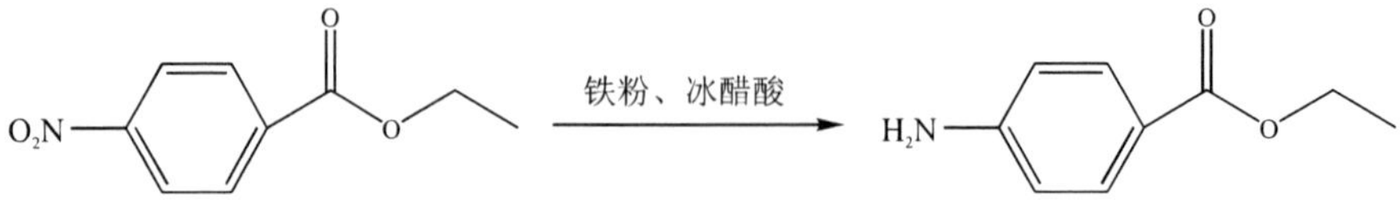

> **知识拓展**
>
> ### 局部麻醉药
>
> 局部麻醉药(local anaesthetics)是一类能在用药局部可逆性地阻断感觉神经冲动发生与传递的药品,简称"局麻药",在保持意识清醒的情况下,可逆地引起局部组织痛觉消失。一般情况下,局麻药的作用局限于给药部位并随药物从给药部位扩散而迅速消失。
>
> 最早应用的局麻药是从南美洲古柯树叶中提出的生物碱可卡因(cocaine),但由于吸收后毒性大,使用受到限制。1904年根据可卡因的化学结构特点,人工合成了低毒性的普鲁卡因(procaine)后,后使用范围不断扩大。1943年合成的利多卡因(lidocaine)则是酰胺类局麻药的典型。

【实验步骤】

1. 粗品制备

选取 250 mL 三口烧瓶,依次装入搅拌棒及球型冷凝器,在三口烧瓶中加入 85 mL 蒸馏水、2.5 mL 冰醋酸和已经处理过的铁粉 8.6 g,将三口烧瓶放置在电热套中,打开搅拌器,设置温度为 95~98 ℃,反应 5 min。反应后关闭电热套,稍放冷,加入对硝基苯甲酸乙酯 6 g 和 95% 乙醇 35 mL,打开电热套及搅拌器,继续反应 90 min,关闭电热套,稍冷。分次加入温热的碳酸钠饱和溶液(由碳酸钠 3 g 和蒸馏水 30 mL 配成),搅拌 10 min,关闭电热套,分离三口烧瓶后立即进行抽滤,注意布氏漏斗需要提前预热,过滤后进行冷却析出结晶,再次抽滤,晶体用稀乙醇洗涤,随后干燥得到对氨基苯甲酸乙酯粗品。

2. 精制

将对氨基苯甲酸乙酯粗品放置于装有球形冷凝器的 100 mL 圆底瓶中,加入 10~15 倍(mL/g) 50% 乙醇,在水浴上加热溶解。稍冷,加活性炭脱色(活性炭用量根据粗品颜色而定),加热回流 20 min,趁热抽滤(布氏漏斗需提前预热)。将滤液趁热转移至烧杯中,自然冷却,直到晶体完全析出,再次抽滤,用少量 50% 乙醇洗涤两次,计算收率。

【结果与分析】

实验记录见表 2-2-5。

表 2-2-5 实验结果与分析

所得苯佐卡因粗品质量/g	
收率/%	

【注意事项】

1. 还原反应中,因铁粉比重大,沉于瓶底,必须将其搅拌起来,才能使反应顺利进行,故充分搅拌是铁酸还原反应的重要因素。

2. 对硝基苯甲酸乙酯及少量未反应的对硝基苯甲酸均溶于乙醇,但均不溶于水。

3. 抽滤过程中应注意布氏漏斗要提前预热。

【思考题】

1. 苯佐卡因合成途径有哪些?用对硝基甲苯为原料进行合成有何优点?
2. 铁酸还原反应的原理是什么?

(张梦飞　谢　燕)

任务六 甲基橙的制备

【目的要求】
1. 掌握重氮化反应和偶合反应的反应原理。
2. 掌握甲基橙的制备方法。
3. 掌握重结晶的操作方法。
4. 了解重氮化反应及偶合反应的反应过程。

【实验材料】
1. 仪器

烧杯、试管、水浴锅、冰袋、电子秤、真空泵、抽滤瓶、布氏漏斗、滤纸、玻璃棒。

2. 试剂

5%氢氧化钠溶液、对氨基苯磺酸、亚硝酸钠、浓盐酸、淀粉-碘化钾试纸、N,N-二甲基苯胺、冰醋酸、乙醇、乙醚、稀盐酸、稀氢氧化钠。

【实验原理】

甲基橙(对二甲基氨基偶氮苯磺酸钠)是一种有机物,化学式是 $C_{14}H_{14}N_3SO_3Na$,常用作酸碱指示剂。甲基橙本身为弱碱性,变色范围介于 pH3.1~4.4。甲基橙的变色范围是 pH≤3.1 时呈红色,pH 为 3.1~4.4 时呈橙色,pH≥4.4 时呈黄色。

1. 实验室制法

对氨基苯磺酸经重氮化反应转变为重氮盐,再与 N,N-二甲基苯胺发生偶合反应制取甲基橙。

反应步骤如下:

$$HO_3S-C_6H_4-NH_2 + NaOH \longrightarrow NaO_3S-C_6H_4-NH_2 + H_2O$$

$$NaO_3S-C_6H_4-NH_2 \xrightarrow[HCl]{NaNO_2} NaO_3S-C_6H_4-N^+\equiv NCl^- + H_2O$$
(对氨基苯磺酸成盐)

$$NaO_3S-C_6H_4-N^+\equiv NCl^- \xrightarrow[HOAc]{C_6H_5N(CH_3)_2} HO_3S-C_6H_4-N=N-C_6H_4-\overset{+}{N}H(CH_3)_2 AcO^-$$
(偶合反应)

$$HO_3S-C_6H_4-N=N-C_6H_4-\overset{+}{N}H(CH_3)_2 AcO^- + NaOH \longrightarrow NaO_3S-C_6H_4-N=N-C_6H_4-N(CH_3)_2$$
(甲基橙)

2. 甲基橙主要用途

甲基橙在分析化学中是一种常用的酸碱滴定指示剂,不适用于有机酸类化合物滴定的指示剂。其浓度为0.1%的水溶液,pH为3.1(红)~4.4(黄),适用于强酸与强碱、弱碱间的滴定。它还用于分光光度测定氯、溴和溴离子,并用于生物染色等。

甲基橙曾在实验室和工农业生产中用作化学反应的酸碱度控制,以及化工产品和中间体的酸碱滴定分析。甲基橙指示剂的缺点是黄红色泽较难辨认,已被广泛指示剂所代替。甲基橙也是一种偶氮染料,可用于印染纺织品。

> **知识拓展**
>
> **偶氮化合物及重氮偶合反应**
>
> 偶氮化合物即AZO,偶氮基—N≡N—与两个烃基相连接而生成的化合物,通式R—N≡N—R′。偶氮基能吸收一定波长的可见光,是一个发色团。偶氮染料是品种最多、应用最广的一类合成染料,可用于纤维、纸张、墨水、皮革、塑料、彩色照相材料和食品着色。有些偶氮化合物可用作分析化学中的酸碱指示剂和金属指示剂。有些偶氮化合物加热时容易分解,释放出氮气,并产生自由基,如偶氮二异丁腈AIBN等,故可用作聚合反应的引发剂。

【实验步骤】

1. 重氮盐的制备

将10 mL 5%氢氧化钠溶液和2.1 g对氨基苯磺酸晶体放入烧杯中,水浴加热溶解。将0.8 g亚硝酸钠溶于6 mL水中,加入烧杯中,用冰盐浴将烧杯冷却至0~5 ℃。再将该亚硝酸钠溶液倒入已冷却的对氨基苯磺酸溶液中。用量筒中量取3 mL浓盐酸和10 mL水配成溶液,将溶液缓慢滴入混合溶液中,注意控制温度在5 ℃以下,添加后用淀粉-碘化钾试纸检查显蓝色即可,若不显蓝色再补加亚硝酸钠溶液,然后将混合溶液置于冰盐浴中15 min,确保反应完全。

2. 偶合反应

取一个试管,在试管中加入1.2 g N,N-二甲基苯胺和1 mL冰醋酸,不断搅拌,将溶液缓慢加入到上述冷却的重氮盐溶液中。加完后,继续搅拌10 min,然后慢慢加入25 mL 5%氢氧化钠溶液直至反应物变成橙色。可见呈粗粒的甲基橙沉淀。将反应物置于沸水浴上,加热5 min,冷却至室温,再置于冰水浴中冷却,使甲基橙晶体完全沉淀。抽滤收集晶体,依次用少量水、乙醇和乙醚洗涤,压干。

若产品需提纯,可用溶有少量氢氧化钠(0.1~0.2 g)的沸水进行重结晶。沉淀结晶完毕后,过滤收集,沉淀物依次用少量乙醇和乙醚洗涤,得到呈叶片状甲基橙晶体,产量约2.5 g。

将少许甲基橙溶于水中,加几滴稀盐酸,再用稀氢氧化钠溶液中和,观察颜色变化。

【结果与分析】

实验记录见表 2-2-6。

表 2-2-6　实验记录

粗品甲基橙含量/g	
纯化后甲基橙加稀盐酸、稀氢氧化钠后颜色	

【注意事项】

1. 对氨基苯磺酸为两性化合物,酸性强于碱性,它能与碱作用成盐而不能与酸作用成盐。

2. 重氮化过程中,应严格控制温度,要冰浴反应,控温在 5 ℃ 以下,反应温度若高于 5 ℃,生成的重氮盐易水解为酚,降低产率。

3. 若试纸不显色,需补充亚硝酸钠溶液。

4. 重结晶操作要迅速,否则由于产物呈碱性,在温度高时易变质,颜色变深,用乙醇和乙醚洗涤的目的是使其迅速干燥。

5. 为使产品快速干燥可用乙醇洗涤。

【思考题】

1. 在重氮盐制备前为什么还要加入氢氧化钠?如果直接将对氨基苯磺酸与盐酸混合后,再加亚硝酸钠溶液进行重氮化操作可行吗?为什么?

2. 制备重氮盐为什么要维持 0~5 ℃ 的低温?温度高有何影响?

3. 重氮化为何要在强酸性条件下进行?偶合反应为何要在弱酸条件下进行?

4. 阐述甲基橙在酸碱条件下的变色原因。

(张梦飞　谢　燕)

任务七　茶叶中咖啡碱提取、分离与鉴定

【目的要求】
1. 掌握从茶叶中提取咖啡碱的主要原理和主要方法。
2. 掌握索氏提取器的提取原理和操作方法。
3. 熟悉升华法和液-液萃取法纯化天然有机物的操作技术。
4. 了解咖啡碱的来源及药用价值。

【实验材料】
1. 仪器

圆底烧瓶、电子秤、索氏提取器、玻璃漏斗、酒精灯、冷凝管、量筒、烧杯、锥形瓶、布氏漏斗、玻璃棒、蒸发皿、微波炉。

2. 试剂

茶叶、95%乙醇、生石灰、碘化铋钾溶液、硅钨酸溶液、苯、乙酸乙酯。

【实验原理】

茶叶咖啡碱(又称为咖啡因)是一种嘌呤碱,又名茶生物碱、茶叶咖啡因等,外文名称为caffeine of tea。茶叶咖啡碱系从茶叶中提取出来的嘌呤类天然活性物质,咖啡因属于杂环化合物嘌呤衍生物,茶叶咖啡碱学名为1,3,7-三甲基黄嘌呤(1,3,7-Tmethyl xanthine),茶叶咖啡碱有含一分子结晶水的化合物和无水化合物两种,含结晶水的咖啡碱为无色针状结晶,无臭,有苦味,可溶于水、乙醇、氯仿等,在温度达到100 ℃时即失去结晶水,并出现升华现象,当温度达到120 ℃时升华相当显著,至178 ℃时升华很快。无水咖啡因的熔点为234.5 ℃。

咖啡碱主要存在于茶叶、咖啡、可可豆等植物中,茶叶中的生物碱主要有咖啡碱、茶叶碱和可可碱,茶叶咖啡碱是茶叶生物碱中的主要成分,茶叶咖啡碱含量占茶叶干重的2%~5%。茶叶咖啡碱是从茶叶中分离提取而得的天然食品添加剂,同时也是饮料等的功能性营养添加剂,具有提高人体机能和运动机能、强心、利尿等功能,茶叶咖啡碱在人

体代谢中分解速度较快,因而对人体副作用甚微。世界上已有160多个国家允许在饮料中加入咖啡因,美国和日本等均提倡使用天然咖啡因,我国于1991年已把茶叶咖啡因列入饮料添加剂范围。

通常有两种方法可以从茶叶中提取咖啡因。一种是升华法,主要是选择合适的溶剂,在索氏提取器中连续提取,然后蒸发溶剂得到粗咖啡因,再通过升华法进一步提纯,得到更纯的咖啡因。二是微波辐射萃取方法,微波萃取的原理是利用不同结构物质对微波吸收能力的差异,对物质中的目标组分进行选择性加热,提高材料内部温度,增加目标组分的溶解度,进而加速扩散目标成分到萃取溶剂界面,缩短目标成分分子从材料扩散到萃取溶剂界面的时间,从而提高萃取率。目前,微波辐射已迅速发展成为一种新的天然产物提取技术,该方法与乙醇回流法、碳酸钠溶液沸腾法等传统方法相比,具有省时、节能、溶剂消耗少、提取率高、产品纯度高等优点。

在工业上,咖啡因主要通过人工合成制备,能刺激心脏,刺激脑神经,利尿,故可作中枢神经兴奋剂。它也是复方阿司匹林(APC)和其他药物的成分。咖啡因可以通过测量熔点和光谱来识别。咖啡因作为碱,可与水杨酸反应生成水杨酸盐,其熔点为137 ℃。

> **知识拓展**
>
> ### 咖啡因的管制
>
> 中华人民共和国把咖啡因列为"精神药品"管制,属于一种毒品。根据《中华人民共和国刑法》(简称《刑法》)第347条,走私、贩卖、运输、制造毒品,无论数量多少,都应当追究刑事责任,予以刑事处罚。按《刑法》第347条及最高人民法院的解释,涉及"数量大"(200公斤以上)者最高刑罚为死刑,涉及"数量较大"(50公斤以上但不满200公斤)者处7年以上有期徒刑。《刑法》第348条把非法持有"数量大"或"数量较大"的毒品列为可判处监禁的罪行。
>
> 在北美,90%成年人每天都使用咖啡因。2017年10月27日,世界卫生组织国际癌症研究机构公布的致癌物清单初步整理参考,咖啡因属于3类致癌物,即"尚不能分类"的致癌物。

【实验步骤】

1. 升华法

用电子秤称取10 g茶叶,放入索氏提取器的滤纸套中,如图2-2-6所示。用量筒向圆底烧瓶中加入80 mL 95%的乙醇,在水浴上加热,连续提取1~2 h。立即停止加热,直到冷凝水虹吸下来。将上述萃取液冷却后抽滤,将滤液转移到100 mL蒸馏瓶中,加入沸石,进行蒸馏,回收大部分乙醇,当瓶内剩余5~10 mL时停止蒸馏,然后将残余液倒入蒸发皿中,加入3~4 g生石灰,在蒸汽浴中蒸干。将蒸发皿移至热源处烘烤片刻以除去水分。准备一张多孔滤纸,盖在表面皿的上部,另取一个大小合适的玻璃漏斗盖在滤纸上,如图 2-2-7 所示,加热使其升华,当滤纸上出现针状晶体时,注意控制加热温度,使其缓慢升华,以提高产品纯度,升华后停止加热,冷却后,揭开漏斗和滤纸,小心刮去晶体。

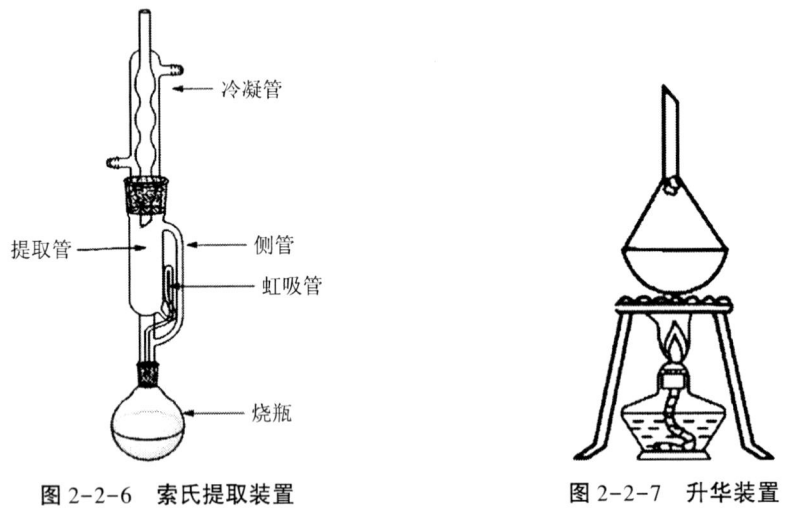

图 2-2-6　索氏提取装置　　　　图 2-2-7　升华装置

2. 微波辐射萃取法

(1)取茶叶 15 g,放置于 250 mL 碘量瓶中,量筒量取 95% 的乙醇 120 mL 加入碘量瓶中,放入沸石 2~3 粒。

(2)取普通微波炉将碘量瓶放于其中,设置功率 320 W,辐射 50~60 s,随后取出进行冷却。

(3)重复(2)的操作步骤 3~4 次,随后过滤,除去茶末。

(4)将冷却后的提取液放置在水浴锅上进行水浴蒸馏,蒸出提取液中的大部分乙醇(可回收利用),提取液的残液为 5~8 mL。

(5)将残液倒入蒸发皿中,并用蒸出的乙醇洗涤蒸馏烧瓶,一并倒入蒸发皿中。

(6)称取 2.5 g 生石灰粉加入蒸发皿中,用玻璃棒不断搅拌,并将蒸发皿置于水蒸气浴上蒸干溶剂。

(7)将蒸发皿移至石棉网上,小火加热至干。

(8)取一张圆形滤纸,放置在大小适宜的玻璃漏斗上,滤纸刺上小孔,再盖在蒸发皿上,将少许棉花塞入漏斗颈部。

(9)用小火慢慢加热升华,当有棕色油状物在玻璃漏斗壁上生成时,立刻停止加热,冷却,收集滤纸上的咖啡碱晶体。

(10)残渣经充分搅拌后,加热再次升华 1~2 次,合并数次升华产物,进行称量。咖啡碱为白色或略带微黄色的针状晶体,熔点为 235~238 ℃。

3. 咖啡因检查

(1)碘化铋钾显色反应:称取咖啡因的乙醇溶液 1 mL,加入碘化铋钾试剂 1~2 滴,可出现淡黄色或红棕色沉淀。

(2)硅钨酸显色反应:称取咖啡因的乙醇溶液 1 mL,加入硅钨酸试剂 1~2 滴,可出现淡黄色或灰白色沉淀。

【结果与分析】

实验记录见表 2-2-7。

表 2-2-7　实验记录

所得咖啡因质量/g	
加入碘化铋钾试剂呈现颜色	
加入硅钨酸试剂呈现颜色	

【注意事项】

1. 滤纸筒的直径大小要略小于抽提筒的内径,其高度一般要超过虹吸管,但是样品不得高于虹吸管。如无现成的滤纸筒,可自行制作。其方法为:取脱脂滤纸一张,卷成圆筒状(其直径略小于抽提筒内径),底部折起而封闭(必要时可用线扎紧),装入样品,上口盖脱脂棉,以保证回流液均匀地浸透被萃取物。用滤纸包茶叶末时要严实,防止茶叶末漏出堵塞虹吸管;滤纸包大小要合适,既能紧贴套管内壁,又能方便取放,且其高度不能超出虹吸管高度。

2. 若提取液颜色变浅,可停止提取。

3. 严格控制升华温度。咖啡因可在 178 ℃升华,茶碱和可可碱可在 290~295 ℃升华,因此应根据升华温度差异进行提纯分离。

4. 在利用微波辐射时应注意不可引起溶液暴沸溢出;进行重复微波辐射操作时应先将溶液冷却。

5. 若残留少量水分,在进行下一步升华开始时会在漏斗壁上呈现水珠。如果出现此现象,则应立即撤去火源,迅速将水珠擦去,然后继续升华。

6. 索氏提取过程中,生石灰起中和吸水作用。

7. 索式提取器的虹吸管极易折断,装置和取拿时必须特别小心。溶剂沸腾时,其蒸气通过侧管上升,被冷凝管冷凝成液体,滴入套筒中,浸润固体物质,使之溶于溶剂中,当套筒内溶剂液面超过虹吸管的最高处时,即发生虹吸,流入烧瓶中。通过反复的回流和虹吸,从而将固体物质富集在烧瓶中。索氏提取器为配套仪器,其任一部件损坏将会导致整套仪器的报废,特别是虹吸管极易折断,所以在安装仪器和实验过程中须特别小心。

8. 提取时,如烧瓶里有少量水分,升华开始时,将产生一些烟雾,污染器皿和产品。

【思考题】

1. 索氏提取器的原理是什么？操作时应注意什么？与直接用溶剂回流提取相比有何优缺点？

2. 升华前加入生石灰起什么作用？

3. 升华操作的原理是什么？

4. 为什么在升华操作中,加热温度一定要控制在被升华物熔点以下？

5. 为什么升华前要将水分除尽？

6. 要提高产率以及产品的纯度在操作过程中应注意哪些问题？

（张梦飞　谢　燕）

项 目 三

有机化合物性质实验

任务一 烃的化学性质

【目的要求】

1. 掌握烃的化学性质。
2. 掌握烷烃、烯烃和芳香烃的鉴别方法。

【实验材料】

1. 仪器

水浴锅、烧杯、试管、胶头滴管。

2. 试剂

液体石蜡、环己烷、环己烯、苯、甲苯、3%溴的四氯化碳溶液、0.5%高锰酸钾溶液、10%硫酸溶液、浓硫酸、浓硝酸。

【实验原理】

烃类化合物根据结构的不同可分为脂肪烃和环烃,脂肪烃又可分为烷烃、烯烃、炔烃等,环烃又分为脂环烃和芳香烃。不同的烃具有不同的化学性质。

烷烃的化学性质相对比较稳定,常温下与强酸、强碱、强氧化剂、强还原剂等均不起反应,但在光照、加热、催化剂等特定条件下能发生反应。液体石蜡是相对分子质量较大的烷烃混合物,可以用来作为烷烃代表检验其化学性质。

烯烃与炔烃分子中含有 ,容易发生加成反应和氧化反应。其能与溴的四氯化碳溶液发生加成反应,使红棕色褪去;同时也可以和高锰酸钾溶液发生氧化反应,生成褐色的沉淀。

芳香烃为含有苯环的烃,一般较难发生氧化和加成反应,容易发生取代反应。浓硝酸和浓硫酸的混合物(混酸)与苯共热,苯环上的 H 被—NO_2 取代生成硝基苯,称为苯的硝化反应。苯环较难氧化,但苯环上有侧链,则侧链容易被酸性高锰酸钾溶液氧化成羧酸。

【实验步骤】

1. 卤代反应

（1）取2支干燥试管，编号①、②，分别加入10滴液体石蜡，再各加入5滴3%溴的四氯化碳溶液，振荡摇匀，将①试管放在阳光或日光下，②试管放在柜内暗处，等待10 min后观察两者颜色变化。

（2）另取1支试管，编号③，加入10滴环己烯，再加5滴3%溴的四氯化碳溶液，边滴加边振荡试管，观察现象，并记录结果。

2. 氧化反应

（1）取2支试管，分别加入1 mL的液体石蜡和环己烷，随后分别加入5滴0.5%高锰酸钾溶液及5滴10%硫酸溶液，振荡摇匀。观察颜色变化，并记录结果。

（2）另取1支试管，加入1 mL的环己烯，随后加入5滴0.5%高锰酸钾溶液及5滴10%硫酸溶液，振荡摇匀。观察颜色变化，并记录结果。

（3）取2支试管，各加入10滴0.5%高锰酸钾溶液和10滴10%硫酸溶液，摇荡均匀，分别加入苯、甲苯1 mL，用力振荡试管，然后放在50~60 ℃水浴锅中加热反应4~5 min（加热时不振荡），静置试管并观察现象，记录实验结果。

3. 硝化反应

取1支干燥的试管，加入15滴浓硫酸，然后小心缓慢地加入15滴浓硝酸，同时用冷水冷却试管，振荡摇匀，然后边振荡边向试管中加入10滴苯（每次加3滴苯，就要对试管充分摇匀）。加完苯之后充分振荡4 min，然后放入50~60 ℃水浴锅中加热2~3 min，然后将试管内的反应物倒入盛有100 mL蒸馏水的烧杯中，观察有没有黄色的油状物析出，并小心嗅其气味，注意有没有苦杏仁味。

【结果与分析】

1. 结果记录（表2-3-1）

表2-3-1　实验记录

结果	卤代反应	氧化反应	硝化反应
（1）			
（2）			
（3）			

2. 结论

卤代反应：_____。

氧化反应：_____。

硝化反应：_____。

【注意事项】

1. 如果光照所需光线不够强,可以适当延长放置时间。

2. 配制混酸时,要注意把浓硫酸慢慢地加入浓硝酸里,同时不断搅拌。要在通风橱内进行,不要面朝风向,硝酸会少量分解产生氮氧化物。

3. 水浴锅的温度不宜过高,加热时间不宜过长。

4. 硝基苯是一种淡黄色油状液体,密度比水大,具有苦杏仁味,有毒。反应产物硝基苯要放入指定回收瓶,防止污染。

【思考题】

1. 环己烷和环己烯都可以和溴的四氯化碳溶液反应,它们的反应条件和机制有什么区别?

2. 有编号为1、2、3三个瓶子,分别装有环己烷、环己烯、苯,如何用化学方法来进行鉴别?

(白义萍 崔晓鸽)

任务二　醇、酚、醛、酮的化学性质

【目的要求】
1. 通过实验进一步掌握醇、酚、醛、酮的化学性质。
2. 掌握伯醇、仲醇和叔醇的鉴别方法。
3. 掌握区别醛和酮的化学方法。

【实验材料】
1. 仪器

水浴锅、烧杯、试管、胶头滴管、酒精灯、石棉网、量筒。

2. 试剂

正丁醇、仲丁醇、叔丁醇、蒸馏水、乙醇、甘油、乙醛、丙酮、苯甲醛、苯乙酮、5%苯酚溶液、0.2 mol/L 水杨酸溶液、3 mol/L 硫酸、0.17 mol/L 重铬酸钾溶液、2.5 mol/L 氢氧化钠溶液、0.3 mol/L 硫酸铜溶液、2,4-二硝基苯肼、溴水、5%硝酸银溶液、2%氨水、斐林试剂、0.06 mol/L 三氯化铁溶液、1% $KMnO_4$ 溶液。

【实验原理】

醇的主要官能团是醇羟基,因此化学性质比较活泼,其化学性质主要表现在以下 4 个方面:

(1)醇具有弱酸性,能和金属钠反应生成醇钠并释放出氢气。
$$R—OH+Na \rightarrow R—ONa+H_2 \uparrow$$

(2)醇还可以和氢卤酸发生取代反应。
$$R—OH+HX \underset{OH^-}{\overset{H^+}{\rightleftharpoons}} R—X+H_2O$$

(3)醇分子中受羟基影响,α-H 原子比较活泼,容易发生氧化反应。其中伯醇能被氧化为醛或羧酸,仲醇则容易被氧化为酮,而叔醇在一般情况下不被氧化。

重铬酸钾($K_2Cr_2O_7$)的酸性水溶液可将伯醇、仲醇氧化成羧酸和酮,其中 $K_2Cr_2O_7$ 的酸性水溶液作为氧化剂时橙红色的 $Cr_2O_7^{2-}$ 离子被还原为绿色的 Cr^{3+} 离子,叔醇在同一条件下不发生反应。此颜色反应可以区别伯醇、仲醇和叔醇。

(4)多元醇也具有弱酸性,低级多元醇能与水以任意比例混合,如乙二醇和甘油(丙三醇)。乙二醇和甘油具有邻二醇结构,能与新配制的 $Cu(OH)_2$ 反应生成深蓝色的螯合物甘油酮。

酚的主要官能团是酚羟基,与醇不同的是酚羟基直接连在苯环上,所以表现出来酚的化学性质和醇不同。酚具有弱酸性,能够与 NaOH 溶液反应。酚羟基能够使苯环活化,苯酚极易发生卤代反应。常温下,苯酚能够和溴水作用,立即生成不溶于水的 2,4,6-三溴苯酚白色沉淀。另外,酚类物质大多能和三氯化铁溶液作用发生颜色反应,不同酚产生颜色也不同。

醛和酮都是含羰基 $\overset{O}{\underset{}{\overset{\|}{C}}}$ 的化合物,醛的官能团是醛基—CHO;酮分子中的羰基又称酮基,是酮的官能团。羰基能发生亲核加成反应,醛和酮可以和氨的衍生物加成反应,尤其是 2,4-二硝基苯肼,能够生成橙黄色或橙红色 2,4-二硝基苯腙沉淀,因而常用来鉴别醛和酮。

醛具有较强的还原性,容易被氧化,能够被托伦(Tollens)试剂和斐林(Fehling)试剂氧化成羧酸。托伦试剂被还原成金属银沉积在试管壁上形成银镜,斐林试剂中的 Cu^{2+} 被还原成砖红色的 Cu_2O 沉淀。而酮不能发生上述反应,可以用来区别醛和酮。

【实验步骤】

1. 醇的性质

(1) 醇的氧化反应。

取 4 支干燥试管,编号①、②、③、④,分别加入正丁醇、仲丁醇、叔丁醇、蒸馏水各 5 滴,然后在以上 4 支试管中分别加入 3 mol/L 硫酸、0.17 mol/L 重铬酸钾溶液各 2~3 滴,振摇,观察和记录变化。

(2) 醇和 $Cu(OH)_2$ 反应。

取干燥试管 2 支,各加入 2.5 mol/L 氢氧化钠溶液 1 mL 和 0.3 mol/L 硫酸铜溶液 10 滴,振荡摇匀,观察现象。然后分别加入乙醇 2~3 滴、甘油 2~3 滴,振荡摇匀,观察变化,往深蓝色溶液中滴加浓硫酸到酸性,观察和记录变化。

(3) 卢卡斯试验。

在 3 支试管中各加 1 mL 卢卡斯试剂(浓盐酸-无水氯化锌溶液),然后各试管中分别加入 3~5 滴正丁醇、仲丁醇、叔丁醇,振荡后室温静置,观察反应物是否浑浊,有无分层现象并记录混浊和分层所需时间。

2. 酚的性质

(1) 酚与三氯化铁的反应。

取试管 2 支,分别加入 5%苯酚溶液、0.2 mol/L 水杨酸溶液,再各加入 0.06 mol/L 三氯化铁溶液 1 滴,振摇,观察和记录变化。

(2) 酚与溴水反应。

取试管 1 支,加入 5%苯酚溶液 1 mL,然后缓慢加入溴水溶液,边加边振荡,观察和记录变化。

(3) 苯酚的酸性。

取 1 支干燥的试管,加入 3 滴苯酚及 10 滴蒸馏水,充分振摇试管得到浑浊液,说明苯酚不溶于水,再加入 3 滴 2.5 mol/L 氢氧化钠溶液,此时浑浊液会发生什么变化,观察和记录变化。

(4) 酚的氧化。

取 1 支试管加入 1%苯酚溶液 1 mL 和 5% Na_2CO_3 溶液 2 滴,混匀后,滴加 0.1% $KMnO_4$ 溶液 1 滴,振荡,观察有何现象。

3. 醛和酮的性质

(1) 与亚硫酸氢钠的反应。

在 2 支干燥小试管中,分别加入苯甲醛 3~5 滴,丙酮 10 滴,再各加入饱和亚硫酸氢钠溶液 1 mL,摇匀后将试管于流水中冷却或置冰水中冷却 15 min,观察有何现象发生。

(2) 与 2,4-二硝基苯肼的反应。

取 3 支试管,各加入 1 mL 2,4-二硝基苯肼溶液,然后分别加入 2~3 滴甲醛、乙醛和丙酮。振荡后,观察沉淀的生成。

(3) 碘仿反应。

在 3 支试管中分别加入 10 滴 1%的甲醛、1%的乙醛、1%丙酮溶液,然后各加入 10 滴碘溶液,摇匀后滴加 10%的 NaOH 溶液至红色消失,注意有无沉淀析出。再用乙醇和异丙醇重复上述实验。

(4) 与希夫试剂的反应。

取试管 3 支,各加入 1 mL 蒸馏水,然后分别加入 1%甲醛、1%乙醛和 1%丙酮溶液各 2 滴,再各加入希夫试剂 1~2 滴,振摇,观察颜色,然后再分别加入 3 mol/L 硫酸溶液 1 mL,振摇,观察颜色变化。

(5) 与托伦(Tollens)试剂的反应。

取 3 支干净的试管,分别加入 5%硝酸银 1 mL,再加入 10%氢氧化钠溶液 2 滴,便有黑色氧化银沉淀,再逐滴加入 2%氨水,并不断振摇试管使氧化银恰好溶解,接着在 3 支试管中分别加入甲醛、乙醛、丙酮 2~3 滴,同置温水浴中,观察试管壁有无银镜生成。

(6) 与斐林试剂的反应。

取 1 支大试管,加入斐林试剂Ⅰ、Ⅱ各 2 mL,混合均匀,分置于 3 支试管中,然后在 3 支试管中分别加入 4 滴甲醛、乙醛、丙酮,振荡混匀后放入 50~60 ℃ 的水浴锅中加热 5 min,观察现象并记录实验结果。

【结果与分析】

实验结果记录见表 2-3-2。

表 2-3-2 实验现象与分析

类别	实验项目	实验现象	实验结果分析
醇的性质	醇的氧化反应		
	醇和 $Cu(OH)_2$ 反应		
	卢卡斯试验		
酚的性质	酚与三氯化铁的反应		
	酚与溴水反应		
	苯酚的酸性		
	酚的氧化		
醛和酮的性质	与亚硫酸氢钠的反应		
	与 2,4-二硝基苯肼的反应		
	碘仿反应		
	与希夫试剂的反应		
	与托伦试剂的反应		
	与斐林试剂的反应		

【注意事项】

1. 苯酚容易被氧化,须保存在棕色瓶中,放置于避光阴凉处;苯酚对皮肤有很强的腐蚀性,使用时切勿与皮肤接触,若碰到皮肤可用大量水冲洗,再用酒精擦洗。

2. 反应中不宜加过多三氯化铁,防止产生颜色干扰。

3. 硝酸银溶液与皮肤接触,立即形成难于洗去的黑色金属银,在滴加振荡时应该小心操作。

4. 配制银氨溶液时,氨水不能过量(防止生成易爆炸的物质),加热时不能振荡摇晃试管。试管壁应保持洁净,否则不易生成银镜。

5. 2,4-二硝基苯肼有毒,使用时切忌接触皮肤,如不慎触碰立刻用5%乙醇溶液冲洗后,再用碱性肥皂冲洗。在与醛酮发生反应时,醛酮的量不要加得太多,过量会使生成物溶解。

6. 醛和酮与亚硫酸氢钠的反应是可逆的。生成的 α-羟基磺酸钠遇稀酸或稀碱可分解得到原来的醛和酮。丙酮与亚硫酸氢钠的反应如果无沉淀生成,可能是亚硫酸氢钠溶液的饱和程度不够,为此,可用干燥试管,再将亚硫酸氢钠饱和溶液的量减少一些,以免生成物溶于水中。也可在最后加入少许乙醇,吸收水分,促使沉淀生成。

7. 由于希夫试剂对醛的反应非常灵敏,故试剂均不必过多,否则,由于丙酮中含有微量醛或其他能与二氧化硫作用的物质而导致出现红色。试剂也不能加热或呈碱性,否则,二氧化硫逸出,恢复品红原有的颜色。

【思考题】

1. 用哪种化学方法可以区别甘油、乙醇和苯酚?
2. 卢卡斯试剂的成分是什么?卢卡斯试剂为什么能鉴别6个碳原子以下的伯醇、仲醇和叔醇?
3. 哪些试剂可以用来区分醛类和酮类?
4. 请用化学方法鉴别甲醛、苯甲醛、乙醛和丙酮。
5. 何为碘仿反应?是否任何一种醛和酮都能发生碘仿反应?请判断丁酮、丙酮、苯乙酮和乙醇中能发生碘仿反应的化合物有哪些。

(白义萍　崔晓鸽)

任务三　羧酸、羧酸衍生物及取代羧酸的化学性质

【目的要求】
1. 验证羧酸和取代羧酸的主要化学性质。
2. 掌握羧酸衍生物的重要化学性质。

【实验材料】
1. 仪器

水浴锅、烧杯、试管、胶头滴管、试管架、试管夹、酒精灯、量筒、pH 试纸。

2. 试剂

蒸馏水、草酸、甲酸、醋酸、苯甲酸、10% NaOH 溶液、5% 盐酸溶液、无水碳酸钠、0.5% 高锰酸钾溶液、3 mol/L 硫酸溶液、0.05 mol/L 硝酸银溶液、0.5 mol/L 氨水、无水乙醇、浓硫酸、乙酰氯、2% 硝酸银溶液、乙酸酐、0.5 mol/L 盐酸羟胺乙醇溶液、乙酸乙酯、$FeCl_3$ 溶液。

【实验原理】
羧酸是含有羧基（—COOH）具有酸性的有机化合物，羧酸一般是弱酸，饱和一元羧酸的 pK_a 一般在 3 到 5 之间。

$$(Ar)RCOOH \rightleftharpoons (Ar)RCOO^- + H^+$$

甲酸（HCOOH）和草酸（HOOC—COOH）结构比较特别，因具有较强的还原性，能够被高锰酸钾等氧化剂氧化。甲酸分子中既有羧基结构，又有醛基结构。因此甲酸既有羧酸性质，又有醛类性质。羧酸与醇在浓硫酸的催化作用下能发生酯化反应。羧酸分子中烃基的氢原子被其他原子或原子团取代后生成的化合物称为取代羧酸。常见的取代羧酸有卤代酸、羟基酸、羰基酸和氨基酸等。羟基酸是分子中既含有羟基又含有羧基的双官能团化合物。羟基酸可以分为醇酸和酚酸两类，酚酸因含有酚羟基能与 $FeCl_3$ 溶液发生显色反应，常见的酚酸为水杨酸。

水杨酸

羧酸分子中的羟基被去掉后剩下的基团称为酰基，常见的羧酸衍生物有酰卤、酸酐、酯和酰胺等。

羧酸衍生物均能发生水解反应,生成相应的羧酸,其反应活性顺序:酰卤>酸酐>酯>酰胺。羧酸衍生物可与羟胺(NH_2—OH)发生酰化反应生成异羟肟酸,与$FeCl_3$作用生成红色-紫色的异羟肟酸铁。

$$R-\overset{O}{\underset{\|}{C}}-OH \begin{cases} R-\overset{O}{\underset{\|}{C}}-X & \text{酰卤} \\ R-\overset{O}{\underset{\|}{C}}-O-\overset{O}{\underset{\|}{C}}-R' & \text{酸酐} \\ R-\overset{O}{\underset{\|}{C}}-OR' & \text{酯} \\ R-\overset{O}{\underset{\|}{C}}-NH_2 & \text{酰胺} \end{cases}$$

$$\begin{matrix} R-\overset{O}{\underset{\|}{C}}-O-\overset{O}{\underset{\|}{C}}-R \\ R-\overset{O}{\underset{\|}{C}}-OR' \\ R-\overset{O}{\underset{\|}{C}}-NH_2 \end{matrix} + H-\underset{\text{羟胺}}{NHOH} \longrightarrow \underset{\text{异羟肟酸}}{R-\overset{O}{\underset{\|}{C}}-NHOH} + \begin{cases} RCOOH \\ R'OH \\ NH_3 \end{cases}$$

$$3R-\overset{O}{\underset{\|}{C}}-NHOH + FeCl_3 \longrightarrow \underset{\text{异羟肟酸铁盐}}{(R-\overset{O}{\underset{\|}{C}}-NHO)_3Fe} + 3HCl$$

【实验步骤】

1. 羧酸的酸性

(1)酸性检验。

取 3 支试管,各加入 1 mL 蒸馏水,再分别加入 5 滴草酸、甲酸和醋酸少许,振摇。用广泛 pH 试纸测其近似 pH,记录并解释三种酸的酸性强弱。

(2)与碱的反应。

取 1 支试管,加入少许苯甲酸晶体和 1 mL 蒸馏水,振摇并观察溶解情况。边摇边向试管中滴加 10% NaOH 溶液,观察和记录现象并写出反应式。再逐滴加入 5%盐酸溶液,观察和记录现象并解释。

(3)与碳酸钠的反应。

取 1 支试管,加入少量无水碳酸钠,再滴加醋酸约 3 mL。观察和记录现象并解释。(浑浊)

2. 甲酸和草酸的还原性

(1)与高锰酸钾反应。

取 2 支试管,分别加入 10 滴甲酸、草酸,再各加入 10 滴 0.5%高锰酸钾溶液和 10 滴 3 mol/L 硫酸溶液,振摇后加热至沸,观察和记录现象并解释。

(2) 与托伦试剂的反应。

1) 托伦试剂的配制：取 1 支洁净的试管，加入 2 mL 0.05 mol/L 硝酸银溶液，再加入 1 滴 10% NaOH 溶液，然后边振荡边滴加 0.5 mol/L 氨水，至生成的沉淀恰好完全溶解，即为托伦试剂。

2) 取 1 支洁净的试管，加入 5 滴甲酸，用 10% NaOH 溶液中和至碱性。再加入 10 滴新配制的托伦制剂，摇匀，放入 50~60 ℃ 的水浴中加热数分钟，观察和记录现象并解释。

3. 酯化反应

取 1 支试管，加入 1 mL 无水乙醇和 1 mL 冰醋酸，再加入 5 滴浓硫酸，混匀后，将试管放在 60~70 ℃ 水浴中加热约 10 min，冷却后，加入 5 mL 水，振摇后静置，观察现象，嗅其为何种气味。

4. 水解反应

(1) 酰卤水解。

取 1 支试管，加入 2 mL 蒸馏水，随后加 10 滴乙酰氯，观察现象。反应结束后再加入 2% 硝酸银溶液 1 mL，观察记录现象。

(2) 酸酐水解。

取 1 支试管，加入 2 mL 蒸馏水，加入 10 滴乙酸酐，振荡摇匀，放入 50~60 ℃ 的水浴中加热数分钟，乙酸酐水解，可在试管口嗅到乙酸的气味。

5. 异羟肟酸铁盐反应

分别取 3 支试管，各加入 1 mL 0.5 mol/L 盐酸羟胺乙醇溶液，分别再加入 2 滴乙酸乙酯、2 滴乙酰氯和 2 滴乙酸酐样品。然后加入 5 滴 10% NaOH 溶液使其呈碱性，加热煮沸。冷却后用 5% HCl 酸化，随后加入 2 滴 $FeCl_3$ 溶液，观察 3 支试管是否有红色或者紫红色颜色出现，记录现象。

【结果与分析】

实验结果记录见表 2-3-3。

表 2-3-3 实验现象与分析

实验项目		实验现象	实验结果分析
羧酸酸性	酸性检验		
	与碱的反应		
	与碳酸钠的反应		
甲酸和草酸的还原性	(1) 与高锰酸钾反应		
	(2) 与托伦试剂反应		
酯化反应			

续表 2-3-3

实验项目		实验现象	实验结果分析
水解反应	酰卤水解		
	酸酐水解		
异羟肟酸铁盐反应			

【注意事项】

1. 做酯化反应实验时,水浴温度不能设置太高,时间不能太长,切忌液体沸腾。
2. 氨水有强烈的刺激性气味,有毒,能刺激和腐蚀人的呼吸道。
3. 浓硫酸有很强的腐蚀性,使用时要特别小心。
4. 配制银氨溶液时,氨水不能过量(防止生成易爆炸的物质),加热时不能振荡摇晃试管。
5. 乙酰氯久置会产生白色沉淀,会干扰实验结果,所以选用无色透明的乙酰氯。

【思考题】

1. 酯、酰卤、酸酐、酰胺的水解产物是什么?
2. 甲酸能发生银镜反应的原因是什么?
3. 如何用化学试剂鉴别甲酸、乙酸和水杨酸?

(白义萍 崔晓鸽)

任务四 含氮化合物的化学性质

【目的要求】
1. 通过实验掌握胺的化学性质。
2. 掌握伯胺、仲胺和叔胺的鉴别方法;掌握芳胺的定性分析。
3. 通过实验掌握氨基酸和蛋白质的性质。

【实验材料】
1. 仪器

烧杯、试管、酒精灯、胶头滴管、pH 试纸、试管架、试管夹、蒸发皿、量筒、玻璃棒、pH 试纸。

2. 试剂

蒸馏水、苯胺、尿素、亮氨酸溶液、2 mol/L 的盐酸溶液、甲胺、氨水、20% NaOH 溶液、5%的 $NaNO_2$、N,N-二甲基苯胺、5% NaOH 溶液、新制饱和溴水、饱和重铬酸钾溶液、$CuSO_4$ 溶液、茚三酮溶液。

【实验原理】

分子中含有氮元素的有机化合物称为含氮有机化合物。氨分子中的氢原子被烃基取代生成的化合物称为胺类(RNH_2 或 $ArNH_2$),因此胺是具有碱性的物质,胺能够和强酸作用生成稳定的盐,当遇到强碱又游离出胺。胺可分为脂肪胺和芳香胺。其碱性强弱如下:脂肪胺>氨>芳香胺。

$$R—NH_2+H_2O \rightleftharpoons R\overset{+}{N}H_3+OH^-$$

伯胺、仲胺、叔胺均可与亚硝酸作用,但产物不同,反应现象也不同,可用来鉴别这三种胺。伯胺与亚硝酸盐反应首先生成重氮盐。仲胺与亚硝酸反应是在胺的氮原子上发生硝基化,生成黄色油状物的 N-亚硝基胺。脂肪叔胺与亚硝酸盐生成不稳定亚硝酸盐,芳香叔胺生成绿色固体 C-亚硝基胺。

芳香胺的代表物为苯胺,苯胺能够和溴水反应,在苯环上发生溴代反应,生成 2,4,6-三溴苯胺白色沉淀。苯胺容易被重铬酸钾氧化,生成苯胺黑。

酰胺在酸性或碱性溶液中发生水解,在碱性溶液中经加热后水解放出氨,这是酰胺的共性。尿素为酰胺,水解放出氨气,尿素加热至熔点以上生成缩二脲,其碱性溶液与稀硫酸酮溶液发生颜色反应。蛋白质也能发生缩二脲反应。

氨基酸是组成蛋白质的基本单位,氨基酸通过肽键连接而成蛋白质分子,蛋白质可与某些试剂作用而呈特殊的颜色反应,反应十分灵敏,常用作蛋白质或某些氨基酸的定性鉴定和定量鉴定。蛋白质是两性化合物,具有酸和碱的双重性质。如果调节蛋白质溶液的 pH 使蛋白质恰成两性离子,则既不向正极亦不向负极移动,此时溶液的 pH 就是蛋白质的等电点 pI。在等电点蛋白质的溶解度最小,容易沉淀。

蛋白质颗粒表面的水化膜和蛋白质颗粒带有的电荷是蛋白质在溶液中稳定的主要因素,若在其溶液中加入无机盐类至一定浓度,蛋白质即从溶液中析出,这种现象叫盐析。加入重金属盐类和三氯醋酸则能与蛋白质作用形成不溶性的蛋白质盐而沉淀变性。

知识拓展

N-亚硝基化合物

N-亚硝基化合物简称亚硝胺,是广泛存在于熏肉、烟草、啤酒等中的强烈致癌化学物质。N-亚硝胺需要在体内代谢为活性物质才能致癌,N-亚硝酰胺类能直接在作用部位与 DNA 结合致癌。目前尚未发现能够抵抗 N-亚硝基化合物的致癌作用的物质,并且多种给药途径也会诱发肿瘤,反复多次接触,或一次大剂量给药都可能诱发肿瘤,且有剂量-效应关系。

【实验步骤】

1. 胺的反应

(1)胺的成盐反应。

取 1 支干净的试管,加入 1 mL 蒸馏水,然后滴加 5 滴苯胺,振荡,观察苯胺是否溶于水(呈乳浊液),然后向试管加入 2 mol/L 的盐酸溶液,边滴加边振荡,可以看到溶液变为澄清液体。然后再加入 3~4 滴 20% NaOH 溶液,振荡摇匀,看有什么变化,并记录结果。

(2)胺的碱性实验。

取 3 支试管,分别加入 1 mL 蒸馏水,然后各滴加 5 滴甲胺、苯胺、氨水,振荡摇匀,用 pH 试纸检测,比较其碱性强弱,记录结果。

(3)与亚硝酸反应。

1)伯胺与亚硝酸反应。

取 1 支试管,先加入 5 滴甲胺,然后分别加入 5 滴 2 mol/L 的盐酸溶液和 5 滴蒸馏水,振荡试管置于冰水中冷却。然后边振荡边滴加 5% 的 $NaNO_2$ 溶液 4 滴,观察并记录实验结果。

2)仲胺与亚硝酸反应。

取 1 支试管,加入 5 滴 N,N-二甲基苯胺,后加入 10 滴 2 mol/L 的盐酸溶液和 10 滴蒸馏水,振荡混匀,置于冰水中冷却 5 min,然后边振荡边滴加 5% 的 $NaNO_2$ 溶液 4 滴,溶液中立即产生黄色油珠。观察并记录实验结果。

3)叔胺与亚硝酸反应。

取 1 支试管,加入 5 滴 N,N-二甲基苯胺,后加入 10 滴 2 mol/L 的盐酸溶液和 10 滴蒸馏水,振荡混匀,置于冰水中冷却 5 min,然后边振荡边滴加 5%的 $NaNO_2$ 溶液 4 滴,有黄色固体(对亚硝基-N,N-二甲基苯胺盐酸盐)析出,随后加入 5% NaOH 溶液中和至碱性后,沉淀变成绿色(对亚硝基-N,N-二甲基苯胺)。观察并记录实验结果。

(4)芳胺的溴代反应。

取 1 支试管,加入 2 mL 蒸馏水,然后滴加 2 滴苯胺,振荡混匀至全部溶解,然后逐滴加入新制饱和溴水,立刻出现白色浑浊并有沉淀析出。观察并分析实验结果。

(5)芳胺的氧化反应。

取干燥的蒸发皿,滴入 2 滴苯胺,然后加入 2 滴 2 mol/L 的盐酸溶液、2 滴饱和重铬酸钾溶液,用玻璃棒搅拌混匀,观察并记录分析实验结果。

(6)重氮化-偶联反应。

在试管中加入 5 滴苯胺,1 mL 水和 10 滴浓盐酸,混匀后将试管放入冰水中冷却至 0~5 ℃,边摇边逐滴加入 10%亚硝酸钠至使碘化钾淀粉纸恰变为蓝色为止。将混合液分为两份,一份微热,另一份逐滴加入 10%β-苯酚碱溶液 2~3 滴,观察和记录反应现象并解释原因。

2. 酰胺的水解

取 1 支试管,加入 20%尿素溶液 1 mL,再加入 10% NaOH 溶液 1 mL,小心将试管加热,并把湿润的红色石蕊试纸散在管口,观察现象并记录分析实验结果。

3. 缩二脲反应

(1)缩二脲反应。

取 1 支干燥试管,放入少许尿素加热至熔化,有氨气产生,至无氨气气味时,白色的熔化物即为缩二脲。在冷却的缩二脲试管中加入 10% NaOH 溶液 1 mL,振摇加入 2% $CuSO_4$ 溶液 3 滴,微热,观察呈现的颜色。

(2)蛋白质的缩二脲反应。

在 1 支试管内加入蛋白质溶液 1 mL,10%的 NaOH 溶液 2 mL,然后加入 2% $CuSO_4$ 溶液 3~4 滴,振摇,观察出现的颜色。

4. 氨基酸、蛋白质的反应

(1)蛋白黄色反应。

取蛋白质溶液 1 mL 于试管中,加入浓硝酸 4 滴,有何现象产生?缓缓加热,又有什么变化?静置冷却以后加入 10% NaOH 溶液 2~6 滴,又有什么变化?

(2)茚三酮反应。

在 2 支试管中分别加入 1%亮氨酸溶液和 5%蛋白质溶液 1 mL 和数滴茚三酮溶液,摇匀,加热 1~2 min,放置冷却,观察现象。

(3)蛋白质的盐析。

取 1 支试管,加入蛋白质溶液 2 mL,再分次用药匙加入固体硫酸铵,每加一药匙后,摇动该试管,使硫酸铵完全溶解,当硫酸铵浓度达到一定程度时,观察试管中有何现象发生。

【结果与分析】

实验结果记录见表2-3-4。

表2-3-4 实验现象与分析

实验项目			实验现象	实验结果分析
胺的反应	胺的成盐反应			
	胺的碱性实验			
	与亚硝酸反应	伯胺		
		仲胺		
		叔胺		
	芳胺的溴代反应			
	芳胺的氧化反应			
	重氮化-偶联反应			
	酰胺的水解			
缩二脲反应	缩二脲反应			
	蛋白质的缩二脲反应			
氨基酸、蛋白质反应	蛋白黄色反应			
	茚三酮反应			
	蛋白质的盐析			

【注意事项】

1. 大部分亚硝基化合物已被证实有致癌作用,应避免直接接触,并按要求立即消除所有溶液。
2. 氨水有强烈的刺激性气味,有毒,能刺激和腐蚀人的呼吸道。
3. N,N-二甲基苯胺为剧毒品,有血液和神经毒性,还有致癌性,使用时避免直接接触,实验应在通风橱中进行。
4. 亚硝酸很不稳定,故在实验中用亚硝酸钠与盐酸作用产生亚硝酸,且在冰水上(低温下)进行反应。

【思考题】

1. 如何鉴别伯胺、仲胺和叔胺?
2. 如何区别芳香胺和脂肪胺?
3. 什么是缩二脲反应?哪些物质能发生缩二脲反应?

(白义萍 崔晓鸽)

任务五 糖的化学性质

【目的要求】
1. 掌握糖类的鉴别方法。
2. 熟悉糖的化学性质。
3. 掌握区别酮糖和醛糖的方法。

【实验材料】
1. 仪器

水浴锅、试管、滴管、量筒、烧杯、玻璃棒、红色石蕊试纸。

2. 试剂

蒸馏水、5%葡萄糖、5%果糖、5%麦芽糖、5%蔗糖、5%淀粉、碳酸钠、硝酸银试液、5%的氢氧化钠、2%的氨水、班氏试剂、莫立许试剂、浓硫酸、间苯二酚盐酸溶液(塞利凡诺夫试剂)、碘液、盐酸苯肼-醋酸钠溶液。

【实验原理】

糖类是指多羟基醛或多羟基酮以及它们的脱水缩合产物和衍生物。根据水解情况,可以分为以下三类:单糖($C_6H_{12}O_6$),不能水解的多羟基醛或多羟基酮,如葡萄糖、果糖、核糖;低聚糖($C_{12}H_{22}O_{11}$),又称寡糖,是水解后能生成2~10个单糖分子的糖,如蔗糖、麦芽糖、乳糖;多糖($C_6H_{10}O_5)_n$,又称高聚糖,是水解后能生成10个以上单糖分子的糖,如糖原、淀粉、纤维素。

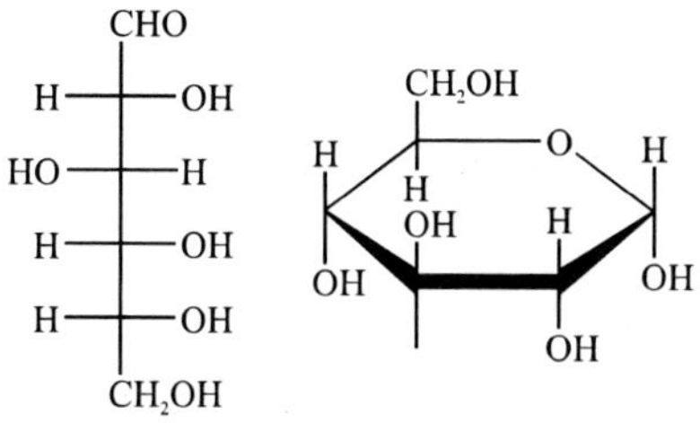

葡萄糖 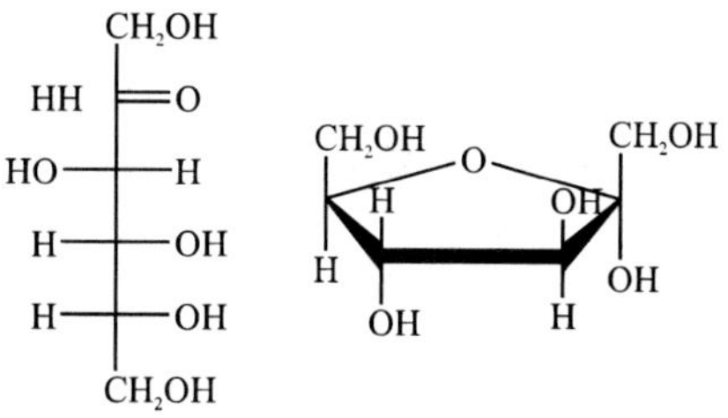　　　　　　　　　果糖

单糖在强酸中受热,可发生分子内脱水反应,生成含呋喃环的醛或酮,均可与酚类缩合成有色化合物,可用于鉴定糖类。如与Molish试剂反应生成美丽紫色环,常被作为鉴别糖的定性反应。

$$糖(水溶液) \xrightarrow[\text{浓硫酸}]{\text{莫立许试剂}} 紫色环$$

单糖根据分子中羰基位置不同,分为醛糖和酮糖,能够与碱性弱氧化剂发生氧化反应,可以被托伦试剂氧化产生银镜,与班氏试剂和斐林试剂反应生成砖红色沉淀。能与托伦试剂、班氏试剂和斐林试剂反应的称为还原糖,不能与其反应的糖称为非还原糖。

$$单糖 + Ag^+ (配离子) \longrightarrow 糖酸 + Ag \downarrow$$

$$单糖 + Cu^{2+} (配离子) \longrightarrow 糖酸 + Cu_2O \downarrow$$

果糖可以与间苯二酚盐酸溶液(塞利凡诺夫试剂)加热反应,生成鲜红色产物,而葡萄糖的显色反应慢 15~20 倍,利用此特性可区别果糖和葡萄糖。

还原性糖与盐酸苯肼生成的糖脲有良好的结晶和一定的熔点,难溶于冷水,且生成的速度和结晶形状及熔点均因糖的不同而异。因此,可利用糖脲的生成鉴别各种糖。

蔗糖为最常见的二糖,由于蔗糖分子中没有苷羟基,在水溶液中不能互变异构化为开链结构,所以蔗糖没有变旋光现象,也没有还原性,是非还原二糖。但蔗糖在酸或酶的作用下可水解生成果糖和葡萄糖,其水解产物具有还原性。

多糖是由许多单糖分子通过苷键结合而成的高分子化合物,一般不具有还原性。例如淀粉不与班氏试剂作用,但在酸存在下,加热水解后生成各种糊精、麦芽糖,最后变为葡萄糖,因而与班氏试剂起反应,并且随着淀粉分子的逐步水解,各种水解产物与碘作用呈现蓝、紫、红、黄至无色。

【实验步骤】

1. 糖的颜色反应

(1) Molish 实验。

取 5 支试管,分别放入 5%葡萄糖、5%果糖、5%麦芽糖、5%蔗糖、5%淀粉各 1 mL,再加入莫立许试剂 2 滴,混匀,倾斜 45°缓缓加入浓硫酸 1 mL,静置,注意观察各管紫色环出现时间的先后、环的宽度、颜色深浅,并做好记录。

(2) 塞利凡诺夫实验。

取 4 支试管,分别加入蒸馏水、葡萄糖、果糖、蔗糖溶液各 1 mL,然后再加入 1 mL 塞利凡诺夫试剂,混匀,置于沸水浴中加热 2 min,观察颜色变化,并记录结果。

2. 糖的还原性

(1) 班氏试剂反应。

取 4 支试管,分别加入班氏试剂 1 mL,再分别加入葡萄糖、果糖、麦芽糖和蔗糖各 10 滴,混匀,放入水浴锅加热 5 min,观察试管内的颜色变化并取出静置后观察现象,记录结果。

(2) 银镜反应。

取 1 支干净的试管,加入 4 mL 5%的硝酸银,加入 1 滴 5%的氢氧化钠,振摇试管同时加入 2%的氨水,直至沉淀溶解,得银氨溶液。

将溶液分配到 4 支试管中,再分别滴入 10 滴葡萄糖、果糖、蔗糖和麦芽糖,振摇后放入水浴锅加热 6 min,观察现象并记录。

3. 蔗糖的水解

取 1 支试管,加入蔗糖 1 mL,再加入 3 mol/L 的硫酸 3 滴,将试管放入水浴锅加热 10 min,取出冷却,用 10% 碳酸钠调 pH 至碱性(红色石蕊试纸变蓝),加入班氏试剂 1 mL,将试管放入水浴锅加热 4 min,观察现象并记录。

4. 糖脎的生成

取 4 支试管,分别加入 2 mL 5% 葡萄糖、5% 果糖、5% 麦芽糖、5% 蔗糖,然后再各加入 1 mL 盐酸苯肼-醋酸钠溶液。放在沸水中加热,注意各试管中黄色沉淀出现的先后顺序,0.5 h 后,取出试管,放置冷却,继续观察。

5. 淀粉的性质

(1)与碘液的反应。

取 1 支试管,加入 5% 的淀粉 10 滴,再加入 2 mL 的蒸馏水,最后滴入碘液 1 滴,观察现象并记录。

(2)与班氏试剂反应。

取 1 支试管,加 5% 的淀粉 5 滴,再加入班氏试剂 1 mL,将试管放在沸水浴中加热 5~6 min,看试管前后有无变化。其原因是什么?

(3)水解反应。

取 5% 淀粉液 10 mL,置于 50 mL 三角瓶中,再加入 3 mol/L H_2SO_4 2 mL,加热过程中不断加入蒸馏水,以防溶液蒸干。每隔 2 min,用滴管吸出 1 滴反应液于白瓷板上,加碘液 1 滴,观察现象,记录与碘液生成的颜色。待反应液与碘液不再显色时,再煮沸 2~3 min。放冷,加入 10% 碳酸钠中和后(石蕊试纸变蓝),再加班氏试剂 5~10 滴,置于水浴中煮沸 2~3 min,观察结果。

【结果与分析】

1. 实验结果记录(表 2-3-5)

表 2-3-5 实验结果记录

	Molish 实验	塞利凡诺夫实验	班氏试剂反应	银镜反应	蔗糖的水解	糖脎的生成
蒸馏水						—
5% 葡萄糖					—	
5% 果糖					—	
5% 麦芽糖					—	
5% 蔗糖						
5% 淀粉		—	—		—	—
实验结果分析						

2.淀粉的性质(表2-3-6)

表2-3-6 实验结果与分析

项目	实验现象	实验结果分析
与碘液的反应		
与班氏试剂反应		
水解反应		

【注意事项】

1. Molish试剂为α-萘酚的醇溶液,添加Molish试剂时切记充分摇匀,加浓硫酸时用移液管沿管壁缓慢加入,切勿摇动。

2. 塞利凡诺夫实验应注意盐酸和葡萄糖浓度不宜过高,观察颜色反应时,加热时间不宜过长。

3. 实验所用的蔗糖必须纯净,否则再与班氏试剂反应时可能会出现假阳性反应。

【思考题】

1. 简述糖的分类及代表性的糖。
2. 实验中所用的五种糖,哪种具有还原性?
3. 蔗糖和麦芽糖都属于双糖,为什么麦芽糖具有还原性而蔗糖无还原性?
4. 如何用化学方法鉴别葡萄糖、果糖、麦芽糖、淀粉和蔗糖?

(白义萍 崔晓鸽)

任务六　分子模型

【目的要求】
1. 帮助加深对有机分子立体结构的理解;掌握立体异构的涵义和类别。
2. 学会用立体概念理解平面图形以及某些特有的现象和性质。
3. 树立空间概念,培养学生对分子立体结构的思维能力。

【实验材料】
球棍模型一套。

【实验原理】
建立有机化合物的分子模型,对理解与掌握有机化合物的结构有很大的帮助,且能进一步帮助了解结构和性质之间的关系。通常建立有机化合物的分子模型是凯库勒分子模型(球棍模型),常用各种颜色的球来代表各种原子。例如黑色球代表碳原子,白色球代表氢原子,红色球代表氧原子,蓝色球代表氮原子等。

【实验步骤】
1. 烷烃的空间结构及乙烯、苯的分子模型

(1)甲烷:取一个四面体碳原子模型,四根棍上各套一小白球(代表 H 原子),得到甲烷的分子模型。观察其立体模型。画出其透视式(伞形式或锯架式)。

(2)乙烷:取两个碳原子,用一根棍连接,余下的六根棍上各套一小白球。它的碳碳单键旋转后,构型是否发生变化?画出其透视式。

(3)丙烷:取三个碳原子,用两根棍连接,余下的八根棍上各套上一个小白球。

(4)丁烷:取出四个碳原子,用三根棍连接,余下的十根棍上各套上一个小白球。注意丁烷碳链的连接顺序,有无碳链异构体的出现,丁烷有几个碳链异构体?

(5)乙烯:取若干球棍,制作乙烯分子模型,与甲烷分子比较,乙烯分子模型是平面的还是立体的?碳碳双键能否自由旋转?画出其投影式(平面展开式)。

(6)苯:取若干球棍,组成苯分子模型。它是不是平面的?碳碳键键长是否相等?画出其投影式(补上大 π 键)。将三个乙烯分子依次连接成环,与苯分子模型比较有什么区别?

2. 立体异构

(1)顺反异构(几何异构)。

由于碳碳双键(或碳环)不能旋转而导致分子中的原子或原子团在空间的不同排列而产生的立体异构称顺反异构或几何异构。

1)2-丁烯:组成 2-丁烯的分子模型,把任一个碳上的 H 与 CH_3 互换位置,得到另一

构型的 2-丁烯。二者能否重合？分别画出平面投影式，注明顺/反及 Z/E。

2）丁烯二酸：组成丁烯二酸的两种分子模型（可用不同颜色球代表羧基和甲基），画出其投影式并分别注明顺/反型及 Z/E 型。

3）1,4-二甲基环己烷：组成 1,4-二甲基环己烷的两种构型的分子模型。把环看作一个平面，根据两个甲基在环平面同侧还是异侧，得到两种不同的构型，分别画出平面投影式，注明顺/反。

(2) 对映异构（光学异构）。

凡具有手性的分子一般就有旋光活性。一个分子是否有手性可以看分子中是否有对称面、对称中心或交替对称轴，没有对称因素的分子是手性分子，使有机分子具有手性的最普遍因素是手性碳原子（或不对称碳原子 C∗）的存在。旋光异构体的数目一般为 $2n$（n 为手性碳原子的数目）。

对映异构体结构常用费舍尔（Fischer）投影式表示，投影方法为：①将立体模型的主碳链竖立放置；②编号小的链端在上方，指向后方，其余 2 个手性碳原子连接的横键指向前方，即横前竖后；③手性碳原子置于纸面中心，以十字交叉线的交叉点进行投影。

操作步骤：（用不同颜色小球代表不同基团）

1）组成两种乳酸的分子模型，画出其投影式，并标明 D-型、L-型及 R-型、S-型。观察这两个模型能够互相重合还是互为镜像。

2）组成四种 2,2,3-三羟基丁醛的分子模型，观察它们能否互相完全重合。指出其中的对映体和非对映体。画出投影式，并标明手性碳原子及手性碳的 R 或 S 构型。

3）组成 2,3-二羟基丁二酸（酒石酸）分子的所有旋光异构体的模型并画出它们的投影式。分别标明 C_2、C_3 的 R 或 S 构型。指出其中的对映体和内消旋体。

(3) 构象。

由于 C—C 单键旋转而产生的原子或原子团在空间不同的排列叫构象。

1）乙烷的构象：组成乙烷的分子模型。旋转 C—C 单键，使成重叠式及交叉式。分别观察前后两个碳上 H 原子的空间相对位置，画出透视式（伞形式或锯架式）及投影式（纽曼投影式），指出其稳定构象。

2）丁烷的构象：旋转丁烷分子模型中 C_2 和 C_3 之间的单键，观察由于存在两个较大的甲基（可用有色球或有色套管当作甲基）而形成的全重叠、邻位交叉、部分重叠及对位交叉四种典型构象。画出各构象的纽曼投影式并注明其旋转角度，并指出最稳定和最不稳定的构象。

3）环己烷的构象：组成环己烷的椅式构象和船式构象。观察船式、椅式两种构象中各氢原子间的距离和相对位置。注意观察船式中船身的两对碳原子是重叠式，船头及船尾的氢原子距离特别近；而椅式的各相邻碳原子都是邻位交叉式。比较船式和椅式构象的稳定性。

4）甲基环己烷的构象：组成甲基环己烷的椅式构象，此时甲基在 a 键还是 e 键？扭转模型得到另一椅式构象,此时甲基在 α 键还是 e 键?哪一个是优势构象?画出两个椅式构象的透视式及纽曼投影式。从纽曼投影式中分析,为什么甲基位于 e 键时稳定?

3. 糖类化合物

D-葡萄糖开链结构中有四个手性碳,都有一定的构型。变为环状结构后,端基碳 C 变为手性碳,又有 α-和 β-两种不同的构型。糖的结构常用费歇尔投影式或哈瓦斯式表示,环状结构的吡喃环与椅式环己烷构象相似,基团与环相连的键有 α 键、e 键之分,因此,环状结构应以构象式表示,以大基团—OH,—CH_2OH 在 e 键为优势构象。

以各色小球组成 D-吡喃葡萄糖和 D-呋喃果糖的 α-型和 β-型的构象模型。观察各构象中各基团的空间排布情况,理解各构象的稳定性。

【思考题】

1. 简述有机化合物中的立体异构现象的类型以及产生的原因。构象异构体和构型异构体有什么区别?

2. 简述外消旋体和内消旋体的异同点。

(崔晓鸽　张梦飞)

模块三 分析化学实验

分析化学实验基础知识

一、分析化学实验的任务

分析化学是化学的一个重要分支,是研究获取物质化学组成和结构信息的科学,是一门实践性很强的学科。分析化学实验是分析化学的重要组成部分,是药学和医学检验技术专业的主要基础课程之一,也是学生入学后第一门可以建立准确"量"概念的课程。分析化学实验课和理论课紧密结合,但又是一门独立的学科,包括化学分析和仪器分析两部分。

分析化学实验课的任务是:

(1)加深学生对分析化学基本概念的理解,并学会运用分析化学的基本理论指导实践工作。

(2)培养学生学会独立设计分析方案、解释实验现象、解决实际问题,做到理论联系实际,提高学生创新能力。

(3)使学生正确熟练地掌握化学分析和仪器分析的基本操作和技能,学会正确合理地选择实验条件和实验仪器。

(4)培养学生认真观察实验现象、准确记录实验数据、正确处理实验数据及正确表达分析结果的能力。

(5)培养学生实事求是的科学态度,勤俭节约的优良品质,环保意识,相互协作的团队精神,严谨的科学作风,认真、细致、整洁的科学习惯,为学习后续课程和将来从事实际工作奠定良好的基础。

二、分析化学实验的要求

1. 认真预习

实验前应认真阅读实验教材,明确实验目的和要求,复习与实验有关的理论知识,理解分析方法和分析仪器工作的基本原理,熟悉实验内容和操作程序及注意事项,提出不清楚的问题,以便做到对所做的实验心中有数,而不是单纯的照搬照抄。

2. 遵守实验室纪律

(1)不能迟到、早退。不能无故随意地和其他实验组同学对调实验。

(2)不可无故缺席实验课,每学期两次及两次以上无故缺席的同学,实验课成绩记为不合格。

3. 实验前的准备

实验课出席必须穿着实验服,准备必要的文具(中性笔、圆珠笔、铅笔、直尺、橡皮等)以及实验报告册。

4. 实验过程

(1)按要求完成实验内容,并严格遵守实验室安全守则,同时保持实验桌及地面的清洁卫生,及时擦净实验桌面上的灰尘、水滴及试剂等,废弃称量纸、滤纸、毛细管等及时扔到垃圾桶,不能随意丢在实验室地面或者桌面上,更不能随意丢弃到水池内。

(2)重视原始数据的记录,并妥善保存,以实事求是的科学态度对待实验结果,如果实验数据未能达到实验要求,应认真思考原因,必要时可以重做,不可随意涂改或抄袭实验数据。

(3)实验仪器必须严格按照规范操作使用,基本操作的正确与否与熟练程度是评定定量分析实验课成绩的重要依据。爱护实验仪器设备,实验过程中如发现仪器工作不正常,应及时报告授课教师处理。

(4)公共试剂和器材用后应及时放回指定位置。

5. 实验结束

(1)认真整理、分析、归纳实验结果,及时书写实验报告册并按时交回。实验报告一般包括实验目的、实验仪器及试剂、实验原理、实验步骤、实验数据(或图谱)及分析数据处理过程、实验结果及分析、思考题等。实验报告应简明扼要,图表清晰。

(2)清洗并收回全部实验仪器及试剂到指定位置,值日生应擦净桌面,将试剂、仪器摆放整齐,关闭水闸、电闸,经授课教师允许后方可离开实验室。

(王煜惠 李 方)

实验数据的记录与处理

在分析化学实验中,为了获得准确的实验结果,不仅要求我们要严格按照实验的操作规程进行实验,还要能够及时、准确地记录实验数据,并对所得到的数据进行科学的整理、计算和分析,以便得到完整、正确的分析报告。

一、实验记录

实验记录是对整个分析实验的记录,是分析结果中原始数据的来源,亦是书写分析报告的依据。为了保证分析结果的准确性,要求实验的记录必须真实、完整、规范、清晰。

(一) 基本要求

(1) 实验前,分析人员必须准备专门的实验记录本,专门用于记录实验相关内容,并标有页码,不得任意撕掉,更不能将实验相关内容记录在小纸片、草稿纸、手上或者其他地方。

(2) 应真实、规范、准确、及时记录实验过程中所用的仪器及试剂、实验条件、实验步骤、实验现象、实验数据和实验结果等。记录过程要坚持实事求是、科学严谨的工作作风,切勿随意更改、胡乱拼凑、涂改数据。如有记录错误、重做实验或舍弃的数据,可划掉重写,但应保留原有痕迹。

(3) 进行实验记录时,对于文字记录,应条理清晰、表达准确、字迹清楚;对于数据记录,要根据仪器的精度明确数据的有效数字,采用较为简明的方法如列表法记录,尽量做到前后一致。

(4) 不得用铅笔、消字笔等书写实验记录,应使用签字笔、圆珠笔、钢笔等书写。

(二) 数据记录

有效数字是指在分析工作中实际能测量到的数字。有效数字不仅表示数值的大小,还反映了测量仪器的精确程度。在分析工作中,对于测量数据的记录,只允许保留一位可疑数(即只有末尾数欠准),其他均为准确值,即应记录至仪器最小分度值的下一位,有效数字的位数必须与所使用的测量仪器和分析方法的准确程度相符合。因此,实验数据的记录应严格遵循有效数字的记录原则。例如,用万分之一的分析天平称量时可准确到

0.000 1 g,即应记录至小数点后第四位。如用分析天平称某试样的质量为 0.264 3 g,是四位有效数字,其中 0.264 是准确数字,最后一位数字 3 为可疑数,可能存在±0.000 1 g 的误差,即该试样的实际质量为(0.264 3±0.000 1) g 范围内的某一数值。若将该试样的称量结果写成 0.264 g,则该试样的实际质量应为(0.264±0.001) g 范围内的某一数值,这样就意味着此次测量的精确程度直接降低了一个数量级。实验室常用移液管、滴定管的读数应记录至小数点后第二位。如用 NaOH 标准溶液滴定 HCl 溶液时,消耗 NaOH 标准溶液的体积为 25.64 mL,即表示实际上消耗 NaOH 标准溶液的体积应为(25.64±0.01) mL 范围内的某一数值。若直接写成 25.6 mL,则所消耗 NaOH 标准溶液的体积为(25.6±0.1) mL 范围内的某一数值,又人为地将精确程度降低了一个数量级。

因此,在分析工作中,对于实验数据的记录应根据所使用仪器的精度如实记录,切勿随意增添或减少数值的位数。

二、数据处理和结果计算

(一) 有效数字的修约

在定量分析中,由于每个步骤中测量的准确程度各不相同,所以有效数字的位数可能存在差异。这样,在进行数据处理时,计算结果的有效数字的位数尤其是误差最大的数值必然会受到测量值有效数字位数的限制。因此,在进行数据处理时,往往需要舍弃有效数字位数较多的测量值中多余的数字,该过程即为有效数字的修约。

根据国家标准 GB/T 8170—1987《数值修约规则》,有效数字的修约采取"四舍六入五留双"的规则来进行。即当被修约的数字≤4 时,则舍去;当被修约的数字≥6 时,则进位;当被修约的数字为 5 时,如果 5 后的数字不为 0 则进位,如果 5 后的数字为 0 或无数字时,则看 5 前一位的数字是奇数还是偶数,"奇进偶舍"。例如,将下列测量值修约为 4 位有效数字:0.243 21→0.243 2,1.658 6→1.659,0.674 51→0.674 5,0.274 65→0.274 6,0.274 35→0.274 4。

另外,对于有效数字的修约应一次修约到位,不得分次修约;如果被修约的数据是相对标准偏差或相对平均偏差,则不能人为地提高准确度和精密度,原则上应只进不舍。例如,将某计算结果的相对标准偏差 0.113 2% 修约为两位有效数字,则应为 0.12%。在表示准确度或精密度时,一般只取一位有效数字,至多两位有效数字。

(二) 数据处理

在实际分析工作中,往往需要对某一份试样进行平行测定,此时便会得到一组测量结果。在这一组测量结果中有时会出现个别与其他测量值相差较大的数据,我们称之为可疑值或逸出值。对于可疑值,需要首先排除是否是由于实验中的过失所造成的,如果是则直接排除,否则应采用统计学的方法进行检验,再决定其取舍,一般常采用 Q 检验法

或 G 检验法。

对这一组平行测量数据进行可疑值的取舍后,还需对其进行精密度考察及系统误差的校正。精密度的考察一般采用标准偏差或相对标准偏差来进行衡量,也可采用平均偏差或相对平均偏差。如果考察结果显示其精密度不符合分析要求,则表明该测定中存在较大的偶然误差,可适当增加平行测定次数后重新进行考察。系统误差的校正一般用对照实验、空白试验、校准仪器及回收试验等方法进行,对分析结果要求较高时最好通过 t 检验法来确定分析方法是否存在系统误差。

(三) 分析结果的计算

在分析结果的计算中,每个测量值的误差均会随着计算传递到分析结果中,也就是说测量值的误差必然会对分析结果的准确度产生一定的影响。因此,根据误差的传递规律,有效数字的运算应当遵循"先修约,后计算"的原则。若有效数字的运算是几个数据的相加或相减,有效数字位数的保留应以绝对误差最大即小数点后位数最少的数据为依据进行修约,以使计算结果的误差与数据中绝对误差最大的保持相当;若有效数字的运算是几个数据的相乘除,则应以相对误差最大即有效数字位数最少的数据为依据来修约,以使计算结果的误差与数据中相对误差最大的保持相当;另外,当涉及对数运算时,对数的位数应与真数有效数字的位数一致,乘方或开方时,有效数字的位数保持不变;最后还需对分析结果的有效数字进行合理的取舍,才能保证最终分析结果的准确度。

三、实验数据的表达

通过分析实验获取的实验数据,应根据实验目的进行有效的整理、归纳,并用适当、简明、准确的方式进行表达。一般常用的方法有列表法、图解法和数学方程式表示法。

(一) 列表法

列表法是指将实验数据按照一定的规律用表格的方式表示出来。该法能够同时表示出不同变量之间的相互关系,简单直观,形式紧凑,对应关系清晰明了,便于进行比较分析。列表时应注意以下几点:

(1) 每一个表格均应有表号和表题,表题要简明扼要,最好可以说明表格的属性,如果表题难以表明表中数据的含义,可在表格下方添加附加说明,如数据的来源、有关的实验条件等对表中数据加以说明。

(2) 在将实验数据进行列表时,自变量和因变量应按照一定规律,其中自变量通常设置为整数,其间距应适当,不宜过大或过小,能够均匀地递减或递增。

(3) 表格中应标明名称和单位,对于常用的名称及单位尽量用符号表示,如 V/mL、m/kg、$T/\text{℃}$ 等。

(4) 数值的书写应统一,数值为零时应写为"0",数值空缺时应写为"—"。如果数值为小数,应使表中同一列的小数点上下对齐,以便于进行对比。另外,如果需要对某一数据进行特别说明,应在数据的右上角作标记,如"*"或"#",并在表格下方附加说明。

(5) 对表格中数值有效数字的位数适当取舍。

(6) 表格的形式是多种多样的,在实际分析工作中,应结合实际情况来选用。

(二) 图解法

图解法是用作图的方式表示实验数据的方法,即将实验数据根据自变量与因变量之间的对应关系绘制成图形,并从中得出分析结果。该法便于显示数据的变化趋势,如最高点、最低点、转折点、周期性等,简明直观,便于比较。作图时应注意以下几点:

(1) 图中应标明图号、图题,必要时可附加图注。

(2) 作图时多采用直角坐标系,横坐标 x 轴为自变量(如浓度、体积、波长等),纵坐标 y 轴为因变量(如质量、pH、吸光度等)。如果变量之间为非线性关系,可将其通过取对数变为线性关系;当然也可根据需要选择其他类型的坐标系。坐标轴应标明名称和单位,且多用符号表示。

(3) 在直角坐标系中为了更好地展现图形的特性,两个变量的变化范围应在两轴上表示的长度相近;坐标轴的分度也要尽可能与所用仪器的分度一致,以便从图中获取的数值的有效数字能够与测量值的有效数字保持一致,从而体现仪器测量的精确程度。

(4) 作图时应先找到测量值在坐标系中所对应的点并标出,然后根据点的分布情况绘制成图。如果绘制的图为一条直线,直线应尽可能通过较多的点,无法通过的点应均匀地分布在直线的两侧;如果绘制的图为一条曲线,宜在曲线的极值、转折处多取一些点,以保证曲线的准确性。如果存在个别数据远离曲线,又无法判断被测物理量在此处的变化情况,可重复实验以判断该点能否代表变量间的某些规律。另外,需注意曲线要均匀而光滑,不能为折线。

(5) 如果在同一图中需绘制多条曲线,注意各组数据点应用不同的符号表示或者用不同的颜色加以区别;需要标注时,多用阿拉伯数字或字母,简单明了;并在图下注明各标注的含义。

(6) 作图应能反映测量的准确度和精度;易于从图中读取数据;图面要完整、简洁、美观。

(三) 数学方程式表示法

数学方程表示法是用数学方程表示变量间关系的方法,又叫解析法。数学方程式表示法通常先将实验数据进行归纳整理,再从中找到各个物理量之间的函数关系式,如求微分、积分等。在分析化学中最常用的解析法是回归方程法,即对两变量的各数据进行回归分析,求出回归方程,再通过回归方程求出被测组分的量(或浓度)。这种方法既简单直观,又能快速准确地进行相关结果的计算。

四、实验报告

(1)分析实验完成之后,应及时对已完成的实验进行分析、总结,并形成书面报告,即实验报告。

(2)一般分析实验的报告应包括实验标题、实验目的、实验原理、仪器与试剂、实验内容与步骤、实验结果、问题讨论等几个方面。

(3)实验编号、实验名称、实验日期、实验者等也属于实验标题部分,除此之外还应注明室温、湿度等。

(4)实验目的应说明实验的目的与基本要求。

(5)实验原理应阐明实验的基本原理,主要用文字或化学反应式进行简要说明。

(6)仪器与试剂需标明仪器的名称、型号,玻璃仪器的规格、数量,试剂的名称、规格、浓度等。

(7)实验内容与步骤应将实验步骤进行简要描述,也可用流程图表示。

(8)实验结果中应将实验所测数据进行归纳整理,并用相关公式进行计算,再以文字、表格或图形的形式进行表示,最后对实验结果作出明确结论。

(9)问题讨论中应结合实验中出现的现象和问题加以分析与讨论,对产生的误差或实验失败的原因进行探讨,总结经验教训,以提高自己分析和解决问题的能力。

(李　方　王煜惠)

项目三
电子天平和称量实验

任务一 电子天平的基础知识

一、电子天平的基本构造、原理

电子天平是新一代天平,应用广泛,也是定量分析工作中最重要且常用的精密仪器。它的特点是性能稳定、操作便捷、准确快速以及灵敏度高等。电子天平的准确度直接影响分析结果的准确与否,因此了解电子天平的原理以及使用方法是非常有必要的。

电子天平是依据电磁力平衡原理制备而成的,其中电子装备能够通过电磁力的补偿进行平衡的调节,被称量的物体能在重力场中实现力的平衡,或者利用电磁力矩的调节原理使物体实现力矩平衡。

电子天平有多种使用模块,具有自动归零、自动去皮、自动校正、自动显示结果、记忆、计数、故障显示等功能。此外通过接口的连接,还可以实现称量结果的打印或者输出。同时还有一些扩展功能,部分天平还可以统计出称量的平均值、最大/最小值和标准差等。

二、电子天平的分类

电子天平依据其精度和称量范围可分为以下几类,见表3-3-1。

表3-3-1 电子天平的分类

分类	最大称量/量程	精度	举例
超微量电子天平	2~5 g	0.001 mg	Mettler UMT2 Sartoruis MS5
微量天平	3~50 g	0.1 mg/0.01 mg	Mettler AT21 Sartoruis S4
半微量天平	20~100 g	0.1 mg/0.01 mg	Mettler AE50 Sartoruis M25D

续表 3-3-1

分类	最大称量/量程	精度	举例
常量天平	100~200 g	0.1 mg	Sartoruis BP190S Sartoruis BP120S
半微量/常量天平	可转换	可转换 0.01 mg/0.1 mg	Sartoruis BP211D

三、电子天平的使用

电子天平的种类很多,但是使用上基本相似,实验中使用时可以参考对应的说明书。

1. 天平的使用模式

(1) 基本称重。

按"去皮/清零"键清零后,放置待称量物品,待数值显示稳定后读取重量。

(2) 单位转换。

电子天平称量时可显示成不同的单位,分别有 mg(毫克)、g(克)、oz(英两)、ct(克拉)等。按"单位"按键,可以在几种单位间进行转换。

转换关系如下：

$$1 \text{ oz} = 31.103\ 476\ 8 \text{ g} \qquad 1 \text{ ct} = 0.2 \text{ g}$$

(3) 计件称重。

在模式中选择"计件模式",具体操作如下：

1) 放置容器,如不需要容器可以跳过此步骤。

2) 按"去皮/清零"键清零,等天平显示值归零。

3) 将 10 件同样的试样放到称量盘上,作为计件系数选择的试样,按"模式"键,天平显示"10 pcs",表示此时是计件模式,之后按"单位"按键可选择计件系数,"10 pcs""20 pcs""50 pcs""100 pcs"表示系数,选择的采样系数越大,精度越高。

4) 再次按"模式"按键可退出计件模式。

2. 电子天平的使用步骤

不同型号的电子天平的操作方法略有不同,一般操作步骤如下。

(1) 安装和调节水平。

小心地将电子天平置于稳定、平整的工作平台上,查看水平泡是否处于中心位置,如果出现偏离中心的情况,可以通过调整水平调节螺丝使水平泡处于水平仪的中心位置。检查天平盘内是否干净,必要的话进行清扫。日常使用环境应避免天平震动、阳光照射、气流及强电磁波干扰。

(2) 预热。

接通电源,预热至规定时间或者至天平显示器显示稳定的读数时可以开始称量。

(3) 开机。

轻按"ON"或者"⏻"键开机,指示灯全部亮起,天平开始进行自检,显示型号,稍后显示称量模式并出现稳定的数字后,即可开始使用。

(4) 校准。

天平第一次使用之前或改变天平安放位置后必须进行校准。方法是在称量盘空载的情况下,用合适的标准砝码进行校准。部分天平配有内部自校模块,也可使用,常用的天平校准模块标注为"CAL"(英文校准 Calibration 的简写)。

(5) 直接称量。

按"TARE"键清零,打开天平侧门,将称量物置于天平称量盘上,关闭天平侧门,待数字不再变动后即获得称量物的质量。打开天平侧门,取出称量物,关闭天平侧门。

(6) 去皮称量。

按"TARE"键清零,打开天平侧门,将容器或者称量纸置于称量盘上,关闭天平侧门,待天平稳定后按"TARE"键清零,即可去除皮重。取出容器或者称量纸,将称量物置于容器中或称量纸上,将容器或称量纸放回称量盘上,关闭天平侧门,待显示屏数值稳定后,读出称量物的准确质量。将称量盘上的物品取出后,显示屏显示负数,再按"TARE"键天平显示数值恢复至零。

(7) 称量结束。

待称量全部结束后,按"OFF"键或者"⏻"键关闭天平。在天平使用记录本上登记好称量操作的时间和天平使用状态,并签名,整理好台面,然后离开。

3. 电子天平的常用称量方法

(1) 直接称量法:用于直接称取固体物品质量,或一次称取一定质量的物品。

称量要求:被称量物质应干燥、洁净、不易潮解或升华,没有腐蚀性。常用于洁净干燥器皿的称量。不易潮解的或者不易升华的固体试样也可以直接称量。

称量方法:在天平进行完清零操作后,使用干净的手套或者纸条将待称取物品放置在称量盘中心,天平显示的稳定数值即称量物品的质量。

(2) 固定质量称量法:也叫增量法,用于称量固定质量的某一试样。

称量要求:该方法操作速度较慢,适用于不易吸潮,在空气中能稳定存在的粉末或小颗粒样品。

称量方法:先称取容器的质量,然后用药匙取样品放入容器中称量,当所加样品与指定质量接近时,将含有少量样品的药匙伸向容器上方 2~3 cm 处,用拇指和中指握紧药匙,并用食指轻弹药匙,使试样少量缓慢落入容器中,称量至确定的质量。

如在滴定分析中,利用直接配制法配制一定浓度和体积的标准溶液时,需称量固定质量的基准物质。配制 100 mL 含 Ca 1.000 mg/mL 的标准溶液,可采用固定质量称量法称取基准物质 $CaCO_3$ 0.2497 g。

(3) 递减称量法:用于称量质量在一定范围内的试样。利用每两次称量之差求得试样的质量,也称差量法。这种称量方法准确度高,但不适合固定质量样品的称量。

该方法的优点是将样品装在称量瓶中进行称量,可避免样品接触空气中的氧气、二氧化碳和水分等,不能直接称量的样品可采用此方法。

要求:适用于易挥发、易吸水、易氧化、易与二氧化碳发生化学反应的物质,也可用于连续称量多份样品或基准物质。

称量方法:将干燥的称量瓶用小纸条夹住,放在天平上称取质量,将比需要量稍多的样品用药匙加入称量瓶中,称取样品和试样的总质量,记为 m_1。用纸条夹住称量瓶,打开称量瓶瓶盖,将瓶身稍微倾斜,用瓶盖轻轻敲击称量瓶瓶口,从称量瓶中倾出试样。当预估倾出试样的质量接近要求时,缓缓竖起称量瓶,再次用瓶盖敲击瓶口,使瓶盖上黏附的样品回落到称量瓶内,盖回瓶盖。将称量瓶放回天平的称量盘中,称取此时质量,记为 m_2。倾出样品的质量为 m_1-m_2。需要称取多个试样时,可以重复以上操作。

4. 电子天平的使用注意事项

(1)根据说明书的方法定期使用砝码、启动天平校准程序自校或者外校对天平进行校准。

(2)取用砝码不能直接用手触摸,要借助镊子夹取,避免手触摸后污染砝码造成称量误差。

(3)天平的称量有一定的范围,不可以过载使用,避免损坏。

(4)称量时不要开启前门,避免呼出的水汽、热量、二氧化碳气体对称量结果产生影响。称量时,可使用两边的侧门。

(5)电子天平不能称量带有静电和磁性的物品。

(梁　旭　张雪晓)

任务二　电子天平的使用练习

【目的要求】
1. 掌握电子天平的基本操作和几种常见的称量方法。
2. 熟悉电子天平的原理和使用注意事项。
3. 养成及时、准确、简明、完整地记录实验数据的习惯。

【实验材料】
1. 仪器

电子天平、称量瓶、50 mL 小烧杯、药匙等。

2. 试剂

Na_2CO_3 固体、NaCl 固体。

【实验原理】
电子天平是根据电磁力平衡原理设计制成的。其原理是当把通电线圈放置在磁场中时,在磁场强度维持恒定不变的情况下,通电线圈所产生的磁力大小和通电线圈中电流大小成正比关系。称量样品时,有两种力存在,分别是样品产生的向下的重力和通电线圈电磁效应产生的向上的磁力,在维持两种力的平衡时,反馈电路系统则会很快调整通电线圈的电流。当电磁力和重力达到平衡时,线圈中的电流的大小和试样的质量成正比。通过校正及 A/D 转换等,即可将电信号转变成物体的质量。

【实验步骤】
1. 认识电子天平的结构和使用操作
2. 电子天平的使用练习

(1)固定质量称量法:称取 0.5000 g NaCl 固体 3 份。

打开电子天平的电源,待数字显示稳定后,将干燥、洁净的小烧杯放在称量盘上,关闭天平侧门,去皮。打开天平侧门,用药匙小心缓慢加入 NaCl 试样,直到天平显示数值为 0.5000 g。关闭天平侧门,查看天平显示数值是否有波动,如果小于 0.5000 g,继续加入试样,重复以上操作;如果超过 0.5000 g,则弃去重新称量。

(2)递减称量法:利用递减称量法连续称取 3 份质量约为 0.50 g 的 Na_2CO_3 试样,每份试样质量在 0.45~0.55 g。

操作方法:从干燥器中用滤纸条取出称量瓶,先用纸片夹住瓶盖处打开瓶盖,用药匙将适量 Na_2CO_3 样品加入称量瓶中(加入量略大于所需总量,不超过称量瓶总容积的 2/3),盖上瓶盖,将称量瓶放回天平称量盘中,待数字显示稳定时,记录质量为 m_1。

用滤纸条夹住称量瓶取出,在提前准备好的接收器(烧杯或者锥形瓶)上方倾斜瓶身,用瓶盖轻轻敲击称量瓶瓶口使试样缓缓落入接收器中。当预估倾出的试样接近 0.500 0 g 时,再将瓶身缓缓竖直,然后继续用瓶盖轻轻敲击称量瓶口,使黏附在称量瓶口的试样落回称量瓶内,盖好瓶盖。再次将称量瓶放入天平称量盘中,待数字稳定后,记录质量为 m_2,则质量减少量即为试样质量,得出第一次称量的试样的质量 $P_1 = m_1 - m_2$。

如果倾出的质量多于所需试样的质量,则需要重新进行称量。当需要称取多份试样时,可重复以上操作。

计算 3 份 Na_2CO_3 试样的质量。

【结果与分析】

1. 数据记录

(1)固定质量称量法称取 NaCl 样品的数据记录见表 3-3-2。

表 3-3-2　固定质量称量法实验记录

编号	1	2	3
质量/g			

(2)递减称量法称取 Na_2CO_3 样品的数据记录见表 3-3-3。

表 3-3-3　递减称量法实验记录

质量	编号		
	1	2	3
倾出样品前称量/g	m_1	m_2	m_3
倾出样品后称量/g	m_2	m_3	m_4
样品的质量/g	P_1	P_2	P_3

2. 结论

(1)分析实验误差产生的原因。

(2)探讨提高实验准确度的方法。

【注意事项】

1. 为保证结果的准确性,进行称量前需接通电源进行预热。

2. 使用去皮称量试样时,容器和待称重物品的总重需要在最大称量范围以下,一般不超过最高载重的 2/3。

3. 记录数据时先关闭天平门,再进行记录。

4. 若需取下清洁电子天平的称量盘,请将称量盘按顺时针方向转动后再取下,切勿将称量盘往上硬拔,以免损坏传感器。

5. 若称重误差过大,需使用标准砝码或者天平自带的校准模式对天平进行校准。

6. 固定质量称量法的操作速度较慢,主要用于称量不易吸湿、在空气中性质稳定的试样,试样宜选取粉末状或小颗粒状,方便进行质量调节。

7. 递减称量法常用于质量在一定范围内的试样或试剂的称量,易吸水、易氧化、易与CO_2发生反应的试样可使用此法称量。称量操作时,称量瓶瓶盖的打开和关闭操作应在小烧杯的上方进行。

8. 为减少称量中的误差,在称量操作时,不宜用手直接接触称量瓶,可以垫上纸条或者戴上清洁手套。尽量将称量瓶放于天平称量盘的中央位置,使天平受力均匀。称量中应避免将试样洒落在容器之外,使用前后保持天平的清洁和干燥。开关电子天平,取、放称量样品时动作要轻、缓,避免损坏天平。

【思考题】

1. 使用电子天平时,水平泡不在水平仪的中心位置,应如何调节?
2. 电子天平的灵敏度越高,称量时的准确度就越高吗?为什么?
3. 直接称量法和减量法称量分别在什么情况下使用?
4. 用减量法进行样品称量时,如果称量瓶中的试样易吸湿,将会对称量结果造成何种影响?
5. 如果试样被敲击落于烧杯后又吸湿,对称量有何影响?

(梁　旭　张雪晓)

项目四
滴定分析基本操作

任务一 滴定分析的常用仪器

滴定分析法又称容量分析法,是指将一种已知准确浓度的标准溶液(滴定液)滴加到待测物质的溶液中,直到滴加的标准溶液与待测物质反应完全,根据滴加的标准溶液的浓度和体积,求算出待测物质含量的方法。

为保证得到准备可靠的实验结果,正确规范地使用实验仪器至关重要。现将滴定分析法中常用的仪器及其基本操作介绍如下。

一、滴定管

滴定管是滴定分析法中常用的测量仪器,用于测量滴定中自滴定管放出的溶液的体积。

1. 滴定管的形状和规格

滴定管是一种内径均匀的,具有准确刻度的细长玻璃管。其容积一般有 10 mL、25 mL 和 50 mL 等。

常量分析使用的滴定管的规格一般有 25 mL 和 50 mL,其最小刻度为 0.1 mL,可估读到 0.01 mL,一般读数误差为 ±0.01 mL。欲使滴定的相对误差不大于 0.1%,则每次滴定所用溶液的体积须不小于 20 mL,若滴定所用溶液的体积过小,则相对误差较大。

半微量分析中使用的滴定管,最小刻度为 0.02 mL,可估读到 0.005 mL。

微量分析中使用的微量滴定管,最小刻度为 0.01 mL,可估读到 0.002 mL。

滴定分析法中,滴定管规格的选择见表 3-4-1。

表 3-4-1 滴定管规格的选择

消耗标准溶液的体积	滴定管的规格
<10 mL	≤10 mL
10~15 mL	15 mL

续表 3-4-1

消耗标准溶液的体积	滴定管的规格
15~25 mL	25 mL
25 mL 以上	50 mL

2. 滴定管的种类

(1)酸式滴定管:酸式滴定管的下端带有玻璃活塞,可用于盛放酸性溶液或氧化性溶液,因碱性溶液可使玻璃活塞与活塞套黏合,导致难以转动,故酸式滴定管不宜盛放碱性溶液。酸式滴定管见图 3-4-1。

(2)碱式滴定管:碱式滴定管的下端连接有一段橡皮管,内装一玻璃珠,用以控制溶液的流速。碱式滴定管可用于盛放碱性溶液,因酸性或氧化性溶液易与橡皮管起作用,故碱式滴定管不能用于盛放酸性或氧化性溶液。因橡皮管的弹性会使液面产生变动,故碱式滴定管的准确度不如酸式滴定管。碱式滴定管见图 3-4-2。

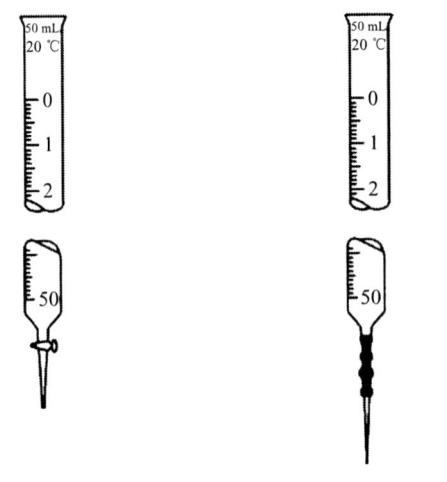

图 3-4-1　酸式滴定管　　图 3-4-2　碱式滴定管

现有一种新型滴定管,其外形与酸式滴定管相同,但活塞是用聚四氟乙烯制成的。这种新型滴定管可用于盛放酸性、碱性及氧化性溶液。另外聚四氟乙烯活塞具有弹性,可通过调节活塞尾部的螺帽以调节活塞及活塞套之间的紧密度,因此新型滴定管无须涂凡士林。

3. 滴定管的颜色

滴定管分为无色和棕色两种,其中棕色滴定管用于盛放需避光的溶液,如高锰酸钾标准溶液、碘标准溶液、亚硝酸钠标准溶液等。

4. 滴定管的使用方法

(1)检漏。

酸式滴定管应先检查活塞是否转动灵活,再检查是否漏水。方法是先关闭活塞,将适量水装入滴定管中,置于滴定管架上静置 2 min,观察活塞周围和管尖处是否有水渗出。然后将酸式滴定管的活塞旋转 180°,如前检查。若两次检查皆不漏水,活塞转动灵活,即可使用。

若酸式滴定管漏水或活塞转动不灵活,则需重新在活塞上涂凡士林。方法:拔出活塞,用滤纸擦干活塞及活塞套,用手指蘸取少量凡士林在活塞两端涂一薄层凡士林(切勿堵住活塞小孔),然后将活塞插入活塞套中,沿同一方向旋转活塞,直至凡士林呈透明状态即可,最后在活塞尾部套一橡皮圈,将活塞固定在活塞套内。涂凡士林操作见图 3-4-3。

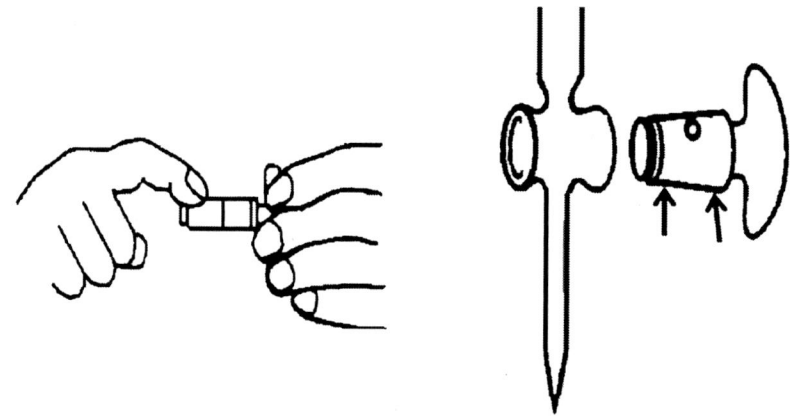

图 3-4-3 玻璃活塞涂凡士林

碱式滴定管在使用前应检查橡皮管是否老化,玻璃珠大小是否合适,若有问题,应予以更换。

碱式滴定管的检漏方法:将适量水装入滴定管中,置于滴定管架上静置 2 min,观察是否漏水。若漏水,可稍稍转动玻璃珠,处理后仍漏水,则需更换橡皮管或玻璃珠。

(2)洗涤。

滴定管洗涤时不能损伤内壁,以内壁能被水均匀润湿,且不挂水珠为洗净标准。若滴定管无明显污渍,可先用自来水冲洗,然后用纯化水润洗 2~3 次即可,若洗不干净,则用铬酸洗液洗涤。

酸式滴定管的洗涤方法:先关闭活塞,将铬酸洗液倒入滴定管 1/3~1/2 处,把滴定管放平,并不断转动,使洗液布满全管,然后打开活塞,将洗液从下端管尖放回洗液瓶中。滴定管经洗液洗过后,先用自来水冲洗干净,再用纯化水洗涤 2~3 次即可。若污渍严重,则置于温热的铬酸洗液中浸泡一段时间,再冲洗干净即可。

碱式滴定管的洗涤方法:可将管尖与玻璃珠取下,放入装有洗液的玻璃槽内浸泡,管体倒置于洗液中,用洗耳球吸取洗液进行洗涤,经洗液洗涤后,先用自来水冲洗干净,再用纯化水洗涤2~3次即可。若污渍严重,则置于温热的铬酸洗液中浸泡一段时间,再冲洗干净即可。

(3)装液。

洗涤干净的滴定管在使用前,为避免待装溶液被滴定管内壁的水稀释,须用待装溶液润洗2~3次。加入待装溶液至滴定管1/3~1/2处,两手平持滴定管,缓慢转动,使润洗液布满全管,然后从管口放出润洗液,如此润洗2~3次后,即可开始装液。注意装液时直接由试剂瓶注入滴定管中,不能经小烧杯或漏斗等转入滴定管中。

(4)排气泡。

溶液装入滴定管后,因管口未充满溶液,需排气泡。

酸式滴定管排气泡的方法:将滴定管稍微倾斜,迅速打开活塞使溶液冲出,从而排除气泡。

碱式滴定管排气泡的方法:将橡皮管向上弯曲,两指用力捏挤玻璃珠,使溶液从尖嘴喷出,气泡即可排除。操作见图3-4-4。

气泡排除后,加入溶液至"0"刻度以上,转动活塞或挤压玻璃珠,将液面调整至"0"刻度或略低于"0"刻度。

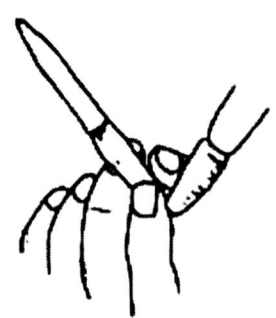

图3-4-4 碱式滴定管排除气泡

(5)读数。

从滴定管架上取下滴定管,手持滴定管液面以上,使滴定管垂直于地面。读数时视线与液面应保持在同一水平面上。对于无色或浅色溶液,读取溶液的弯月面最低点与刻度线相切处;若溶液颜色太深,弯月面不清晰,可读取液面两侧最高点的刻度。读数操作见图3-4-5。

滴定时,最好每次都将溶液装至"0"刻度,平行测定时每次都从同一位置开始,可减少误差。读数必须准确至小数点后两位,即估读到0.01 mL。

5.滴定操作

(1)酸式滴定管的操作方法。

将滴定管垂直置于滴定管架上,左手握住滴定管,无名指和小指向手心弯曲,轻贴出

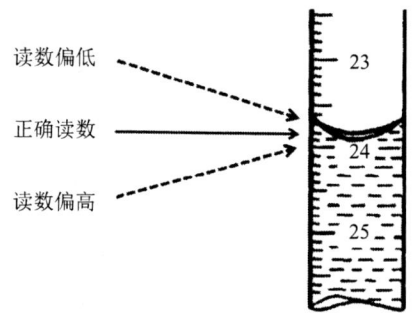

图 3-4-5 滴定管读数

口管部分,大拇指在管前,食指及中指在管后控制活塞,稍稍向内用力旋转活塞,不可向外用力,以免推出活塞。注意滴定时慢慢旋转活塞以控制溶液的流速。具体操作见图 3-4-6。

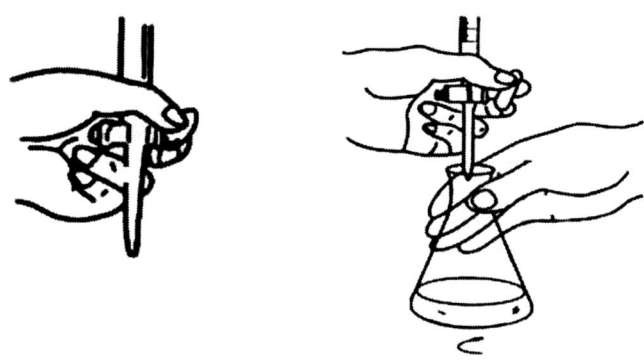

图 3-4-6 酸式滴定管的滴定操作

(2)碱式滴定管的操作方法。

将滴定管垂直置于滴定管架上,左手握住滴定管,大拇指在前,食指在后,其余三指辅助固定出口管。用拇指和食指捏住玻璃珠所在部位稍上方的橡皮管,向右侧挤压橡皮管,使玻璃珠偏向手心一侧,这样可使溶液从玻璃珠右侧的空隙中流出。注意切勿上下移动玻璃珠,也不要挤压玻璃珠以下的橡皮管,以免进入空气形成气泡,造成体积误差。具体操作见图 3-4-7。

滴定一般在锥形瓶中进行(必要时也可在烧杯中),将滴定管下端尖嘴伸入瓶中 1~2 cm,右手拇指、食指和中指拿住锥形瓶颈部,沿同一方向按圆周摇动锥形瓶,边滴边摇使滴下的溶液混合均匀。

(3)滴定的速度。

滴定时溶液的流速由快到慢,开始时被测溶液无明显变化,滴速可以稍快,控制在 3~4 滴/s,注意必须成滴而不能成线状流出。接近终点时,颜色变化较快,应逐滴加入,每加一滴即摇匀,观察溶液颜色的变化情况,再决定是否继续滴加溶液。最后应使液滴

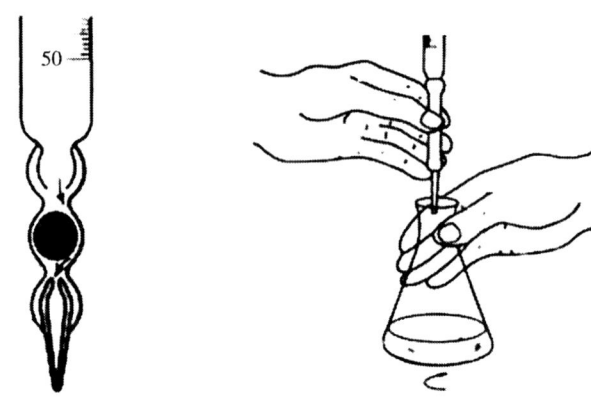

图 3-4-7　碱式滴定管的滴定操作

悬而未落(即半滴溶液),用锥形瓶内壁将液滴靠下,用洗瓶中的纯化水吹洗锥形瓶内壁,摇匀,如此重复操作直至到达终点颜色且30 s内不变色,即为滴定终点。

(4)终点时操作。

到达终点时,立刻关闭活塞或停止挤压玻璃珠。取下滴定管,正确读出数据。读数完毕后,应弃去滴定管内剩余的溶液,洗净后倒置于滴定管架上。

6. 滴定管的使用注意事项

(1)使用铬酸洗液时,不要接触皮肤及衣物。

(2)酸式滴定管的管体和活塞是配套的,不能随意更换。

(3)平行测定时每次滴定都从同一位置开始,可减小因刻度不均匀产生的误差。

(4)滴定时,左手不能离开玻璃活塞或橡皮管,任溶液自流。

(5)摇匀时,切勿使锥形瓶瓶口碰触滴定管,也不得溅出溶液。

(6)接近滴定终点时,应密切观察溶液的颜色变化,准确判断滴定终点,减小误差。

(7)滴定完毕,要等待1~2 min,待内壁溶液完全流下后再读数,初读和末读必须由同一人完成,以减小误差。

(8)长期不用时,酸式滴定管的活塞部位要垫上纸条;碱式滴定管的橡皮管应拔下保存。

二、容量瓶

容量瓶是一种细长颈、梨形的平底玻璃瓶,用于精密配制一定浓度的溶液。其瓶颈上刻有环状标线,瓶身标示有容积和温度,在标示温度下瓶内液体到达标线时,该液体的体积即为瓶身所标示的容积数。

(1)容量瓶分为无色和棕色两种,其规格一般为 5 mL、10 mL、25 mL、50 mL、100 mL、250 mL、500 mL 等。容量瓶见图 3-4-8。

(2)容量瓶的使用方法见教材无机化学实验部分。

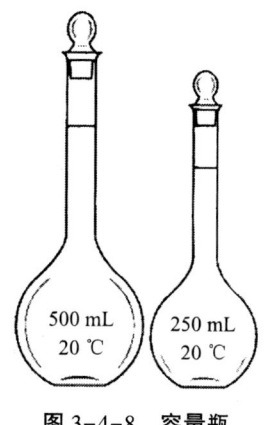

图 3-4-8　容量瓶

三、移液管

移液管是一种量出式玻璃仪器,用于精密转移一定体积的液体。

(1)移液管分为腹式吸管和刻度吸管两种。腹式吸管的中间有一膨大部分,其上端管颈处刻有环状标线,下端为尖嘴状。刻度吸管又称吸量管,形状为直形,管上标示有许多刻度。

腹式吸管常用的有 5 mL、10 mL、20 mL、25 mL、50 mL 等规格。刻度吸管常用的有 1 mL、2 mL、5 mL、10 mL 等规格。刻度吸管可移取在其刻度范围内任意体积的液体。移液管见图 3-4-9。

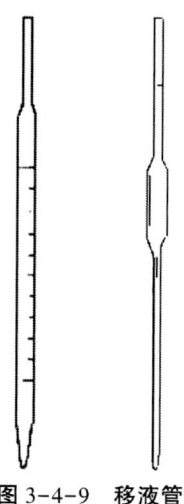

图 3-4-9　移液管

(2)移液管的使用方法见教材无机化学实验部分。

四、碘量瓶

滴定一般在锥形瓶中进行,但碘量法需在碘量瓶中进行。碘量瓶带有磨口玻璃塞和水槽,水槽内加入纯化水形成水封,可防止在滴定反应中产生的气体逸出。待反应进行一定时间后,打开瓶塞,密封水即可流入瓶中,可继续滴定。

五、称量瓶

称量瓶是一种平底带磨砂瓶盖的磨口玻璃瓶,常见的有扁型和高型两种。称量瓶主要用于精密称取一定质量的试样(在称量过程中易吸收空气中的水分和二氧化碳),也可用于烘干试样。

称量瓶要洗净,烘干,存放在干燥器内以备使用。注意称量时戴上清洁手套或垫以洁净纸条,切勿用手直接拿取。

六、试剂瓶

试剂瓶是带有玻璃塞的细口瓶,用于贮存溶液。试剂瓶分为无色和棕色两种,其中棕色试剂瓶用于存放见光易分解的试剂,如高锰酸钾溶液、硝酸银溶液等。

注意试剂瓶只能用于贮存溶液,而不能用于配制溶液。另外试剂瓶也不可加热。

七、干燥器

干燥器是用厚玻璃制成的器皿,用于保持物品干燥。干燥器内有带孔的白瓷板,可架坩埚,也可放称量瓶等。白瓷板下放置干燥剂,如无水硫酸钙、无水氯化钙、变色硅胶等。

使用过程中,为使干燥器的盖子密不漏气,须在盖子的磨砂部位涂上一层凡士林。打开干燥器盖子时,左手按住干燥器身,右手握紧盖子,向左前方推开盖子,盖子不完全打开,能放入器皿即可。

(张雪晓 梁 旭)

任务二 滴定分析实验操作练习

【目的要求】

1. 掌握滴定管、容量瓶、移液管的基本操作及洗涤方法,滴定终点的判断。
2. 熟悉试剂瓶、称量瓶的使用注意事项,铬酸洗液的配制方法及使用注意事项。
3. 了解试剂瓶、称量瓶的分类。

【实验材料】

1. 仪器

酸式滴定管、碱式滴定管、容量瓶、移液管、锥形瓶、烧杯、电子天平等。

2. 试剂

NaCl 固体、NaOH 溶液(0.1 mol/L)、HCl 溶液(0.1 mol/L)、甲基橙指示剂、酚酞指示剂、铬酸洗液等。

【实验原理】

滴定分析法是指将一种已知准确浓度的标准溶液(滴定液)滴加到待测物质的溶液中,直到滴加的标准溶液与待测物质反应进行完全,根据滴加的标准溶液的浓度和体积,求算出待测物质含量的方法。

滴定分析法包括酸碱滴定、氧化还原滴定、沉淀滴定和配位滴定四种。虽然四种滴定分析法依据的原理不同,但滴定操作基本相同。

正确使用滴定分析仪器、正确判断滴定终点是保证实验结果准确可靠的前提。滴定分析仪器的规范化操作和实验动手能力的提高需要不断练习,本次实验按照前面所讲的仪器使用方法和步骤进行滴定管、容量瓶、移液管的操作练习,并学会观察滴定终点。

【实验步骤】

1. 常用滴定分析仪器的洗涤

按"滴定分析常用仪器"规定,将滴定管、容量瓶、移液管等洗涤干净,备用。

2. 容量瓶的操作练习

容量瓶的使用步骤:检漏→洗涤→配制溶液→定容→摇匀。

操作练习:检漏、洗涤容量瓶后,称取固体 NaCl 约 0.5 g,置于小烧杯中,加适量纯化水搅拌溶解,转移至 100 mL 容量瓶中,稀释至刻度,摇匀。反复练习直至熟练。

3. 移液管的操作练习

移液管的使用步骤:洗涤→移液→调节液面→放液。

操作练习：用洗涤干净的移液管精密量取上述 NaCl 溶液 25 mL，置于锥形瓶中，反复练习直至熟练。

4. 滴定管的操作练习

(1) 酸式滴定管的操作练习。

检漏→洗涤→用 0.1 mol/L HCl 溶液润洗→装液至"0"刻度以上→排除气泡→调整液面至"0"刻度。

用移液管精密量取 20.00 mL 0.1 mol/L NaOH 溶液于锥形瓶中，加甲基橙指示剂 1 滴，摇匀。用 0.1 mol/L HCl 溶液滴定至溶液由黄色变为橙色，即为滴定终点，反复练习直至熟练。（注意滴加半滴的操作）

(2) 碱式滴定管的操作练习。

检漏→洗涤→用 0.1 mol/L NaOH 溶液润洗→装液至"0"刻度以上→排除气泡→调整液面至"0"刻度。

用移液管精密量取 20.00 mL 0.1 mol/L HCl 溶液置于锥形瓶中，加酚酞指示剂 2 滴，摇匀。用 0.1 mol/L NaOH 溶液滴定至溶液由无色变为淡红色（且 30 s 内不褪色），即为滴定终点，反复练习直至熟练。

【结果与分析】

1. 数据记录（表 3-4-2）

表 3-4-2 实验记录

滴定管	酸式滴定管	碱式滴定管
HCl 溶液的用量 V_{HCl}/mL	$V_{消} = V_{终} - V_{初}$	—
NaOH 溶液的用量 V_{NaOH}/mL	—	$V_{消} = V_{终} - V_{初}$

2. 结论

(1) 通过练习是否掌握了滴定分析仪器的正确操作方法。

(2) 根据实验数据分析误差产生的原因及减小误差的方法。

【注意事项】

1. 滴定管、容量瓶及移液管均不可用毛刷清洗内壁，以免造成划痕，影响体积的准确度。

2. 使用铬酸洗液时，切勿接触皮肤及衣物。用过的洗液应倒入原贮液瓶中，切勿直接倒入水池中。

3. 使用移液管时，要用洗耳球吸取溶液，切勿用嘴吸取。将移液管插入待移溶液中，不宜过深或过浅，过深管外沾液太多，过浅容易造成空吸。

4. 容量瓶的磨口塞是配套的，切勿随意更换。

5. 注意装液时直接由试剂瓶注入滴定管中，不能经小烧杯或漏斗等转入滴定管中。

6. 本实验中的 HCl 溶液和 NaOH 溶液不是标准溶液,仅供练习使用。

【思考题】

1. 滴定管如何检漏?若漏液应怎么处理?
2. 滴定管如何读数?
3. 简述容量瓶和移液管的使用注意事项。
4. 平行测定时,为什么每次滴定都从滴定管的同一位置开始?

(张雪晓　梁　旭)

项目五 酸碱滴定实验

任务一 盐酸滴定液的配制与标定

【目的要求】
1. 掌握盐酸滴定液配制与标定的原理与方法。
2. 熟悉酸式滴定管的使用及甲基橙指示剂指示滴定终点的方法。
3. 了解盐酸滴定液的浓度的计算方法。

【实验材料】
1. 仪器
分析天平、电子秤、称量瓶、酸式滴定管、玻璃棒、量筒、容量瓶、试剂瓶、锥形瓶、标签、电炉。
2. 试剂
浓盐酸(HCl)、无水碳酸钠(Na_2CO_3)、甲基橙指示剂。

【实验原理】
由于浓盐酸(HCl)具有挥发性,不能用直接法进行配制,故采用间接法配制盐酸滴定液。盐酸滴定液常用无水碳酸钠(Na_2CO_3)或硼砂($Na_2B_4O_7 \cdot 10H_2O$)作为基准物质进行标定。本实验中采用无水碳酸钠为基准物质,其标定反应如下:

$$2HCl + Na_2CO_3 =\!=\!= 2NaCl + H_2O + CO_2\uparrow$$

当反应达到化学计量点时,溶液呈弱酸性,pH 为 3.8~3.9,可选用甲基橙指示剂来指示终点。

根据无水碳酸钠(Na_2CO_3)的质量和所消耗的盐酸溶液的体积计算盐酸滴定液的浓度。计算公式为:

$$c_{HCl} = \frac{2 \times m_{Na_2CO_3}}{M_{Na_2CO_3} \times V_{HCl}} \times 10^3 \quad (M_{Na_2CO_3} = 105.99 \text{ g/mol})$$

由于无水碳酸钠(Na_2CO_3)会与空气中的 CO_2 反应而产生少量 $NaHCO_3$ 杂质,

NaHCO$_3$会对滴定结果产生干扰,因此在滴定前常将Na$_2$CO$_3$置于270~300 ℃的烘箱中加热,使NaHCO$_3$分解释放出CO$_2$,从而排除NaHCO$_3$的干扰。

【实验步骤】

1. 0.1 mol/L盐酸滴定液的配制

根据公式$c_1V_1=c_2V_2$计算应取浓盐酸的体积V_1;用量筒量取浓盐酸V_1至500 mL容量瓶中,再加水稀释定容至500 mL,摇匀后备用。

2. 0.1 mol/L盐酸滴定液的标定

用减量法精密称取在270~300 ℃下干燥至恒重的无水碳酸钠(Na$_2$CO$_3$)3份,每份约0.15 g,分别放置在250 mL锥形瓶中,加25 mL水进行溶解,摇匀后滴加1滴甲基橙指示剂;再用配制好的盐酸溶液进行滴定,滴定至溶液颜色恰好由黄色变为橙色,即为终点,记录所消耗盐酸溶液的体积。

3. 根据消耗盐酸溶液的体积计算盐酸滴定液的浓度c_HCl。

【结果与分析】

1. 数据记录(表3-5-1)

表3-5-1 实验结果与分析

	平行实验次数		
	1	2	3
Na$_2$CO$_3$的质量/g			
消耗HCl滴定液的体积/mL			
c_HCl/(mol/L)			
$\bar{c}_\text{HCl}$/(mol/L)			
$\bar{Rd}$			
RSD			

2. 结论

(1)分析相对平均偏差和相对标准偏差是否符合实验要求。

(2)分析实验中误差产生的原因。

【注意事项】

1. 无水碳酸钠在使用前必须要在270~300 ℃的烘箱中干燥至恒重。

2. 每次滴定时都要尽可能从0.00 mL开始。

3. 在近终点时,由于溶液中可能会溶解少量CO$_2$而影响滴定终点,所以在接近终点时,可采用剧烈振荡或加热的方法除去溶液中溶解的CO$_2$。如果采用加热的方法,应在加热后将溶液冷却至室温后,再用盐酸溶液滴定至终点。

4. 如果滴定终点时溶液的颜色为红色,说明滴加的盐酸溶液已过量,此时应重做实验。

【思考题】

1. 为什么要用间接法配制盐酸滴定液?
2. 如果使用结块的 Na_2CO_3 标定盐酸溶液,会对结果产生什么样的影响?
3. 本实验是否可以使用酚酞作为指示剂,为什么?除此之外,还可以使用哪些指示剂来指示终点?
4. 如果放置无水碳酸钠的锥形瓶中含有少量水,会对本实验产生什么影响?

(李 方 王煜惠)

任务二　氢氧化钠滴定液的配制与标定

【目的要求】
1. 掌握氢氧化钠滴定液配制与标定的原理与方法。
2. 熟悉碱式滴定管的操作方法及酚酞指示剂指示滴定终点的方法。
3. 了解氢氧化钠滴定液的浓度的计算方法。

【实验材料】
1. 仪器

分析天平、电子秤、称量瓶、碱式滴定管、玻璃棒、小烧杯（表面皿）、量筒、试剂瓶、锥形瓶、标签、电炉。

2. 试剂

固体氢氧化钠（NaOH）、邻苯二甲酸氢钾（$KHC_8H_4O_4$）、酚酞指示剂。

【实验原理】
由于氢氧化钠（NaOH）易潮解，且易与空气中的 CO_2 反应生成 Na_2CO_3，不能用直接法进行配制，故采用间接法配制氢氧化钠滴定液。氢氧化钠滴定液一般可用邻苯二甲酸氢钾（$KHC_8H_4O_4$）、草酸（$H_2C_2O_4 \cdot 2H_2O$）或苯甲酸（$C_7H_6O_2$）作为基准物质进行标定。本实验采用邻苯二甲酸氢钾（$KHC_8H_4O_4$）标定氢氧化钠滴定液，其标定反应如下：

邻苯二甲酸氢钾 + NaOH ⟶ 邻苯二甲酸钾钠 + H_2O

当反应达到化学计量点时，溶液呈碱性，用酚酞指示剂来指示终点。

根据邻苯二甲酸氢钾（$KHC_8H_4O_4$）的质量和所消耗的氢氧化钠溶液的体积计算氢氧化钠滴定液的浓度。计算公式为：

$$c_{NaOH} = \frac{m_{KHC_8H_4O_4}}{M_{KHC_8H_4O_4} \times V_{NaOH}} \times 10^3 \quad (M_{KHC_8H_4O_4} = 204.22 \text{ g/mol})$$

【实验步骤】
1. 0.1 mol/L 氢氧化钠滴定液的配制

（1）用电子秤称取固体氢氧化钠约 120 g，放入盛有 100 mL 水的烧杯中，用玻璃棒搅拌溶解配制成饱和的 NaOH 溶液，置于塑料瓶中，待溶液澄清后备用。

(2)取 2.8 mL 饱和 NaOH 溶液的上清液,置于 500 mL 的试剂瓶中,加新煮沸放冷的水 500 mL,摇匀后备用。

2. 0.1 mol/L 氢氧化钠滴定液的标定

用减量法精密称取在 105～110 ℃下干燥至恒重的邻苯二甲酸氢钾($KHC_8H_4O_4$) 3 份,每份约 0.5 g,分别放置在 250 mL 的锥形瓶中,加 25 mL 水进行充分溶解,摇匀后滴加 2 滴酚酞指示剂;再用配制好的氢氧化钠溶液进行滴定,滴定至溶液颜色呈淡粉色且能保持 30 s 不褪色,即为滴定终点,记录所消耗氢氧化钠溶液的体积。

3. 根据消耗氢氧化钠溶液的体积计算氢氧化钠滴定液的浓度 c_{NaOH}

【结果与分析】

1. 数据记录(表 3-5-2)

表 3-5-2 实验结果与分析

	平行实验次数		
	1	2	3
$KHC_8H_4O_4$ 的质量/g			
消耗 NaOH 滴定液的体积/mL			
c_{NaOH}/(mol/L)			
$\overline{c}_{NaOH}$/(mol/L)			
$\overline{Rd}$			
RSD			

2. 结论

(1)分析相对平均偏差和相对标准偏差是否符合实验要求。

(2)分析实验中误差产生的原因。

【注意事项】

1. 由于氢氧化钠极易潮解,不能用称量纸直接称量,因此称取固体氢氧化钠时应放在小烧杯或表面皿上进行。

2. 由于在 NaOH 饱和溶液中 Na_2CO_3 的溶解度很小,可使其沉淀在塑料瓶的底部,所以实验中为了排除 NaOH 中 Na_2CO_3 的影响,常用固体 NaOH 配制成饱和溶液后,再取其上清液稀释成所需浓度。

3. 用碱式滴定管滴定前应检查滴定管尖端和橡皮管内是否存在气泡,若有气泡应排出,并将滴定管调至 0.00 mL 再开始滴定。

4. 在近终点时,如果溶液颜色变为淡粉色后轻轻一摇又变为无色,应继续滴加氢氧化钠溶液至溶液颜色呈淡粉色且能够保持 30 s 不褪色。

【思考题】

1. 为什么要先将氢氧化钠配制成饱和溶液？

2. 如果固体氢氧化钠中含有少量 Na_2CO_3，会对实验结果产生什么样的影响？

3. 本实验是否可以使用甲基橙指示剂来指示终点，如果可以，滴定终点的现象是什么？

4. 用邻苯二甲酸氢钾标定氢氧化钠溶液的浓度时，如果消耗的氢氧化钠滴定液（0.1 mol/L）的体积约为 25 mL，此时应称取邻苯二甲酸氢钾多少克？

（李　方　王煜惠）

任务三　药用 NaOH 的含量测定

【目的要求】
1. 掌握双指示剂法测定药用 NaOH 中各组分的含量的原理与方法。
2. 熟悉双指示剂法中滴定终点的判断方法及药用 NaOH 中各组分含量的计算方法。
3. 了解双指示剂法的操作方法。

【实验材料】
1. 仪器

分析天平、电子秤、称量瓶、酸式滴定管、玻璃棒、小烧杯、容量瓶、量筒、移液管、洗耳球、试剂瓶、锥形瓶、标签。

2. 试剂

HCl 滴定液(0.1 mol/L)、药用 NaOH、甲基橙指示剂、酚酞指示剂。

【实验原理】
由于氢氧化钠(NaOH)易与空气中的 CO_2 反应生成 Na_2CO_3，致使药用 NaOH 中会含有一定量的 Na_2CO_3，从而形成 NaOH 和 Na_2CO_3 共存的混合碱。因此，在测定药用 NaOH 时，为了测定出样品中 NaOH 和 Na_2CO_3 的含量，常采用"双指示剂法"。所谓的"双指示剂法"即用盐酸(HCl)滴定液进行滴定，在滴定过程中根据溶液 pH 的变化情况，选择两种不同的指示剂分别来指示第一、第二化学计量点的到达，根据各滴定终点时所消耗的滴定液的体积计算出样品中各组分的含量。

盐酸滴定液滴定混合碱的过程可以分为两个阶段：

第一阶段：先在混合碱溶液中滴加酚酞指示剂，用 HCl 滴定液滴定混合碱溶液，当达到第一化学计量点时，混合碱中的 NaOH 完全被 HCl 中和生成 NaCl 和 H_2O，而 Na_2CO_3 则恰好被盐酸中和生成 $NaHCO_3$ 和 NaCl，即：

$$NaOH+HCl =\!=\!= NaCl+H_2O$$
$$Na_2CO_3+HCl =\!=\!= NaCl+NaHCO_3$$

此时溶液的红色恰好消失，即第一滴定终点，所消耗的 HCl 滴定液的体积为 V_1。

第二阶段：再向此混合碱溶液中滴加甲基橙指示剂，继续用 HCl 滴定液进行滴定，当达到第二化学计量点时，溶液中的 $NaHCO_3$ 被 HCl 中和生成 NaCl、CO_2 和 H_2O，即：

$$NaHCO_3+HCl =\!=\!= NaCl+H_2O+CO_2\uparrow$$

此时溶液的颜色恰好由黄色变橙色，即第二滴定终点，所消耗的 HCl 滴定液的体积为 V_2。

则在整个过程中，混合碱所消耗的 HCl 滴定液的体积为 V_1+V_2；其中 NaOH 消耗的体积为 V_1-V_2，Na_2CO_3 消耗的体积为 $2V_2$。根据混合碱中各组分所消耗的 HCl 滴定液的体积,可计算出各组分的含量。

$$\text{NaOH 的含量}(\%) = \frac{c \times (V_1 - V_2) \times M_{\text{NaOH}} \times 10^{-3}}{m_s \times \dfrac{25.00}{100.00}} \times 100\% \quad (M_{\text{NaOH}} = 40.00 \text{ g/mol})$$

$$\text{Na}_2\text{CO}_3 \text{ 的含量}(\%) = \frac{\dfrac{1}{2}c \times 2V_2 \times M_{\text{Na}_2\text{CO}_3} \times 10^{-3}}{m_s \times \dfrac{25.00}{100.00}} \times 100\% \quad (M_{\text{Na}_2\text{CO}_3} = 105.99 \text{ g/mol})$$

【实验步骤】

(1) 取一洁净小烧杯,精密称取约 0.35 g 药用 NaOH,用少量水溶解后定量转移至 100 mL 容量瓶中,加水稀释、定容,摇匀后备用。

(2) 精密移取 25.00 mL 上述溶液 3 份,分别置于 250 mL 的锥形瓶中,各加水 25 mL 和酚酞指示剂 2 滴,并将锥形瓶进行编号:①、②和③。

(3) 锥形瓶①、②和③分别用 HCl 滴定液进行滴定,当溶液的红色恰好消失时,记录所消耗的 HCl 滴定液的体积 V_1;然后再加入甲基橙指示剂 2 滴,继续用 HCl 滴定液滴定至溶液颜色正好由黄色变为橙色,记录所消耗的 HCl 滴定液的体积 V_2。

(4) 根据消耗的 HCl 滴定液的体积计算药用 NaOH 中各组分的含量。

【结果与分析】

1. 数据记录(表 3-5-3)

表 3-5-3　实验结果记录

		平行实验次数		
		1	2	3
药用 NaOH 的质量/g				
消耗 HCl 滴定液的体积/mL	V_1			
	V_2			
NaOH 的含量/%				
Na$_2$CO$_3$ 的含量/%				
NaOH 含量的平均值/%				
Na$_2$CO$_3$ 含量的平均值/%				
$\overline{Rd}$				
RSD				

2. 结论

（1）分析相对平均偏差和相对标准偏差是否符合实验要求。

（2）分析实验中误差产生的原因。

【注意事项】

1. 样品溶液中的 NaOH 易吸收空气中的 CO_2 而使其含量降低，Na_2CO_3 含量增多，因此滴定前样品溶液不宜长时间放置于空气中，应尽快进行滴定操作。

2. 在第一阶段如果溶液中局部 HCl 浓度过大，可能会过早生成 CO_2，产生较大的误差。因此在滴定时应注意控制滴定速度，不要太快，并振摇锥形瓶使 HCl 尽可能均匀分散；但滴定也不能太慢，以免溶液吸收空气中的 CO_2。

3. 在接近第一滴定终点时，为了方便终点的判断可用参比溶液进行对照。

【思考题】

1. 滴定混合碱接近第一化学计量点时，如果滴定速度过快，致使局部 HCl 浓度过大，会对测定结果造成什么影响？

2. 用双指示剂法测定混合碱中各组分含量时，如果消耗 HCl 滴定液的体积 $V_1 = V_2$，试判断混合碱中的各组分分别是什么。如果 $V_1 > V_2$，混合碱中的各组分分别是什么？如果 $V_1 < V_2$，混合碱中的各组分又是什么呢？

（李　方　王煜惠）

任务四　食用醋中总酸量的测定

【目的要求】
1. 掌握强碱滴定弱酸的原理及用酸碱滴定法测定食醋中酸的含量的方法。
2. 熟悉移液管的操作方法。
3. 巩固酸碱滴定的操作。

【实验材料】
1. 仪器
碱式滴定管、量筒、烧杯、锥形瓶、容量瓶、移液管、洗耳球、标签、洗瓶。
2. 试剂
NaOH 滴定液(0.1 mol/L)、食用醋、酚酞指示剂。

【实验原理】
食用醋中的主要成分是乙酸(CH$_3$COOH 或 HAc)，也叫醋酸，属于一元弱酸。除此之外，食醋中还含有少量有机弱酸，如乳酸等。由于这些酸能够满足强碱滴定弱酸的条件即 $c_a \cdot K_a \geq 10^{-8}$，所以可用酸碱滴定法直接测定食醋中酸的总含量。滴定反应为：

$$HAc + NaOH = NaAc + H_2O$$

当反应达到化学计量点时，溶液呈弱碱性，pH = 8.72，可用酚酞指示剂来指示终点。

食用醋中的总酸量用每升食醋中含 CH$_3$COOH 的克数来表示，可用下式进行计算：

$$\rho_{HAc} = \frac{c_{NaOH} \cdot V_{NaOH} \cdot M_{HAc} \times 10^{-3}}{V_{食醋} \times \frac{20.00}{100.00} \times 10^{-3}} (g/L) \ (M_{HAc} = 60.05 \ g/mol)$$

【实验步骤】
(1) 取一洁净的 100 mL 的容量瓶，加适量水，用移液管准确移取食用醋 10.00 mL 至容量瓶中，加水稀释定容，摇匀后备用。

(2) 取 250 mL 的锥形瓶，加水 25 mL，再从上述容量瓶中准确移取食醋样品 25.00 mL 至锥形瓶中，摇匀后滴加 2 滴酚酞指示剂；再用氢氧化钠滴定液进行滴定，滴定至溶液颜色恰好呈淡粉色且能保持 30 s 不褪色，即为滴定终点，平行测定 3 次，记录所消耗氢氧化钠滴定液的体积。

(3) 根据消耗氢氧化钠滴定液的体积计算食用醋的总酸量 ρ_{HAc}。

【结果与分析】

1. 数据记录(表3-5-4)

表3-5-4 实验结果记录

	平行实验次数		
	1	2	3
$V_{食醋}$/mL			
c_{NaOH}/(mol/L)			
消耗 NaOH 滴定液的体积/mL			
ρ_{HAc}/(g/L)			
$\overline{\rho}_{HAc}$/(g/L)			
$\overline{R}d$			
RSD			

2. 结论

(1)分析相对平均偏差和相对标准偏差是否符合实验要求。

(2)分析实验中误差产生的原因。

【注意事项】

1. 由于食醋中的醋酸易挥发,且本身颜色较深,故实验时应先将容量瓶、锥形瓶中加入水对其进行稀释,既能减少醋酸的挥发,又便于对滴定终点的观察。

2. 滴定过程中每次所消耗的 NaOH 滴定液的体积相差不应超过 0.04 mL。

3. 实验中所用的水应为新煮沸冷却的水,因为空气中的 CO_2 可溶于水形成碳酸(H_2CO_3),碳酸为弱酸,亦能被 NaOH 滴定液滴定。

【思考题】

1. 用酸碱滴定法测定食醋中总酸量的依据是什么?

2. 醋酸属于弱酸,盐酸为强酸,当用 NaOH 滴定液进行滴定时,两者溶液中的 pH 的变化会有哪些不同?

3. 使用移液管移取食用醋前移液管是否需要进行润洗?为什么?

(李 方 王煜惠)

任务五　高氯酸滴定液的配制与标定

【目的要求】
1. 掌握高氯酸滴定液配制与标定的原理与方法。
2. 熟悉结晶紫指示剂指示滴定终点的方法。
3. 了解高氯酸滴定液的浓度的计算方法。

【实验材料】
1. 仪器

半微量滴定管、量筒、锥形瓶、容量瓶、标签。

2. 试剂

高氯酸($HClO_4$,AR,70%~72%,密度1.75)、冰乙酸(AR)、乙酸酐(AR,97%,密度1.08)、邻苯二甲酸氢钾($KHC_8H_4O_4$)、结晶紫指示剂(0.5%冰乙酸溶液)。

【实验原理】
常用邻苯二甲酸氢钾($KHC_8H_4O_4$)作为基准物质标定高氯酸溶液,结晶紫为指示剂,其标定反应如下:

<chemical reaction image>

根据邻苯二甲酸氢钾($KHC_8H_4O_4$)的质量和所消耗的高氯酸溶液的体积计算高氯酸滴定液的浓度。计算公式为:

$$c_{HClO_4} = \frac{m_{KHC_8H_4O_4}}{M_{KHC_8H_4O_4} \times (V_{HClO_4} - V_{空})} \times 10^3 \quad (M_{KHC_8H_4O_4} = 204.22 \text{ g/mol})$$

【实验步骤】
1. 0.1 mol/L 高氯酸滴定液的配制

取一洁净的1 000 mL的容量瓶,依次加入无水冰乙酸750 mL、高氯酸8.5 mL,摇匀后在室温下缓慢滴加乙酸酐23 mL,边加边摇,加完后再振摇均匀,放冷,再用无水冰乙酸定容至刻度,摇匀放置24 h后备用。

2. 0.1 mol/L 高氯酸滴定液的标定

用减量法精密称取在105~110 ℃下干燥至恒重的邻苯二甲酸氢钾($KHC_8H_4O_4$)

3份,每份约0.16 g,分别放置在50 mL的锥形瓶中,加20 mL无水冰乙酸使之溶解,摇匀后滴加1滴结晶紫指示剂;再用上述高氯酸溶液进行滴定,滴定至溶液颜色最终呈蓝色,即为滴定终点,记录所消耗高氯酸溶液的体积,并将滴定结果用空白试验进行校正。

3. 根据消耗高氯酸溶液的体积计算高氯酸滴定液的浓度 c_{HClO_4}

【结果与分析】

1. 数据记录(表3-5-5)

表3-5-5 实验结果记录

	平行实验次数		
	1	2	3
$KHC_8H_4O_4$ 的质量/g			
消耗 $HClO_4$ 滴定液的体积/mL			
c_{HClO_4}/(mol/L)			
$\bar{c}_{HClO_4}$/(mol/L)			
$\bar{Rd}$			
RSD			

2. 结论

(1) 分析相对平均偏差和相对标准偏差是否符合实验要求。

(2) 分析实验中误差产生的原因。

【注意事项】

1. 按照国家化学试剂标准,常用的一级或二级冰乙酸都含有少量的水,而水分是非水滴定中的干扰物质,会对滴定产生一定的干扰,所以使用前应先加入乙酸酐除去其中的水分。

2. 在配制高氯酸滴定液时,应先将高氯酸溶液用冰乙酸稀释后再慢慢加入乙酸酐。

3. 实验中所用高氯酸、冰乙酸均具有腐蚀性,可腐蚀皮肤、刺激黏膜,使用时要多加防护。

4. 结晶紫指示剂指示滴定终点时将由紫色慢慢变为紫蓝色,再由紫蓝色变为纯蓝色,其中前者变化时间较长,后者变化时间较短,在滴定过程中要注意观察。

5. 在接近终点时,为了使滴定反应充分进行,可用少量溶剂润洗锥形瓶内壁。

6. 由于溶剂和指示剂会消耗一定的滴定液,所以需要做空白试验进行校正。

【思考题】

1. 为什么乙酸酐不能直接加入到高氯酸溶液中?
2. 什么是空白试验?本实验为什么要做空白试验?
3. 如果使用的锥形瓶中含有少量水,会对本实验产生什么影响?
4. 在酸碱滴定中,酸滴定液一般用无水碳酸钠或硼砂作为基准物质进行标定,而碱滴定液常用邻苯二甲酸氢钾进行标定,为什么本实验中高氯酸要用邻苯二甲酸氢钾进行标定,而不选择使用无水碳酸钠或硼砂作为基准物质呢?

(李　方　王煜惠)

项目六

氧化还原滴定实验

任务一 碘滴定液的配制与标定

【目的要求】

1. 熟练掌握 0.1 mol/L 碘溶液的配制方法。
2. 掌握用 $Na_2S_2O_3$ 滴定液标定碘溶液浓度的方法。
3. 熟悉淀粉指示剂确定终点的原理及方法。
4. 了解间接碘量法的操作过程及注意事项。

【实验材料】

1. 仪器

电子天平、酸式滴定管(50 mL)、碘量瓶、移液管、垂熔玻璃滤器、量筒、试剂瓶(棕色)、玻璃棒、烧杯。

2. 试剂

碘(AR)、碘化钾(AR)、浓盐酸、淀粉指示剂(5%水溶液)、$Na_2S_2O_3$ 滴定液(0.1 mol/L)。

【实验原理】

25 ℃时 100 mL 水能溶解 0.003 5 g 碘,除了很小的溶解度,水溶液中碘还具有可观的蒸气压,因此操作时由于碘挥发会引起浓度的稍微降低,同时碘单质具有挥发性和腐蚀性,故碘滴定液多采用间接法配制。

通过将碘溶解于碘化钾的水溶液可以克服上述两个困难。碘化钾的水溶液浓度越高,碘的溶解度越大,碘溶解度增加是由于三碘负离子的形成:$I_2+I^- \rightleftharpoons I_3^-$。

碘滴定液可用标准硫代硫酸钠溶液来标定:$I_2+2S_2O_3^{2-} \rightleftharpoons S_4O_6^{2-}+2I^-$。

由已知的硫代硫酸钠溶液浓度可计算碘溶液的浓度:

$$c_{I_2} = \frac{c_{Na_2S_2O_3} \cdot V_{Na_2S_2O_3}}{2V_{I_2}}$$

【实验步骤】

1. 碘滴定液的制备(0.1 mol/L)

用电子天平称取 9 g 碘化钾,溶解于 10 mL 水中,在电子天平上用烧杯称取大约 3.5 g 碘,将其转移至上述的浓碘化钾溶液中,搅拌至所有碘溶解后,加入 3 滴盐酸,然后用蒸馏水稀释至 250 mL,摇匀,用垂熔玻璃滤器滤过,保存在带玻璃塞的棕色试剂瓶中,放置在阴凉处。

2. 碘滴定液的标定(0.1 mol/L)

精密移取 20.00 mL 碘溶液于碘量瓶中,加水 100 mL 与 HCl 1 mL,轻摇混匀。用已知浓度(0.1 mol/L)的 $Na_2S_2O_3$ 滴定液滴定至浅黄色时,加入淀粉指示剂 3 mL,继续用 $Na_2S_2O_3$ 溶液滴定,使溶液恰好呈无色,记录此时滴定所消耗的 $Na_2S_2O_3$ 体积。

平行测定 3 次,记录所消耗 $Na_2S_2O_3$ 的体积,计算碘滴定液的浓度。

【结果与分析】

1. 实验数据记录(表 3-6-1)

表 3-6-1　实验结果记录

	第 1 次滴定	第 2 次滴定	第 3 次滴定
$Na_2S_2O_3$ 标准溶液初始读数			
$Na_2S_2O_3$ 标准溶液终点读数			
$V_{Na_2S_2O_3}$/mL			
c_{I_2}/(mol/L)			
$\overline{c}_{I_2}$/(mol/L)			
$\overline{Rd}$			
RSD			

2. 实验数据计算过程

(1) 写出 I_2 溶液浓度的计算过程。

(2) 写出相对平均偏差($\overline{Rd}$)以及相对标准偏差(RSD)的计算过程。

【注意事项】

1. 碘在水中的溶解度很小,且易挥发,将碘溶解在碘化钾浓溶液中,碘可与 I^- 生成 I_3^-,提高碘的溶解度,降低挥发性。碘易溶于碘化钾浓溶液,但在碘化钾稀溶液中溶解得很慢,因此配制碘溶液时不能过早加水稀释,应搅拌使碘在碘化钾浓溶液中完全溶解后再加水稀释。

2. 碘溶液会腐蚀橡胶,因此应使用带玻璃活塞的酸式滴定管盛碘溶液。

3. 在制备硫代硫酸钠溶液的过程中加入了少量碳酸钠,然而在使用碘的滴定中不容许有碱的存在,须向碱溶液中加一些盐酸。为避免碘酸钾的干扰,加酸也是必要的。

4. 淀粉指示剂要在近终点时加入。

【思考题】

1. 为什么使用过量的碘化钾来制备碘液?是否可以将称得的碘和碘化钾一次加入1 000 mL水再搅拌?

2. 碘溶液为棕红色,装入滴定管中看不清楚凹液面最低处,应该如何读数?

3. 配制碘滴定液时为什么要加入盐酸?

4. 淀粉指示剂为什么要在临近终点时加入?过早加入会对结果产生什么影响?过晚加入会对结果产生什么影响?

(王煜惠 李 方)

任务二　硫代硫酸钠滴定液的配制与标定

【目的要求】

1. 掌握硫代硫酸钠溶液配制的方法。
2. 掌握标定硫代硫酸钠溶液浓度的原理和方法。
3. 了解反应条件对氧化还原反应的影响。
4. 学会使用淀粉指示剂判断滴定终点。
5. 学会使用碘量瓶。

【实验材料】

1. 仪器

分析天平、碘量瓶(250 mL)、容量瓶、移液管、碱式滴定管(50 mL)、烧杯、玻璃棒、电子天平。

2. 试剂

$Na_2S_2O_3 \cdot 5H_2O$(固体)、Na_2CO_3(固体)、$K_2Cr_2O_7$(AR)、碘化钾(固体)、稀H_2SO_4、淀粉指示剂。

【实验原理】

结晶$Na_2S_2O_3 \cdot 5H_2O$一般都含有少量的杂质，如S、$Na_2S_2O_3$、Na_2SO_4、Na_2CO_3及NaCl等，同时还容易风化和潮解，因此，不能用直接法配制$Na_2S_2O_3$滴定液。

$Na_2S_2O_3$溶液不稳定，容易受到微生物和空气中CO_2、O_2的作用而分解，所以配成溶液后，浓度仍有所改变。为了减少溶解在水中的CO_2、O_2和杀死水中的微生物，应用新煮沸并冷却的纯化水配制溶液，并加入少量的Na_2CO_3固体，以防止$Na_2S_2O_3$分解。

$Na_2S_2O_3$在中性或碱性溶液中较稳定，在酸性溶液中易分解，析出S。

日光能促进$Na_2S_2O_3$溶液分解。因此，$Na_2S_2O_3$应贮存于棕色瓶中，放置暗处，半个月后再标定。长期使用的溶液，应定期标定。

通常用$K_2Cr_2O_7$作基准物质标定$Na_2S_2O_3$溶液的浓度，其标定反应方程式如下：

$$Cr_2O_7^{2-} + 6I^- + 14H^+ =\!=\!= 2Cr^{3+} + 3I_2 + 7H_2O$$

$$2S_2O_3^{2-} + I_2 =\!=\!= S_4O_6^{2-} + 2I^-$$

【实验步骤】

1. 硫代硫酸钠(0.1 mol/L)滴定液的配制

在电子天平上称取$Na_2S_2O_3 \cdot 5H_2O$固体约13 g，Na_2CO_3 1 g，用新煮沸后冷却的纯化水溶解并稀释至500 mL，摇匀，暗处放置1个月后，过滤。

2. 硫代硫酸钠(0.1 mol/L)溶液的标定

精密称取在 120 ℃ 干燥至恒重的基准物质重铬酸钾 0.15 g,置于碘量瓶中,加纯化水 50 mL 使其溶解,加碘化钾 2.0 g,轻轻振摇使其溶解,加稀硫酸 40 mL,摇匀后加塞并水封,放置在暗处 10 min,之后加纯化水 250 mL 稀释,用待测的 $Na_2S_2O_3$ 溶液滴定至接近终点(浅黄绿色)时,加入淀粉指示剂 3 mL,继续滴定至终点(蓝色消失,出现亮绿色),并且 5 min 内不返蓝。

重复实验,平行测定 3 次,按照下列公式计算 $Na_2S_2O_3$ 溶液的浓度:

$$c_{Na_2S_2O_3} = 6 \times \frac{m_{K_2Cr_2O_7} \times 10^3}{V_{Na_2S_2O_3} \cdot M_{K_2Cr_2O_7}}$$

其中 $M_{K_2Cr_2O_7}$ = 293.18 g/mol。

【结果与分析】

1. 实验数据记录表(表 3-6-2)

表 3-6-2 实验结果记录

		实验次数		
		1	2	3
$m_{K_2Cr_2O_7}$/g				
$V_{Na_2S_2O_3}$/mL	$V_{初}$			
	$V_{终}$			
	$V_{Na_2S_2O_3}$			
$c_{Na_2S_2O_3}$/(mol/L)				
$\bar{c}_{Na_2S_2O_3}$/(mol/L)				
$\bar{R}d$				
RSD				

2. 实验数据计算过程

(1)写出 $Na_2S_2O_3$ 浓度 $c_{Na_2S_2O_3}$ 以及 $\bar{c}_{Na_2S_2O_3}$ 的计算过程。

(2)写出相对平均偏差($\bar{R}d$)以及相对标准偏差(RSD)的计算过程。

【注意事项】

1. 加液顺序应为水、碘化钾、稀硫酸。

2. $K_2Cr_2O_7$ 与 $Na_2S_2O_3$ 溶液反应较慢,增加溶液的酸度可以加快反应速度,但酸度过高会加速 I^- 被空气中的 O_2 氧化。在合适的酸度下,必须放置 10 min 后反应才能定量发生。

3. 因为碘容易挥发损失,在反应过程中要及时盖好碘量瓶瓶盖,并在水封后放置于暗处。第一份滴定完成后,再取出下一份。

4. 滴定开始时要快滴慢摇,以减少碘的挥发;临近终点时,要慢滴,同时用力旋摇,以减少淀粉对碘的吸附。

5. 淀粉指示剂不能加入过早,否则大量的碘会与淀粉结合成蓝色物质,而难与 $Na_2S_2O_3$ 反应,使终点延后,产生误差。

6. 滴定结束后,溶液放置一段时间可能会出现返蓝,若在 5 min 内返蓝,说明重铬酸钾与碘化钾反应不完全,实验应该重新开始。若在 5 min 后出现返蓝现象,可能是空气氧化所致,对实验结果没有影响。

【思考题】

1. 硫代硫酸钠滴定液该如何配制?如何标定?

2. 淀粉指示剂为什么在近终点时加入,如果过早加入会对实验结果有什么影响?如果过晚加入会对实验结果有什么影响?

3. 用重铬酸钾作基准物标定硫代硫酸钠时,为什么要加入过量的碘化钾和盐酸溶液?为什么放置一定时间后才加水稀释?如果①加入碘化钾不加盐酸溶液,②加酸后不放置暗处,③不放置或少放置一定时间即刻加水稀释,会产生什么影响?

4. 写出用 $K_2Cr_2O_7$ 溶液标定 $Na_2S_2O_3$ 溶液的反应方程式和计算浓度的公式。

(王煜惠　李　方)

任务三　维生素 C 的含量测定

【目的要求】
1. 掌握直接碘量法测定维生素 C 含量的基本原理及基本方法。
2. 熟练使用淀粉指示剂。
3. 学会直接碘量法的操作技术。

【实验材料】
1. 仪器

电子天平、酸式滴定管(50 mL)、锥形瓶(250 mL)、量筒(10 mL)、玻璃棒。

2. 试剂

0.05 mol/L 碘滴定液、维生素 C 样品、稀醋酸(2 mol/L)、5%淀粉指示剂(现配现用)。

【实验原理】
维生素 C 是人体重要的维生素之一,缺乏维生素 C 时,可能会产生坏血病,故维生素 C 又称为抗坏血酸,属于水溶性维生素。

维生素 C 分子中的烯二醇基具有还原性,能被 I_2 定量氧化成为二酮基,因此,可用直接碘量法进行测定。

计算公式如下:

$$维生素 C 的含量(\%) = \frac{c_{I_2} \cdot V_{I_2} \cdot M_{VC} \times 10^{-3}}{m_s} \times 100\%$$

其中 $M_{VC} = 176.13$ g/mol。

【实验步骤】
精密称取维生素 C 样品 0.2 g(平行称取 3 份),加入新煮沸的冷却后的纯化水 100 mL,再加入稀醋酸 10 mL 使其溶解,加入淀粉指示剂 1 mL,立即用 0.05 mol/L 碘滴定液进行滴定,滴定至溶液显蓝色并且在 30 s 内不褪色,即为终点,记录此时消耗的 0.05 mol/L 碘滴定液的体积。

平行测定 3 次,并记录数据。

【结果与分析】

1. 实验数据记录表(表 3-6-3)

表 3-6-3 实验结果记录

	实验次数		
	1	2	3
维生素 C 样品的质量 m_s/g			
滴定消耗的 I_2 滴定液的体积 V_{I_2}/mL			
I_2 滴定液的浓度 c_{I_2}/(mol/L)			
维生素 C 的含量/%			
维生素 C 的含量的平均值/%			

2. 实验数据处理计算过程

写出维生素 C 的含量以及维生素 C 的含量的平均值的计算过程。

【注意事项】

1. 溶解维生素 C 时,应加入新煮沸的冷却后的纯化水。
2. 维生素 C 容易被光、热破坏,操作过程中应该注意避光防热。
3. 维生素 C 在碱性溶液中还原性更强,故滴定时需要加入醋酸,使溶液保持一定的酸度,以减少维生素 C 与碘以外的其他氧化剂的作用。

【思考题】

1. 碘滴定液应该装在酸式滴定管还是碱式滴定管中?为什么?
2. 为什么要在实验中加入稀醋酸?
3. 为什么要用新煮沸后冷却的纯化水溶解维生素 C?

(王煜惠 李 方)

任务四　硫酸铜样品液的含量测定

【目的要求】
1. 熟悉间接碘量法的操作方法。
2. 了解间接碘量法测定铜盐的原理。

【实验材料】
1. 仪器

酸式滴定管、锥形瓶、移液管、洗耳球。

2. 试剂

$Na_2S_2O_3$ 滴定液、20% KI 溶液、硫酸铜样品液、6 mol/L 醋酸溶液、淀粉指示剂。

【实验原理】
在弱酸性溶液中,Cu^{2+} 与过量的 I^- 反应,定量地析出 I_2,然后用 $Na_2S_2O_3$ 滴定液滴定析出的 I_2:

$$2Cu^{2+} + 4I^- =\!=\!= 2CuI\downarrow(乳白色) + I_2$$
$$I_2 + 2S_2O_3^{2-} =\!=\!= 2I^- + S_4O_6^{2-}$$

Cu^{2+} 与 I^- 反应是可逆的,为了使反应向右完全进行,必须加入过量的 KI。

为了防止铜盐水解,反应必须在酸性溶液中进行。若酸度过低,可能导致 Cu^{2+} 氧化 I^- 的反应进行不完全,使测定结果偏低;若酸度过高,I^- 容易被空气中的 O_2 氧化为 I_2,使测定的结果偏高。所以通常用稀醋酸调节溶液的 pH(pH = 3.5~4.0)。

【实验步骤】
用移液管准确移取硫酸铜样品液 10.00 mL 置于锥形瓶中,加入 20 mL 纯化水,6 mol/L 醋酸溶液 4 mL,20% KI 溶液 5 mL,立即用 $Na_2S_2O_3$ 滴定液滴定至接近终点(浅黄色)时,加入淀粉指示剂 1 mL,继续用 $Na_2S_2O_3$ 滴定液滴定至终点(蓝色消失,溶液为米色的悬浊液)。

平行测定 3 次,记录实验数据。

按照下列公式计算硫酸铜的含量:

$$CuSO_4 \text{ 的含量}(\%) = \frac{c_{Na_2S_2O_3} \cdot V_{Na_2S_2O_3} \cdot M_{CuSO_4}}{10.00 \times 1\,000} \times 100\%$$

【结果与分析】

1. 实验数据记录表(表3-6-4)

表3-6-4　实验结果记录

	实验次数		
	1	2	3
硫酸铜样品液的取样量/mL			
消耗 $Na_2S_2O_3$ 滴定液的体积/mL			
硫酸铜样品液的含量/(g/mL)			
硫酸铜样品液的含量的平均值/(g/mL)			
$\overline{Rd}$			

2. 实验数据处理计算过程

写出硫酸铜样品液的含量以及相对平均偏差($\overline{Rd}$)的计算过程。

【注意事项】

1. 为了防止碘的挥发,应先将滴定管装好滴定液后再取样品液。
2. 碘化钾应在滴定前加入,切忌3份同时加入碘化钾后再进行滴定。
3. 为了减小仪器误差,应用同一支移液管移取3份硫酸铜溶液。
4. 加液顺序应为水、醋酸溶液、碘化钾。
5. 滴定时,溶液由棕红色变为黄色,再变为淡黄色,表示已经接近滴定终点。

【思考题】

1. 用碘量法测定铜盐为什么要在弱酸性溶液中进行？能否在强酸性溶液中进行？为什么？
2. 测定时为什么不能过早加入淀粉指示剂？
3. 滴定至终点的溶液放置5 min后变蓝的原因是什么？对测定结果有无影响？

（王煜惠　李　方）

任务五　高锰酸钾滴定液的配制与标定

【目的要求】
1. 掌握高锰酸钾滴定液的配制和保存方法。
2. 掌握用 $Na_2C_2O_4$ 标定 $KMnO_4$ 滴定液的方法及条件。
3. 理解自身指示剂的作用原理并能正确判断终点。

【实验材料】
1. 仪器

恒温水浴锅、分析天平、酸式滴定管、锥形瓶、烧杯、垂熔玻璃滤器等。

2. 试剂

$KMnO_4$(固体、AR)、$Na_2C_2O_4$(AR)、3 mol/L H_2SO_4 溶液。

【实验原理】
市售 $KMnO_4$ 中常含有少量杂质,如 MnO_2、硝酸盐、硫酸盐、氯化物等,所以不能用直接法配制滴定液。另外,$KMnO_4$ 的氧化能力很强,容易和水中的还原性杂质、空气中的尘埃和氨等还原性物质作用,使其浓度不稳定。$KMnO_4$ 还能自行分解:

$$4KMnO_4 + 2H_2O === 4KOH + 4MnO_2 + 3O_2\uparrow$$

$KMnO_4$ 分解的速度随溶液 pH 的改变而改变,在中性溶液中分解较慢,但 Mn^{2+} 和 MnO_2 的存在能加速 $KMnO_4$ 分解,见光则分解得更快。可见 $KMnO_4$ 溶液不稳定,特别是配制初期的浓度容易发生改变。因此,一般要提前将溶液配制好,贮存于棕色瓶中,密闭保存 2~3 天后才能标定。

标定 $KMnO_4$ 的基准物质有很多,其中最常用的是 $Na_2C_2O_4$,因为 $Na_2C_2O_4$ 不含结晶水,性质稳定,容易精制。其标定反应如下:

$$2MnO_4^- + 5C_2O_4^{2-} + 16H^+ === 2Mn^{2+} + 10CO_2\uparrow + 8H_2O$$

此反应速度较慢,可采用增大反应物浓度和升高温度的方法来提高反应速度。为了防止温度过高使 $H_2C_2O_4$ 分解,一般在水浴锅中加热至 65 ℃,用待标定的 $KMnO_4$ 滴定液滴定至溶液出现浅红色即为终点。

【实验步骤】
1. $KMnO_4$ 滴定液(0.02 mol/L)的配制

在电子天平上称取 $KMnO_4$ 1.6 g 于小烧杯中,加纯化水 500 mL,煮沸 15 min,密封并静置两天以上,用垂熔玻璃滤器过滤后摇匀,备用。

2. $KMnO_4$ 滴定液(0.02 mol/L)的标定

精密称取在 105 ℃ 干燥至恒重的基准草酸钠约 0.2 g,加入新煮沸的冷却后的纯化水

25 mL 和 3 mol/L H_2SO_4 溶液 10 mL 使其溶解,从滴定管中迅速加入待标定的 $KMnO_4$ 溶液约 25 mL,放在 65 ℃ 水浴锅中加热,待溶液褪色后,继续滴定至溶液显微红色且 30 s 内不褪色即为滴定终点。注意在滴定结束时,溶液温度应不低于 55 ℃。

平行测定 3 次,记录实验数据。

按照下列公式计算 $KMnO_4$ 浓度:

$$c_{KMnO_4} = \frac{2m_{Na_2C_2O_4}}{5M_{Na_2C_2O_4} \times V_{KMnO_4}} \times 10^3 \text{(mol/L)}$$

【结果与分析】

1. 实验数据记录表(表 3-6-5)

表 3-6-5 实验结果记录

	实验次数		
	1	2	3
称取 $KMnO_4$ 的质量/g			
称取 $Na_2C_2O_4$ 的质量/g			
消耗滴定液的体积/mL			
$KMnO_4$ 的浓度 c_{KMnO_4}/(mol/L)			
$KMnO_4$ 的浓度的平均值 $\bar{c}_{KMnO_4}$/(mol/L)			
$\overline{Rd}$			

2. 实验数据处理计算过程

写出 $KMnO_4$ 的浓度 c_{KMnO_4} 以及相对平均偏差($\overline{Rd}$)的计算过程。

【注意事项】

1. $KMnO_4$ 为深色的溶液,凹液面不易读准,应读水平面读数。
2. 终点时溶液刚好出现均匀淡红色,应将锥形瓶静置一段时间,观察淡红色消失的时间。
3. 实验结束后,应立即用自来水冲洗滴定管,避免 MnO_2 沉淀堵塞滴定管管尖。

【思考题】

1. $KMnO_4$ 溶液能否装在碱式滴定管中?为什么?
2. 用 $Na_2C_2O_4$ 标定 $KMnO_4$ 溶液时,溶液的酸度对反应有无影响?如果滴定前未加酸,会产生什么后果?
3. 用 $Na_2C_2O_4$ 标定 $KMnO_4$ 溶液时,为什么要加热?是否加热温度越高越好?为什么?
4. 滴定管盛放 $KMnO_4$ 滴定液时间较长后,管壁呈棕褐色,管尖也会堵塞,这是为什么?该如何避免此种情况的发生?

(王煜惠 李 方)

项目七 沉淀滴定实验

沉淀滴定法是一种基于沉淀反应的滴定分析方法,因为能用于沉淀滴定的反应较少,因此,目前比较有实际意义的是生成难溶银盐的沉淀反应,沉淀滴定法主要用于 Cl^-、Br^-、Ag^+、I^- 及 SCN^- 等离子的测定。

任务一 硝酸银溶液的配制和标定

【目的要求】

1. 掌握 $AgNO_3$ 溶液的配制和标定方法。
2. 掌握莫尔法。
3. 熟悉直接配制法和标定法的区别。

【实验材料】

1. 仪器

酸式滴定管(棕色)、分析天平、称量瓶、烧杯、锥形瓶、移液管、容量瓶等。

2. 试剂

$AgNO_3$(分析纯)、NaCl 基准试剂、5% K_2CrO_4 溶液。

其中,NaCl 基准试剂:使用前先在 500~600 ℃ 烘箱中干燥 2~3 h,保存在干燥器中备用;5% K_2CrO_4 溶液:称取 5 g K_2CrO_4,加少量水溶解后,加水至 100 mL。

【实验原理】

$AgNO_3$ 标准溶液的配制方法

(1)直接配制法。

准确称取一定质量干燥至恒重的优级纯 $AgNO_3$,在烧杯中溶解后,转移至容量瓶中,稀释至刻度,即得到一定浓度的硝酸银标准溶液。

注:①$AgNO_3$ 具有一定的氧化性,与有机物接触易起氧化还原反应,因此,硝酸银溶液应贮存于具玻璃塞的试剂瓶中,切勿与皮肤接触;②$AgNO_3$ 见光易分解,析出黑色金属 Ag,因此,$AgNO_3$ 标准溶液应贮存于棕色试剂瓶中,并置于暗处储存,操作时用棕色酸式

滴定管滴定,存放过久的 $AgNO_3$ 标准溶液,应重新标定后才能使用。

(2)标定法。

一般的 $AgNO_3$ 试剂中含有杂质,例如水分、Ag_2O、银、$AgNO_2$、有机物以及游离酸和不溶性杂质,因此不能直接用于配制标准溶液,必须进行标定。NaCl 是标定 $AgNO_3$ 溶液常用的基准试剂,NaCl 在使用前需在 500~600 ℃烘箱中干燥 2~3 h,除去其中吸收的水分,冷却后才能使用。

按照下式计算 $AgNO_3$ 溶液的浓度:

$$c_{AgNO_3} = \frac{c_{NaCl} \times V_{NaCl}}{V_{AgNO_3}}$$

【实验步骤】

1. 配制 0.05 mol/L NaCl 标准溶液

精密称取 0.25~0.30 g 基准级 NaCl 试剂,盛放于小烧杯中,用适量的水溶解后,转移至 100 mL 的容量瓶中,稀释至刻度,摇匀,备用。

2. 配制 0.05 mol/L $AgNO_3$ 溶液

称取 4.2 g $AgNO_3$ 于烧杯中,加一定量的水溶解后,稀释至 500 mL,摇匀,然后转入棕色试剂瓶中,置于暗处,备用。

3. 标定 0.05 mol/L $AgNO_3$ 溶液

准确量取 25.00 mL 0.05 mol/L NaCl 标准溶液,置于 250 mL 的锥形瓶中,加入 20 mL 水、1 mL 5% K_2CrO_4 溶液,充分振荡后,用 $AgNO_3$ 溶液进行滴定,滴定至溶液呈微红色,即为滴定终点。

平行滴定 3 份,记录 $AgNO_3$ 溶液的用量,计算 $AgNO_3$ 溶液的浓度。

【结果与分析】

1. 数据记录(表 3-7-1)

表 3-7-1 实验记录

	平行实验编号		
	1	2	3
m_{NaCl}/g			
m_{AgNO_3}/g			
c_{NaCl}/(mol/L)			
V_{NaCl}/mL			
V_{AgNO_3}/mL			

续表 3-7-1

	平行实验编号		
	1	2	3
c_{AgNO_3}/(mol/L)			
$\bar{c}_{AgNO_3}$/(mol/L)			
Rd			
RSD			

2. 结论

(1) 分析本次实验成败的原因。

(2) 总结本实验需要改进的方面。

【注意事项】

1. $AgNO_3$ 溶液配制后,应合理应用,减少不必要的浪费和污染。

2. 实验结束以后,清洗装 $AgNO_3$ 溶液的滴定管时,应该先用去离子水冲洗 2~3 遍之后再用自来水清洗,以防止产生 AgCl 沉淀,产生 AgCl 沉淀后将很难洗净。

3. 废液要回收,不可随意倒入水槽中,以免造成污染。

4. 常用的去离子水中可能含少量的 Cl^-,在实验开始前,应先用 $AgNO_3$ 溶液检查水样,证明其内不含 Cl^- 才能用来配制 $AgNO_3$ 溶液。同时,实验中使用的所有器皿,都需要用去离子水清洗干净,以防止产生 AgCl 沉淀。

【思考题】

1. 为什么实验开始前需要检查水样中的 Cl^-?

2. $AgNO_3$ 溶液为什么要放置在棕色试剂瓶中?

(王 虹 张雪晓)

任务二 氯化物中氯含量的测定

【目的要求】

1. 掌握莫尔法进行沉淀滴定的原理和方法。
2. 掌握佛尔哈德法进行沉淀滴定的原理和方法。
3. 掌握法扬司法进行沉淀滴定的原理和方法。
4. 学会 NH_4SCN 标准溶液的配制和标定方法。
5. 学会控制配位滴定的条件。

【实验材料】

1. 仪器

分析天平、称量瓶、酸式滴定管、烧杯、锥形瓶、移液管、容量瓶等。

2. 试剂

NaCl 基准试剂、$AgNO_3$（AR）、NH_4SCN（AR）、5% K_2CrO_4 溶液、6 mol/L HNO_3 溶液、0.1%荧光黄溶液、40%铁铵矾溶液、1%糊精溶液、食盐（粗样品）。

注：

（1）40%铁铵矾溶液：40 g $NH_4Fe(SO_4)_2·12H_2O$ 溶于适量水中，然后用 1 mol/L HNO_3 溶液稀释至 100 mL。

（2）0.1%荧光黄溶液：0.1 g 荧光黄溶于 10 mL 0.1 mol/L NaOH 溶液中，用 0.1 mol/L HNO_3 溶液中和至中性，用 pH 试纸检验，用水稀释至 100 mL。

（3）1%糊精溶液：称取 1 g 糊精，用适量水调成糊状，然后在搅拌的情况下注入沸水中，煮沸，使成 100 mL，冷却，备用。

【实验原理】

1. 莫尔法

常采用莫尔法测定可溶性氯化物中的 Cl^-，须在中性或弱碱性溶液中进行，以 K_2CrO_4 作为指示剂，用 $AgNO_3$ 标准溶液直接滴定 Cl^- 即可，反应式如下：

$$Ag^+ + Cl^- =\!=\!= AgCl\downarrow（白色，K_{sp}=1.6\times10^{-10}）$$

$$2Ag^+ + CrO_4^{2-} =\!=\!= Ag_2CrO_4\downarrow（砖红色，K_{sp}=9.0\times10^{-12}）$$

因为 AgCl 的溶解度小于 Ag_2CrO_4 的溶解度，所以 AgCl 先被沉淀出来，当 AgCl 定量沉淀完全以后，加入过量 1 滴的 $AgNO_3$ 溶液与 CrO_4^{2-} 反应，生成砖红色的 Ag_2CrO_4 沉淀，指示终点。

在使用莫尔法时，应注意酸度和指示剂用量对于滴定的影响。滴定适宜的 pH 为 6.5~10.5，由于 CrO_4^{2-} 在溶液中存在下列平衡，滴定过程必须在中性或弱碱性溶液中进行。

$$2H^+ + 2CrO_4^{2-} \rightleftharpoons 2HCrO_4^- \rightleftharpoons Cr_2O_7^{2-} + H_2O$$

如果酸度过高,平衡向生成 $HCrO_4^-$、$Cr_2O_7^{2-}$ 的方向移动,则导致 CrO_4^{2-} 浓度降低,不产生 Ag_2CrO_4 沉淀;如果溶液的碱性太强,则 Ag^+ 形成 Ag_2O 沉淀。

在有铵盐存在的情况下,为了避免生成 $Ag(NH_3)_2^+$,应将溶液的pH控制在6.5~7.2。

指示剂用量直接影响终点,CrO_4^{2-} 浓度过高终点提前到达,CrO_4^{2-} 浓度过低则终点延后,都会影响实验结果的准确度。一般 K_2CrO_4 的浓度应控制在 5×10^{-3} mol/L。

2. 佛尔哈德法

测定酸性被测物溶液中的 Cl^- 时,应先准确加入过量的 $AgNO_3$ 标准溶液,然后用铁铵矾 $NH_4Fe(SO_4)_2$ 作指示剂,用 NH_4SCN 标准溶液滴定剩余量的 $AgNO_3$,在这种情况下,过量1滴的 SCN^- 与 Fe^{3+} 形成红色配合物,指示到达终点。

在计量点之前:

$$Cl^- + Ag^+(过量) = AgCl\downarrow(白色)$$
$$Ag^+(剩余) + SCN^- = AgSCN\downarrow(白色)$$

在计量点之后:

$$SCN^- + Fe^{3+} = [Fe(SCN)]^{2+}(红色)$$

需要注意的是,佛尔哈德法应在酸性介质中进行,如果在中性或弱碱性介质中进行滴定,则指示剂中的 Fe^{3+} 发生水解反应,生成 $Fe(OH)_3$ 沉淀;如果在碱性介质中,则 Ag^+ 会生成 Ag_2O 沉淀。使用佛尔哈德法时,酸度也不能太高,否则 SCN^- 的酸效应也会造成严重的影响。

$$SCN^- + H^+ = HSCN(K_a = 0.14)$$

因此,一般情况下佛尔哈德法是在0.1~1 mol/L 的 HNO_3 溶液中进行的。

3. 法扬司法

法扬司法即以吸附指示剂指示终点的银量法,可以用来测定样品中 Br^-、Cl^-、I^-、SCN^- 的含量。AgX(其中,X代表 Br^-、Cl^-、I^-、SCN^-)胶体沉淀是一种具有很强吸附作用的物质,能够选择性地吸附溶液中的离子,其中构晶离子首先被吸附。例如,氯化物样品用去离子水溶解后,再用荧光黄HFIn作为吸附指示剂,用 $AgNO_3$ 标准溶液滴定。在计量点之前,AgCl沉淀优先吸附构晶离子——过量的 Cl^-,从而使沉淀表面带负电荷($AgCl\cdot Cl^-$),由于沉淀表面电荷的影响,此时便不再吸附同样带有负电荷的荧光黄阴离子,使溶液显黄绿色;稍过计量点时,溶液中有过剩的 Ag^+,沉淀吸附 Ag^+ 而带正电荷,同时也吸附荧光黄阴离子($AgCl\cdot Ag^+\cdot FIn^-$),这时,溶液便由黄绿色变为粉红色,指示到达终点。

在计量点之前:

$$Ag^+ + Cl^- = AgCl\downarrow$$
$$AgCl + Cl^- = AgCl\cdot Cl^-$$

在计量点之后：
$$AgCl + Ag^+ = AgCl \cdot Ag^+$$
$$AgCl \cdot Ag^+ + FIn^-（黄绿色） = AgCl \cdot Ag^+ \cdot FIn^-（粉红色）$$

荧光黄为有机弱酸，如果溶液呈酸性或者酸性太强，则荧光黄阴离子很难被释放出来，导致 FIn^- 浓度降低，则不利于观察终点的到来；但是溶液的碱性也不可太强，否则 Ag^+ 会形成 Ag_2O 沉淀。

因考虑到荧光黄的 $K_a = 10^{-7}$ 和 Ag^+ 的稳定存在条件，在使用法扬司法滴定时，应该将溶液的酸度控制在 $pH = 7 \sim 10$。除此之外，需加入糊精或淀粉用来保护胶体，操作时还需要注意避光。

【实验步骤】

1. 配制 0.05 mol/L $AgNO_3$ 标准溶液，并标定其浓度

（1）配制 0.05 mol/L NaCl 标准溶液。

精密称取 0.25~0.30 g 基准级 NaCl 试剂，置于小烧杯中，用适量水溶解后，转移至 100 mL 的容量瓶中，稀释至刻度，摇匀，备用。

（2）配制 0.05 mol/L $AgNO_3$ 溶液。

称取 4.2 g $AgNO_3$ 试剂，置于烧杯中，加适量水溶解，稀释至 500 mL，摇匀，转入棕色试剂瓶中，备用，注意须置于暗处贮存。

（3）标定 0.05 mol/L $AgNO_3$ 溶液。

准确移取 25.00 mL 0.05 mol/L NaCl 标准溶液，置于 250 mL 的锥形瓶中，加入 20 mL 水，1 mL 5% K_2CrO_4 溶液，在充分振荡后，用 $AgNO_3$ 溶液进行滴定，直至溶液呈微红色即为滴定终点。平行滴定 3 份，记录 $AgNO_3$ 溶液的用量，计算 $AgNO_3$ 溶液的浓度。

2. 配制 0.05 mol/L NH_4SCN 标准溶液，并标定其浓度

称取 1.9 g NH_4SCN 固体，加 500 mL 去离子水将其溶解，摇匀，备用。

准确移取 0.05 mol/L $AgNO_3$ 标准溶液 25.00 mL，置于锥形瓶中，加入 4 mL 6 mol/L HNO_3 溶液和 1 mL 40%铁铵矾指示剂。用 0.05 mol/L NH_4SCN 溶液滴定，充分振荡下，滴定至溶液出现稳定的淡红色时即为终点。

平行测定 3 次，计算 NH_4SCN 标准溶液的浓度。

3. 制备可溶性氯化物试液

称取氯化物试样 0.6~0.8 g，置于小烧杯中，加适量水溶解，转移至 250 mL 容量瓶中，稀释至刻度，摇匀，备用。

4. 用莫尔法测定可溶性氯化物中的氯

准确移取 25.00 mL 上述氯化物试液，加入 20 mL 水和 1 mL 5% K_2CrO_4 溶液，边剧烈摇动边滴加 0.05 mol/L $AgNO_3$ 标准溶液，滴定至溶液呈现砖红色即为滴定终点。平行测定 3 次。

5. 用佛尔哈德法测定可溶性氯化物中的氯

准确移取 25.00 mL 上述氯化物试液,加 25 mL 水和 5 mL 6 mol/L HNO_3 溶液,边摇动边加入 0.05 mol/L $AgNO_3$ 标准溶液,加入约 30 mL 标准溶液后(要准确读数),再加入 1 mL 40%铁铵矾指示剂,用 NH_4SCN 标准溶液滴定过量的 Ag^+,滴定至溶液出现稳定的浅红色,即为滴定终点。平行测定 3 次。

6. 用法扬司法测定可溶性氯化物中的氯

准确移取 25.00 mL 上述氯化物试液,加入 10 滴 0.1%荧光黄指示剂和 10 mL 1%糊精溶液,摇匀,用 0.05 mol/L $AgNO_3$ 标准溶液滴定,滴定至溶液由黄绿色变成粉红色,即为滴定终点。平行测定 3 次。

【结果与分析】

1. 数据记录(表 3-7-2)

表 3-7-2 实验记录

	平行实验编号		
	1	2	3
m_{NaCl}/g			
m_{AgNO_3}/g			
V_{NaCl}/mL			
标定时消耗 V_{AgNO_3}/mL			
$c_{AgNO_3}/(mol/L)$			
$\overline{c}_{AgNO_3}/(mol/L)$			
标定时消耗 V_{NH_4SCN}/mL			
$c_{NH_4SCN}/(mol/L)$			
$\overline{c}_{NH_4SCN}/(mol/L)$			
$m_{氯化物试样}/g$			
V_{AgNO_3}/mL(莫尔法)			
氯的含量/%(莫尔法)			
V_{NH_4SCN}/mL(佛尔哈德法)			
氯的含量/%(佛尔哈德法)			
V_{AgNO_3}/mL(法扬司法)			
氯的含量/%(法扬司法)			

2. 结论

通过计算三种方法的相对平均偏差和相对标准偏差,比较哪种方法误差小,计算结果记录于表3-7-3中。

表3-7-3 实验结果与分析

	实验方法		
	莫尔法	佛尔哈德法	法扬司法
氯的含量的平均值/%			
$\overline{Rd}$			
RSD			

【注意事项】

1. 实验结束以后,清洗装 $AgNO_3$ 溶液的滴定管时,应该先用去离子水冲洗 2~3 遍之后再用自来水清洗,以防止产生 AgCl 沉淀,产生 AgCl 沉淀后将很难洗净。

2. 废液要回收,不可随意倒入水槽中,以免造成污染。

3. 常用的去离子水中可能含少量的 Cl^-,在实验开始前,应先用 $AgNO_3$ 溶液检查水样,证明不含 Cl^- 才能用来配制 $AgNO_3$ 溶液。同时,实验中使用的所有器皿,都需要用去离子水清洗干净,以防止产生 AgCl 沉淀。

【思考题】

1. 用莫尔法测定 Cl^- 时,对溶液的酸度和 K_2CrO_4 指示剂的用量有什么要求?为什么?

2. 在法扬司法中,怎样控制溶液的酸度?

(王　虹　张雪晓)

项目八

配位滴定实验

由于溶剂化的作用,在溶液中不存在简单离子,因此溶液中的金属离子可用 $M(H_2O)_n^{z+}$ 表示。配位反应实际上就是溶液中的配位体与溶剂分子之间的交换。所谓的配位滴定法,就是以配位(交换)反应为基础进行滴定分析的方法。

配位反应在分析化学中应用非常广泛,许多显色剂、沉淀剂、萃取剂、掩蔽剂等都是配位剂。按配位体所含配位原子的数目,可将其分为单齿配位体(F^-、NH_3)和多齿配位体($H_2N—CH_2—CH_2—NH_2$)两大类。单齿配体形成单齿(非螯合)配合物,多齿配体形成螯合物。

氨羧螯合剂是含有$—N(CH_2COOH)_2$基团的有机化合物,几乎可以与所有金属离子螯合。目前已研究的几十种中重要的有:乙二胺四乙酸(EDTA)、乙二胺四丙酸(EDTP)、氨三乙酸(NTA)等,其中以 EDTA 应用最为广泛。

任务一 EDTA 溶液的配制和标定

【目的要求】
1. 掌握 EDTA 标准溶液的配制和标定方法,配位滴定的原理。
2. 熟悉钙指示剂的使用。
3. 了解配位滴定的特点。

【实验材料】
1. 仪器
分析天平、电子秤、酸式滴定管、锥形瓶、烧杯、移液管、容量瓶、量筒、表面皿等。
2. 试剂
乙二胺四乙酸二钠(EDTA·2Na)、$CaCO_3$(固体)、1∶1 HCl 溶液、0.5% 镁溶液、10% NaOH 溶液、钙指示剂。
注:
(1)0.5% 镁溶液:溶解 1 g $MgSO_4·7H_2O$ 于水中,稀释至 200 mL。
(2)钙指示剂与干燥 NaCl 以 1∶100 混合磨匀,备用。

【实验原理】

乙二胺四乙酸(EDTA)常用 H_4Y 表示,难溶于水,配制标准溶液通常使用其二钠盐。乙二胺四乙酸二钠盐(溶解度为 120 g/L),常采用间接法配制其标准溶液,配制成 0.3 mol/L EDTA·2Na 的水溶液(pH 约为 4.8)。

常用于标定 EDTA 溶液的基准物质有:Zn、ZnO、$CaCO_3$、Bi、Cu、$MgSO_4·7H_2O$、Hg、Ni、Pb 等。为使滴定条件更加具有一致性,减少滴定误差,常选用与被测物组分性质相同或者相似的物质作为基准物质。

例如测定水中 Ca^{2+}、Mg^{2+} 的含量,宜选用 $CaCO_3$ 为基准物质标定 EDTA 溶液。首先加 HCl 溶液,发生如下反应:

$$CaCO_3 + 2HCl =\!=\!= CaCl_2 + CO_2\uparrow + H_2O$$

然后将溶液定量转移至容量瓶中,稀释至刻度,配制成钙标准溶液。

准确移取一定量的钙标准溶液,调节 pH≥12,加入钙指示剂,用 EDTA 溶液滴定至溶液由酒红色变为纯蓝色,即为滴定终点。其原理如下:

$$H_3In \rightleftharpoons 2H^+ + HIn^{2-}$$

在 pH≥12 的溶液中,钙指示剂的 HIn^{2-} 与 Ca^{2+} 形成比较稳定的配离子,其反应如下:

$$HIn^{2-} + Ca^{2+} \rightleftharpoons CaIn^- + H^+$$
纯蓝色　　　　　酒红色

因此在钙标准溶液中加入钙指示剂溶液呈酒红色,当用 EDTA 溶液滴定时,由于 EDTA 能与 Ca^{2+} 形成比 $CaIn^-$ 更稳定的配离子,在滴定终点时,$CaIn^-$ 转化为较稳定的 CaY^{2-},钙指示剂则被游离出来,其反应可表示如下:

$$CaIn^- + H_2Y^{2-} + OH^- \rightleftharpoons CaY^{2-} + HIn^{2-} + H_2O$$
酒红色　　　　　　　　　　　　　无色　　纯蓝色

用这种方法测定 Ca^{2+} 时,如果有 Mg^{2+} 共存,调节溶液酸度为 pH≥12,Mg^{2+} 会形成 $Mg(OH)_2$ 沉淀,此时 Mg^{2+} 不干扰 Ca^{2+} 的测定,反而会使终点比 Ca^{2+} 单独存在时更敏锐。当 Ca^{2+}、Mg^{2+} 共存时,终点由酒红色变成纯蓝色,当 Ca^{2+} 单独存在时则由酒红色变为紫蓝色。因此测定单独存在的 Ca^{2+} 时常加入少量 Mg^{2+}。

【实验步骤】

1. 配制 0.02 mol/L EDTA 溶液

称取 7.6 g 乙二胺四乙酸二钠(EDTA·2Na),溶解于 300~400 mL 温水中,用水稀释至 1 L,转移至试剂瓶中,备用。如果溶液浑浊,需过滤后使用。

2. 配制钙标准溶液

将碳酸钙基准物置于称量瓶中,在 110 ℃下干燥 2 h,再置于干燥器冷却。精密称取 0.4~0.5 g 碳酸钙于小烧杯中,加少量水润湿(用水量越少越好),盖上表面皿,逐滴加入

1∶1的HCl溶液至碳酸钙完全溶解,用少量水把表面皿上的溶液淋洗入烧杯中,加热近沸,控制溶液体积在20~30 mL内,冷却后,定量转移至250 mL的容量瓶中,稀释至刻度,摇匀。

3. 标定0.02 mol/L EDTA溶液

准确量取25.00 mL钙标准溶液,放置于250 mL的锥形瓶中,加入25 mL水、2 mL 0.5%镁溶液、5 mL 10% NaOH溶液及适量的固体钙指示剂,摇匀,用0.02 mol/L EDTA溶液滴定上述钙标准溶液,溶液由酒红色变为纯蓝色时,即为滴定终点。平行测定3次,记录数据。

【结果与分析】

1. 数据记录(表3-8-1)

表3-8-1 实验结果记录

	平行实验编号		
	1	2	3
$m_{碳酸钙}$/g			
$V_{钙标准溶液}$/mL			
$c_{钙标准溶液}$/(mol/L)			
V_{EDTA}/mL			
c_{EDTA}/(mol/L)			
$\overline{c}_{EDTA}$/(mol/L)			
$\overline{Rd}$			
RSD			

2. 结论

(1) 分析相对平均偏差($\overline{Rd}$)和相对标准偏差(RSD)是否符合实验要求。

(2) 分析实验中误差产生的原因。

【注意事项】

1. 由于配位反应的速度较慢,因此滴定时加入EDTA溶液的速度不能太快,尤其是在室温较低的情况下。

2. 在接近终点时,应逐滴加入滴定液,并充分振摇。

3. 在配位滴定过程中,加入指示剂的量对终点的判断影响很大,应在实际操作的过程中总结经验。

【思考题】

1. 标定 EDTA 溶液时，pH 应控制为多少？为什么？

2. 以 $CaCO_3$ 为基准物标定 EDTA 溶液时，加入镁溶液有什么作用？

3. 准确量取钙标准溶液 25 mL 应使用的量器是什么？数据记录时，体积应记为几位有效数字？

（王　虹　张雪晓）

任务二　水硬度的测定

【目的要求】

1. 学习常用的硬度表示方法，了解水硬度测定的意义。
2. 掌握配位滴定法测定水硬度的原理和方法。
3. 学会使用铬黑 T 和钙指示剂，了解金属指示剂的特点。

【实验材料】

1. 仪器

酸式滴定管、50 mL 移液管、锥形瓶等。

2. 试剂

EDTA·2Na、$CaCO_3$ 固体、10% NaOH 溶液、NH_3-NH_4Cl 缓冲溶液（pH=10）、1∶1 HCl 溶液、铬黑 T 指示剂、钙指示剂、1∶2 三乙醇胺水溶液。

注：

(1) 钙指示剂与干燥 NaCl 以 1∶100 混合磨匀，备用。

(2) 铬黑 T 指示剂：铬黑 T 与干燥 NaCl 以 1∶100 混合磨匀，临用前配制。

【实验原理】

硬水是指含有钙、镁盐类的水，水的硬度有暂时硬度和永久硬度之分。暂时硬度是指水中含有的钙、镁以酸式碳酸盐的形式存在，在加热的情况下形成碳酸盐沉淀，从而可除去的硬度。永久硬度则是指水中的钙、镁以氯化物、硫酸盐、硝酸盐的形式存在，加热不产生沉淀，不能由加热除去的硬度。暂时硬度和永久硬度的总和称为总硬度。镁硬度是由镁离子形成的硬度，钙硬度是由钙离子形成的硬度。

可以使用配位滴定法测定水中钙、镁离子含量。钙硬度的测定原理与以 $CaCO_3$ 为基准物标定 EDTA 标准溶液的相同。总硬度测定用铬黑 T 作为指示剂，控制溶液的酸度为 pH=10，用 EDTA 标准溶液进行滴定。可根据 EDTA 标准溶液的浓度和用量计算水的总硬度，由总硬度减去钙硬度即为镁硬度。

水硬度的表示方法有很多，我国常用的表示方法是以度（°d）来计的，即以每升水中含有 CaO 10 mg 为 1 度（°d）。

$$硬度 = \frac{c_{EDTA} \cdot V_{EDTA} \times M_{CaO}}{V_{H_2O} \times 10^{-3} \times 10}(°d)$$

其中，c_{EDTA} 为 EDTA 标准溶液的浓度，单位为 mol/L；V_{EDTA} 为滴定时消耗 EDTA 标准溶液的体积，单位为 mL；V_{H_2O} 为水样体积，单位为 mL；M_{CaO} 为 CaO 的摩尔质量，单位为 g/mol。

根据公式，V_{EDTA} 为滴定 Ca^{2+}、Mg^{2+} 总量所消耗的 EDTA 标准溶液的体积时，计算值为总硬度；V_{EDTA} 为滴定钙离子所消耗的 EDTA 标准溶液的体积时，计算值为钙硬度。

【实验步骤】

1. 配制和标定 0.02 mol/L EDTA 溶液

(1) 称取 7.6 g 乙二胺四乙酸二钠（EDTA·2Na），溶解于 300~400 mL 的温水中，稀释至 1 L，转移至试剂瓶中，备用。如溶液浑浊，过滤后使用。

(2) 配制钙标准溶液。

将碳酸钙基准物置于称量瓶中，在 110 ℃下干燥 2 h，再置于干燥器冷却。精密称取 0.4~0.5 g 碳酸钙于小烧杯中，加少量水润湿（用水量越少越好），盖上表面皿，逐滴加入 1:1 的 HCl 溶液至碳酸钙完全溶解，用少量水把表面皿上的溶液淋洗入烧杯中，加热近沸，控制溶液体积在 20~30 mL 内，冷却后，定量转移至 250 mL 的容量瓶中，稀释至刻度，摇匀。

(3) 标定 0.02 mol/L EDTA 溶液。

准确量取 25.00 mL 钙标准溶液，放置于 250 mL 的锥形瓶中，加入 25 mL 水、2 mL 0.5% 镁溶液、5 mL 10% NaOH 溶液及适量的固体钙指示剂，摇匀，用 0.02 mol/L EDTA 溶液滴定至溶液由酒红色变为纯蓝色时，即为滴定终点。

平行测定 3 次，记录数据。

2. 测定水的总硬度

准确移取待测水样 100 mL，放置于 250 mL 的锥形瓶中，加入 5 mL pH=10 的 NH_3-NH_4Cl 缓冲液和 1:2 三乙醇胺水溶液 0.5 mL，摇匀后，加入适量的铬黑 T 指示剂，摇匀。此时，溶液为酒红色。用 0.02 mol/L EDTA 标准溶液滴定至溶液由酒红色变为纯蓝色，即为滴定终点。

平行测定 3 次，记录数据。

3. 测定钙硬度

准确移取待测水样 100 mL，放置于 250 mL 的锥形瓶中，加入 4 mL 10% 的 NaOH 溶液，摇匀后，加入适量的钙指示剂，再次摇匀。此时，溶液应为浅红色，用 0.02 mol/L EDTA 标准溶液滴定至溶液由浅红色变为纯蓝色，即为滴定终点。

平行测定 3 次，记录数据。

4. 确定镁硬度

在这种情况下，镁硬度可由总硬度减去钙硬度得到。

【结果与分析】

1. 数据记录（表 3-8-2）

表 3-8-2 实验结果记录

	平行实验编号		
	1	2	3
m_{CaCO_3}/g			

续表 3-8-2

	平行实验编号		
	1	2	3
$c_{钙标准溶液}$/(mol/L)			
标定时消耗 V_{EDTA}/mL			
c_{EDTA}/(mol/L)			
$\bar{c}_{EDTA}$/(mol/L)			
测总硬度时消耗 V_{EDTA}/mL			
测钙硬度时消耗 V_{EDTA}/mL			
总硬度/°d			
总硬度平均值/°d			
钙硬度/°d			
钙硬度平均值/°d			
镁硬度/°d			
镁硬度平均值/°d			

2. 结论

(1) 计算并分析相对平均偏差($\bar{Rd}$)和相对标准偏差(RSD)是否符合实验要求。

(2) 分析实验中误差产生的原因。

【注意事项】

1. 配位反应的速度较慢,所以滴定时加入 EDTA 溶液的速度不能太快,尤其是室温低的情况下。

2. 接近终点时应逐滴加入,并充分振摇。

3. 在配位滴定过程中,加入指示剂的量对终点的判断影响很大,应在实际操作的过程中总结经验。

【思考题】

1. 配位滴定中为什么要加入缓冲溶液?

2. 当水样中 Mg^{2+} 含量低时,为什么在水样中先加少量 MgY^{2-},再用 EDTA 滴定?加少量 MgY^{2-} 对测定结果有没有影响?说明理由。

(王　虹　张雪晓)

项目九 重量分析实验

任务一 重量分析的基本操作

重量分析法是通过称量求算出待测物质含量的方法。根据分离方法的不同可分为挥发法、萃取法和沉淀法。

一、挥发法

挥发法是根据物质有挥发性或可转变为挥发性物质,利用加热等方法使待测组分与试样分离,再通过称量求算出待测组分含量的方法。挥发法有直接挥发法和间接挥发法两种。

直接挥发法是采用加热等方法使试样中的挥发性组分挥发,用适宜的吸收剂全部吸收后,通过称量吸收剂的增加量求得待测组分含量的方法。如有机物中碳、氢的含量测定,药品分析中灰分或炽灼残渣的测定。

间接挥发法是采用加热等方法使试样中的挥发性组分挥发后,通过称量残渣,由样品减失量计算出待测组分含量的方法,常用于测定样品中的水分,如干燥失重测定法。

根据试样性质的不同可采用常压加热干燥法、减压加热干燥法、干燥剂干燥法等。

二、萃取法

萃取法是根据待测组分在两种互不相溶的溶剂中分配系数的不同进行分离和测定待测组分含量的方法。

萃取法有液-固萃取和液-液萃取,常用的是液-液萃取。

三、沉淀法

沉淀法是利用沉淀反应将待测组分转化为难溶物沉淀出来,经过滤、洗涤、干燥或灼烧等形成组成固定的物质形式,然后进行称量,进而求算出待测组分含量的方法。

沉淀法的基本操作有试样溶解、沉淀制备、过滤、洗涤、干燥和灼烧等。

(一) 试样溶解

准备好洁净的烧杯、表面皿(直径略大于烧杯)和玻璃棒(长度比烧杯高5~7 cm)等。称取一定试样置于烧杯中,将适量溶剂沿玻璃棒(紧靠烧杯内壁)缓缓加入烧杯中,搅拌溶解,盖上表面皿。注意因玻璃棒沾有试样溶液,不能离开烧杯,可置于烧杯嘴处。若试样需加热溶解,需注意防止暴沸。

(二) 沉淀的制备

制备好试样溶液后,在适当的条件下,沿玻璃棒或烧杯内壁加入沉淀剂,若需搅拌,玻璃棒切勿碰击烧杯壁或烧杯底。若需在热溶液中进行沉淀,最好水浴加热,并防止暴沸。

沉淀进行的条件要按照实验操作步骤严格控制。

1. 晶型沉淀的沉淀条件

(1)在热溶液中沉淀,溶液要适当稀释。

(2)沉淀速度要慢,注意边沉淀边搅拌。具体操作:左手拿滴管逐滴加入沉淀剂,为避免溶液溅出,滴管口应接近液面;右手拿玻璃棒不断搅拌,切勿使玻璃棒敲击烧杯壁和烧杯底。

(3)检查沉淀是否完全。具体操作:将溶液静置一段时间,待沉淀下沉之后,加1滴沉淀剂于上清液面上,观察滴落处是否出现浑浊。若不出现浑浊,则沉淀已完全。反之继续加沉淀剂直到完全沉淀。

(4)晶型沉淀陈化:沉淀完毕后,用表面皿盖好烧杯,放置过夜或水浴加热并搅拌1 h左右。

2. 非晶型沉淀的沉淀条件

(1)在热的、较浓的溶液中沉淀。

(2)沉淀剂加入较快,搅拌方法同晶型沉淀。

(3)沉淀完毕后,为减少杂质吸附,立刻用热纯化水稀释。

(4)非晶型沉淀不必陈化,待沉淀下沉之后,立即趁热过滤、洗涤。

(三) 沉淀的过滤

1. 滤器的选择

对于需要灼烧的沉淀,选择定量滤纸和长颈玻璃漏斗进行过滤;而对于不需要灼烧、过滤后只需烘干称量的沉淀,选择微孔玻璃坩埚或微孔玻璃漏斗过滤。

定量滤纸又称无灰滤纸,其每张滤纸灼烧后的灰分小于0.1 mg,对分析结果的影响可忽略不计。定量滤纸按孔隙大小分为慢速、中速和快速;按直径大小一般有7 cm、9 cm、11 cm、12.5 cm、15 cm等规格。根据实验中沉淀的量和性质选择合适的滤纸。

选择漏斗时,颈长一般为 15~20 cm,颈的内径一般为 3~5 mm。注意滤纸的上缘应比漏斗上沿低 0.5~1 cm。

2. 滤纸的折叠和安放

将滤纸沿直径对折,再对折成圆锥体,折好的滤纸半边为三层,另半边为一层,将三层滤纸的外层折角撕掉一点(可留作擦拭用),可使三层滤纸紧贴漏斗内壁。操作见图 3-9-1。

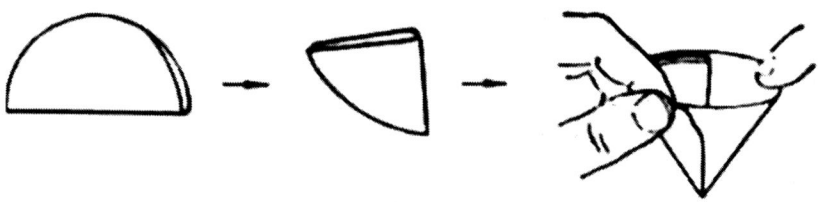

图 3-9-1　滤纸的折叠

将折叠好的滤纸放于洁净且干燥的漏斗中,用手指按住滤纸三层部分,加纯化水,若滤纸与漏斗壁之间有气泡,用手指小心轻压滤纸赶出气泡,最终使水充满漏斗颈形成水柱。

3. 沉淀的过滤

沉淀的过滤一般采用倾泻法,见图 3-9-2。具体操作方法:将漏斗置于漏斗架上,漏斗下面放洁净的烧杯用于承接滤液,漏斗颈下端紧靠烧杯内壁且距烧杯边沿以下 3~4 cm。

待沉淀沉降至烧杯底部后,将上清液倾入漏斗滤纸中,尽量不搅起沉淀。操作时可一手持玻璃棒使其垂直于三层滤纸上方,但不接触滤纸,另一只手拿盛有沉淀的烧杯,使烧杯嘴贴住玻璃棒,慢慢倾斜烧杯,将上清液沿玻璃棒倒入滤纸中,当滤液到达滤纸高度的 2/3 时,停止倾泻,将烧杯沿玻璃棒向上提,逐渐扶正烧杯,把玻璃棒放回烧杯,但不能靠在烧杯嘴处。注意在烧杯没扶正之前不可将烧杯嘴离开玻璃棒。

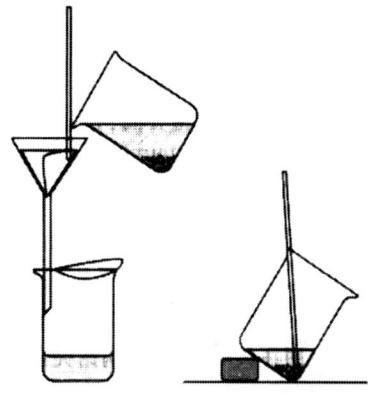

图 3-9-2　倾泻法滤过操作

(四) 沉淀的洗涤和转移

沉淀的洗涤一般也采用倾泻法,将少量洗涤液沿烧杯壁注入上述沉淀中,充分搅拌洗涤,静置待沉淀沉降后,按同样的操作方法倾去上清液,如此反复洗涤后将沉淀转移至滤纸上进行洗涤。

沉淀转移的方法:将少量洗涤液加入烧杯中,其体积不超过滤纸容纳体积的2/3,用玻璃棒将沉淀充分搅起,立即将此悬浮液转移至滤纸上,这一步易损失沉淀,须小心操作。用洗瓶冲下烧杯内壁和玻璃棒上的沉淀,再搅起沉淀同法转移至滤纸上,重复数次即可将全部沉淀转移到滤纸上。若烧杯内壁和玻璃棒仍附着少量沉淀,可用前面撕下的滤纸折角(或沉淀帚)擦净,将滤纸放入漏斗中,再用左手拿住烧杯,烧杯嘴向着漏斗,玻璃棒横放于烧杯上,其下端靠着烧杯嘴指向滤纸的三层部分;右手拿洗瓶吹洗烧杯内壁,使残留的沉淀沿玻璃棒流到滤纸上。也可用沉淀帚擦净烧杯内壁,然后用洗瓶吹洗烧杯内壁和沉淀帚,直至沉淀完全转移。

沉淀完全转移后,在滤纸上进行洗涤,以除尽表面吸附的杂质和残留母液。方法:在滤纸三层部分离边缘稍下处,用洗瓶自上而下螺旋式冲洗沉淀,将沉淀集中于滤纸锥体下部,每次需沥尽洗涤液后再进行下次洗涤,如此反复多次,直至检查无杂质。操作见图 3-9-3。

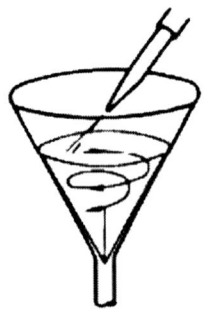

图 3-9-3　洗涤沉淀

(五) 沉淀的干燥和灼烧

1. 干燥器的准备

将干燥器的内、外壁擦净,多孔瓷板洗净烘干,借助纸筒将干燥剂放入干燥器内,然后放入多孔瓷板,干燥器盖子的磨口部分涂上薄薄一层的凡士林,盖上盖子。

2. 坩埚的准备

将坩埚洗净、烘干,盖上坩埚盖,留些缝隙,放入高温电炉中慢慢升温,恒温 30 min(灼烧空坩埚和灼烧沉淀的条件要相同),打开炉门,待红热稍退后用坩埚钳取出,在空气中冷却至红热退去移入干燥器中,不时打开干燥器盖子放出热空气,最后盖好盖子。将干燥器移至天平室,冷却30 min,取出称量,按同样方法再次将坩埚灼烧、冷却、称重,直至恒重。

3. 沉淀的包裹

用玻璃棒掀起滤纸三层部分,用手取出带有沉淀的滤纸,按下述操作包裹沉淀:将滤纸打开折成半圆形;沿滤纸右端1/3半径处,自右向左折起;再沿与直径平行的直线自上而下折起;最后自右向左将滤纸卷成小卷;将卷好的滤纸放入已恒重的坩埚内,层数较多的部分向上,以便灰化。操作见图3-9-4。

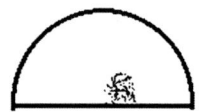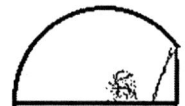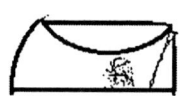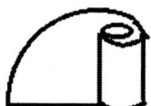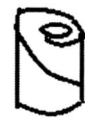

图3-9-4　沉淀的包裹

4. 沉淀的烘干、炭化、灰化

将坩埚置于低温电炉上,坩埚盖半掩坩埚口,加热将滤纸和沉淀慢慢烘干,继续加热至滤纸炭化。注意加热不可太急,否则坩埚容易破裂;温度不可过高,滤纸可能冒火,造成沉淀损失。

炭化后可逐渐升高温度,将滤纸灰化。

5. 沉淀的灼烧、称重

待滤纸灰化后,用长柄坩埚钳将坩埚移入高温电炉中,盖上坩埚盖,稍留些缝隙,按照灼烧空坩埚的条件灼烧沉淀。灼烧后,关闭电源,打开炉门,将坩埚移至炉口,待红热稍退后用坩埚钳取出,在空气中冷却至红热退去移入干燥器中,不时打开干燥器盖子放出热空气,最后盖好盖子。将干燥器移至天平室,冷却30 min,取出称量,再次将沉淀灼烧、冷却、称重,直至恒重。

注意:每次冷却的时间和条件应保持一致;称量要迅速。

按照2020年版《中国药典》规定,供试品连续两次干燥或炽灼后称重的差异小于0.3 mg,即为恒重。以轻者为供试品恒重后的重量。

另外,灼烧空坩埚或沉淀也可以将坩埚放在泥三角上,用煤气灯灼烧,这里不再赘述。

(张雪晓　梁　旭)

任务二　葡萄糖干燥失重的测定

【目的要求】
1. 掌握挥发法的基本操作。
2. 熟悉干燥失重测定的基本原理。
3. 了解干燥失重法在药物分析中的应用。

【实验材料】
1. 仪器

电子天平、扁形称量瓶、恒温箱、干燥器等。

2. 试剂

葡萄糖($C_6H_{12}O_6 \cdot H_2O$)。

【实验原理】
干燥失重是指在规定条件下,供试品经干燥后减失的重量,一般以百分率表示。干燥失重的内容物主要有水分,还有挥发性物质,如有机溶剂等。这些成分会影响药品的质量,所以要控制其用量。

每分子葡萄糖含有 1 分子结晶水和少量吸湿水,当加热至 100 ℃ 以上时,水分可转化为水蒸气逸出,与此同时挥发性成分也会逸出。

本实验采用挥发法进行葡萄糖的干燥失重测定。《中国药典》现行版规定,葡萄糖在 105 ℃ 干燥至恒重,减失的重量不得超过 9.5%。

【实验步骤】
1. 称量瓶的干燥恒重

将称量瓶清洗干净后置于恒温箱中,打开称量瓶瓶盖,放在称量瓶的旁边,于 105 ℃ 进行干燥。将称量瓶取出,盖上称量瓶盖,置于干燥器中,冷却至室温(约 30 min),然后精密称定重量。按照相同条件再次干燥、冷却、精密称定,直至恒重。

2. 试样的干燥失重测定

称取混合均匀的试样 1 g,若试样结晶较大,则先快速捣碎使其成直径小于 2 mm 的颗粒,将颗粒平铺于上述已恒重的称量瓶中,厚度不能超过 5 mm,盖上称量瓶盖,精密称定重量。然后将称量瓶置于恒温箱中,打开瓶盖,放在称量瓶的旁边,逐渐升温,并于 105 ℃ 进行干燥,然后冷却、精密称定,直至恒重。

平行测定 3 次,根据减失的重量计算试样的干燥失重。

【结果与分析】

1. 数据记录(表3-9-1)

表3-9-1 实验结果记录

	平行实验编号		
	1	2	3
恒重后称量瓶质量/g			
恒重前试样+称量瓶质量/g			
恒重前试样质量/g			
恒重后试样+称量瓶质量/g			
减失重量/g			
干燥失重/%			
平均值/%			
相对平均偏差/%			
相对标准偏差/%			

2. 结论

(1) 本实验中葡萄糖的干燥失重测定结果是否符合《中国药典》现行版的规定？

(2) 分析本次实验成败的原因。

(3) 总结本实验需要改进的方面。

【注意事项】

1. 试样要均匀地铺在称量瓶底部,可使试样中的水分充分挥发。

2. 平行测定时试样在干燥器中冷却的时间要保持一致。

3. 称量要迅速,因干燥后的试样或称量瓶长时间暴露在空气中会吸潮,从而不易达到恒重。

4. 葡萄糖干燥失重时,应先在较低温度(约60 ℃)干燥一段时间,然后逐渐升温,于105 ℃干燥直至恒重,这样可防止开始时葡萄糖受热温度过高,融化于结晶水及吸湿水中。

【思考题】

1. 葡萄糖的理论含水量是多少？

2. 实验中求得的干燥失重数据与理论含水量是否一致？为什么？

3. 什么是干燥失重？干燥失重在药物分析中还有哪些应用？请举例说明。

4. 什么是恒重？恒重时哪一次的称量数据为实重？

(张雪晓 梁 旭)

任务三　沉淀法测定钡盐中的钡含量

【目的要求】
1. 掌握沉淀法的基本操作。
2. 熟悉晶形沉淀产生的条件及方法。
3. 了解钡盐中钡含量测定的基本原理。

【实验材料】
1. 仪器

电子天平、坩埚、漏斗、漏斗架、定量滤纸、玻璃棒、烧杯、滴管、电炉、马弗炉、干燥器等。

2. 试剂

$BaCl_2 \cdot 2H_2O$、1 mol/L H_2SO_4 溶液、2 mol/L HCl 溶液、1 mol/L $AgNO_3$ 溶液。

【实验原理】
Ba^{2+} 可转化成一系列难溶化合物,如 BaC_2O_4、$BaCO_3$、$BaSO_4$、$BaCrO_4$ 等,其中 $BaSO_4$ 的溶解度最小,$K_{sp}=1.1\times10^{-10}$,它的组成与化学式相符,性质较稳定,摩尔质量较大,正好符合重量分析法对沉淀的要求。故测定 Ba^{2+} 含量常以 $BaSO_4$ 沉淀形式和称量形式。

$BaSO_4$ 是典型的晶形沉淀,可按照晶形沉淀的处理方法进行操作。实验中为获得较纯净、颗粒较大的 $BaSO_4$ 晶形沉淀,可将试样溶于水后,加 HCl 溶液酸化,使一部分 SO_4^{2-} 转化成 HSO_4^-,即可降低溶液的相对过饱和度,也可防止 $BaCO_3$ 等其他弱酸盐的生成。再将溶液加热近沸,边搅拌边缓慢滴加热的沉淀剂稀 H_2SO_4 溶液,生成的 $BaSO_4$ 晶形沉淀经过滤、洗涤、灼烧后称量,通过计算可求出 $BaCl_2 \cdot 2H_2O$ 试样中 Ba^{2+} 的含量。

离子反应方程式:　　　　　$Ba^{2+}+SO_4^{2-}\Longrightarrow BaSO_4\downarrow$

【实验步骤】
1. 称取试样及制备沉淀

(1) 在电子天平上精密称定 3 份 0.5 g $BaCl_2 \cdot 2H_2O$ 试样,分别置于烧杯中,加 100 mL 纯化水搅拌溶解,然后加入 4 mL 2 mol/L HCl 溶液,加热近沸。注意玻璃棒不能离开烧杯。

(2) 量取 3 份 4 mL 1 mol/L H_2SO_4 溶液,分别置于小烧杯中,加 30 mL 纯化水,加热近沸,趁热用滴管将 H_2SO_4 溶液分别逐滴加入三份试样溶液中,并不断搅拌。注意玻璃棒不能碰触烧杯内壁及烧杯底,避免造成划伤,使沉淀黏附在划痕处难以洗涤。

(3) 沉淀作用完毕后,待 $BaSO_4$ 沉淀下沉,于上清液中滴加 1~2 滴 H_2SO_4 溶液,检验沉淀是否完全。若无白色沉淀产生,则沉淀完全,盖上表面皿,置于沸水浴上,陈化 30 min,搅拌数次即可,待冷却后过滤。

2. 沉淀的过滤和洗涤

取 3 张慢速定量滤纸,并折叠好,分别使其与漏斗刚好贴合,用纯化水润湿,使漏斗颈内形成水柱,将漏斗置于漏斗架上,于漏斗下分别放置 1 个洁净的烧杯,按照倾泻法进行沉淀过滤和洗涤。洗涤液为稀 H_2SO_4(4.5 mL 1 mol/L H_2SO_4 溶液,加 300 mL 纯化水稀释而成),洗涤 3~4 次,每次 15~20 mL。将沉淀定量地转移到滤纸上,并用洗涤液洗涤滤纸上的沉淀,直至无 Cl^- 为止(用 $AgNO_3$ 溶液检验)。

3. 空坩埚的恒重

取 3 只洁净带盖的坩埚,置于 800~850 ℃ 的高温电炉(马弗炉)中灼烧至恒重(每次灼烧 30 min),记录坩埚的质量。将洗净的沉淀包裹好,放入已恒重的坩埚中,先在低温电炉上烘干、炭化、灰化后,放入高温电炉(马弗炉)中,于 800~850 ℃ 灼烧至恒重,记录恒重后的质量。

4. 根据试样和沉淀的质量计算试样中 Ba^{2+} 的含量

【结果与分析】

1. 数据记录(表 3-9-2)

表 3-9-2 实验结果记录

	平行实验编号		
	1	2	3
恒重后坩埚质量/g			
恒重后沉淀+坩埚质量/g			
沉淀质量/g			
试样质量/g			
Ba^{2+} 的质量分数/%			
平均值/%			
相对平均偏差/%			
相对标准偏差/%			

2. 结论

(1)观察并分析实验现象及结果。

(2)分析本次实验成败的原因。

(3)总结本实验需要改进的方面。

【注意事项】

1. 玻璃棒直至沉淀过滤、洗涤完毕才能取出。

2. 加热近沸,切勿沸腾,避免溶液溅失。

3. 搅拌时玻璃棒不能碰触烧杯内壁及烧杯底,避免造成划伤,使沉淀黏附在划痕处难以洗涤。

4. 盛放滤液的烧杯必须洁净,因 $BaSO_4$ 易穿透滤纸,可能需要重新过滤。

5. 沉淀的包裹要小心操作。

【思考题】

1. 沉淀 $BaSO_4$ 时,为什么在稀溶液中进行?为什么要不断搅拌?

2. 沉淀 $BaSO_4$ 时,为什么在热溶液中进行?为什么要冷却后过滤?

3. 洗涤沉淀时,洗涤液少量多次的原因是什么?洗涤液的用量越多越好吗?

(张雪晓　梁　旭)

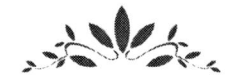

项目十

电位法和永停滴定法

任务一 溶液 pH 的测定

【目的要求】

1. 熟悉直接电位法测定溶液 pH 的基本原理。
2. 学会用酸度计测定溶液的 pH。

【实验材料】

1. 仪器

pHS-3C 型 pH 计、玻璃电极、饱和甘汞电极（或复合 pH 电极）、烧杯（50 mL）、温度计、塑料洗瓶、滤纸、胶头滴管、比色卡、pH 试纸。

2. 试剂

0.025 mol/L KH_2PO_4 和 $NaHPO_4$ 标准缓冲溶液（25 ℃ pH=6.86）、0.01 mol/L 硼砂标准缓冲溶液（25 ℃ pH=9.18）、邻苯二甲酸氢钾标准缓冲溶液（pH=4.00）、50 g/L 葡萄糖溶液、生理盐水、12.5 g/L 碳酸氢钠溶液、KCl 缓冲溶液。

【实验原理】

电化学分析通常是指借助测量试液与电极所组成的电池的电学物理量（电荷、电流、电动势、电导等）大小或变化而得以实现，有时亦可通过测量在电极上析出物质的质量来实现（如电解分析）。无论哪类电化学分析方法，它们的仪器装置大部分都由工作电池（原电池或电解池）、电信号放大器以及读出装置三大部分组成。本节主要用到的仪器为酸度计，是广泛应用的精准测定溶液 pH 的一种仪器。

电位法测定溶液 pH 时，是利用一个参比电极（电极电位已知且恒定）与另一个指示电极以及待测 pH 的溶液组成电池，测定该电池的电动势，然后通过计算求出溶液的 pH。

用直接电位法测定溶液的 pH 时，以玻璃电极作为指示电极，饱和甘汞电极作为参比电极，将两个电极插入被测溶液中，组成原电池。

在一定条件下，电池电动势 E 与被测溶液 pH 的关系为：

$$E = K + 0.0592\,\text{pH}\,(25\,^\circ\text{C})$$

为消除公式中的常数 K,在具体测定中常用两次测量法。

首先校准仪器,测定由标准缓冲溶液(pH_s)组成的原电池的电动势 E_s,则:

$$E_s = K + 0.0592\,\text{pH}_s$$

然后测定由待测溶液(pH_x)组成的原电池电动势 E_x,则:

$$E_x = K + 0.0592\,\text{pH}_x$$

将两式相减并整理,得:

$$\text{pH}_x = \text{pH}_s + \frac{E_x - E_s}{0.0592}$$

为了减小误差,在校准仪器时常用两次校准法,即第一次校准时,利用酸度计的定位调节器调节仪器的读数等于 pH_s,第二次校准时,利用酸度计上的斜率旋钮调节器调节仪器的读数等于另一个标准缓冲溶液的 pH_s,然后再将玻璃电极和甘汞电极(或复合电极)插入待测溶液中,酸度计显示的读数即为待测溶液的 pH_x。

【实验步骤】

1. 酸度计的准备与校准

(1)提前将玻璃电极浸入纯化水 24 h 进行活化。

(2)接通电源,打开仪器电源开关,预热 30 min 以上。

(3)取下短路插头,安装电极。

(4)将仪器功能选择按钮置于"pH"位置。

(5)调节"温度"补偿器,使仪器显示的温度与标准缓冲溶液的温度一致。

(6)将浸泡好的电极用滤纸吸干水分,插入 pH = 6.86 的标准缓冲溶液中,轻摇装有标准缓冲溶液的烧杯,待电极反应达到平衡后,调节"定位"调节器,使酸度计显示屏的读数为 6.86。

(7)取出电极,用纯化水清洗,再用吸水滤纸吸干水分,将其插入 pH = 4.00 的邻苯二甲酸氢钾标准缓冲溶液中,轻摇装有标准缓冲溶液的烧杯,待电极反应达到平衡后,调节"斜率"调节器,使酸度计读数为 4.00。

(8)重复(6)、(7)的操作,直至酸度计显示屏的数据重复显示标准缓冲溶液的 pH(允许变化范围为±0.01 pH)。

2. 待测溶液 pH 的测定

(1)50 g/L 葡萄糖溶液 pH 的测定。

用纯化水将电极清洗干净,再用待测葡萄糖溶液清洗,再将电极插入待测葡萄糖溶液中,轻轻晃动烧杯,待显示屏上显示的数据稳定后(即:读数在 1 min 内改变不超过±0.05 pH),读取葡萄糖溶液的 pH。

平行测定 3 次,记录实验数据。

(2)生理盐水 pH 的测定。

用纯化水将电极清洗干净,再用待测生理盐水清洗,再将电极插入待测生理盐水中,轻轻晃动烧杯,待显示屏上的数据稳定后(即:读数在 1 min 内改变不超过±0.05 pH),读取生理盐水的 pH。

平行测定 3 次,记录实验数据。

(3)12.5 g/L 碳酸氢钠溶液 pH 的测定。

用 pH=9.18 的硼砂盐标准缓冲溶液代替 pH=4.00 的邻苯二甲酸氢钾标准缓冲溶液进行"斜率"校正,然后用同样的方法测量碳酸氢钠溶液的 pH。

平行测定 3 次,记录实验数据。

测量结束后,关闭电源开关,拔去电源,取下电极,用纯化水将电极清洗干净,浸入 KCl 缓冲溶液中备用。

【结果与分析】

1. 实验数据记录表(表 3-10-1)

表 3-10-1　实验结果记录

	测定次数			pH 平均值
	1	2	3	
50 g/L 葡萄糖溶液 pH				
12.5 g/L 碳酸氢钠溶液 pH				
生理盐水 pH				

2. 实验数据处理计算过程

(1)计算 50 g/L 葡萄糖溶液平均 pH。

(2)计算 12.5 g/L 碳酸氢钠溶液平均 pH。

(3)计算生理盐水平均 pH。

【注意事项】

1. 玻璃电极不能在含氟较高的溶液中使用。同时玻璃电极不能用于测定含有氟离子的溶液,也不能用浓硫酸以及浓乙醇作为清洗液清洗电极,否则可能会使电极表面脱水而影响使用。

2. 玻璃电极的敏感膜非常薄,易于破碎损坏,因此,在使用时应注意勿与硬物碰撞。用滤纸吸玻璃电极膜上的水时,动作一定要轻,否则可能会损坏玻璃膜。

3. 待测溶液与标准缓冲溶液的 pH 应该接近。

4. 使用甘汞电极时,电极内应充满 KCl 溶液,不得有气泡,防止断路。使用时应将电极下端的橡皮帽取下,并拔去电极上部的小橡皮塞,让极少量的 KCl 溶液从毛细管中渗出,保证甘汞电极下端毛细管畅通,使实验数据更为准确。

【思考题】

1. 测定溶液 pH 时,为什么要先用标准缓冲溶液进行定位? 定位的原理是什么?
2. 电位法测定溶液 pH 的原理是什么?
3. 安装电极时,应该注意哪些问题?
4. 酸度计上的温度调节器及定位调节器的作用是什么?
5. 测定溶液 pH 为什么要用两次测定法?
6. 为什么要用与待测溶液 pH 接近的标准缓冲溶液来校正仪器? 校正后,可否再次调节定位调节器? 为什么?
7. 玻璃电极或复合电极在使用时应如何预处理?

(王煜惠　李　方)

任务二　磺胺嘧啶的含量测定

【目的要求】
1. 掌握用永停滴定法进行磺胺嘧啶含量测定的基本操作。
2. 熟悉永停滴定法的基本原理。

【实验材料】
1. 仪器

永停滴定仪、磁力搅拌器、铂电极、酸式滴定管(50 mL)、烧杯等。

2. 试剂

磺胺嘧啶、KBr(AR)、12 mol/L HCl、0.1 mol/L 亚硝酸钠滴定液。

【实验原理】
永停滴定法又称双电流滴定法。在滴定时，把两个相同的铂电极插入待滴定的溶液中，在两个铂电极间外加一小电压(10~100 mV)，然后进行滴定，通过观察滴定过程中电流计指针的变化与电流变化的特性，确定滴定终点。该方法属于电流滴定法，《中国药典》(2020年版)将其作为重氮化(亚硝酸钠)滴定和卡氏水分测定确定终点的法定方法，主要应用于大多数抗生素及其制剂的水分限量检查和磺胺类药物的含量测定。

磺胺嘧啶是具有芳伯氨基的药物，在酸性溶液中能与亚硝酸钠定量发生重氮化反应而生成重氮盐。到达化学计量点后，稍有过量的亚硝酸钠，溶液中便产生 HNO_2 及其分解产物 NO，并组成可逆电对 HNO_2/NO，使两个电极上发生电解反应，由于发生电解反应，电路中将有电流通过，电流计指针发生偏转，并不再回到零位，从而判断化学反应到达终点。

$$\text{[结构式]}-NH_2+NaNO_2+2HCl = [\text{[结构式]}-\overset{+}{N}\equiv N]Cl^- + NaCl + 2H_2O$$

磺胺嘧啶样品含量的计算公式为：

$$\omega_{\text{磺胺嘧啶}} = \frac{c_{NaNO_2} \times V_{NaNO_2} \times M_{\text{磺胺嘧啶}} \times 10^{-3}}{m_s}$$

其中 $M_{\text{磺胺嘧啶}} = 250.28 \text{ g/mol}$。

也可以根据滴定度进行计算，每 1 mL $NaNO_2$ 滴定液(0.1 mol/L)相当于 25.03 mg 磺胺嘧啶，计算公式如下：

$$\omega_{\text{磺胺嘧啶}} = \frac{V_{NaNO_2} \times 25.03 \times 10^{-3} \times \dfrac{c_{NaNO_2}}{0.1000}}{m_s}$$

【实验步骤】

精密称取磺胺嘧啶 0.7 g,加纯化水 50 mL,使其溶解,再加 HCl(12 mol/L) 5 mL 及 KBr 1g,将滴定管的尖端插入液面下 2/3 处,用亚硝酸钠滴定液(0.1 mol/L)滴定,并同时用磁力搅拌器搅拌,滴定至接近化学计量点时,将滴定管尖端提出液面,用少量的纯化水洗涤尖端,洗液并入溶液中,继续缓慢滴定,直到电流计发生明显的偏转不再回复即到达化学计量点,记录此时所用的亚硝酸钠滴定液的体积。平行测定 3 次。

【结果与分析】

1. 数据记录表(表 3-10-2)

表 3-10-2　实验结果记录

		实验次数		
		1	2	3
磺胺嘧啶样品质量/g				
V_{NaNO_2}/mL	$V_终$			
	$V_初$			
	$V_用$			
磺胺嘧啶的样品含量 ω				
平均含量 $\bar{\omega}$				
$\overline{Rd}$				
RSD				

2. 数据处理计算过程

(1) 写出磺胺嘧啶的样品含量 ω、平均含量 $\bar{\omega}$ 的计算过程。

(2) 写出相对平均偏差($\overline{Rd}$)、相对标准偏差(RSD)的计算过程。

【注意事项】

1. 电极在使用前应先放入含有三氯化铁溶液(0.5 mol/L)数滴的浓硝酸中浸泡 30 min,使用时用水冲洗以除去其表面的杂质。

2. 溶液酸度一般以控制在 1~2 mol/L 为宜。

3. 温度不宜超过 30 ℃,滴定速度应稍快。

【思考题】

1. 在实验过程中加入 KBr 的目的是什么?

2. 滴定中若使用的电压过高可能会出现什么现象?

(王煜惠　李　方)

任务三　对氨基苯磺酸钠的含量测定

【目的要求】
1. 掌握永停滴定法的基本原理。
2. 熟悉重氮化反应的条件控制。
3. 学会使用永停滴定仪。

【实验材料】
1. 仪器

电子天平、烧杯、滴定管、永停滴定仪、铂电极、磁力搅拌器等。

2. 试剂

0.1 mol/L $NaNO_2$ 标准溶液、对氨基苯磺酸钠、12 mol/L HCl、KBr(AR)。

【实验原理】
对氨基苯磺酸钠含有芳香伯胺基团,在酸性条件下,可以与 $NaNO_2$ 滴定液定量地生成重氮盐。化学计量点后,稍有过量的 $NaNO_2$ 便会生成 HNO_2 及其分解产物 NO,形成可逆电对 HNO_2/NO,在有数十毫伏外加电压的两个铂电极上将发生电解反应,电路中有电流通过,电流计指针将发生偏转,从而指示终点到达。

在达到化学计量点之后计算对氨基苯磺酸钠的含量,公式如下:

$$\omega_{C_6H_6NSO_3Na} = \frac{c_{NaNO_2} \times V_{NaNO_2} \times M_{C_6H_6NSO_3Na} \times 10^{-3}}{m_s}$$

【实验步骤】
1. 称量试样

精密称取对氨基苯磺酸钠 0.5 g,加 50 mL 蒸馏水使其溶解,再加入 12 mol/L 的盐酸 5 mL 以及 1 g KBr,搅拌均匀后,冷却至 10~15 ℃。

2. 滴定试样溶液

将永停滴定仪中的两个铂电极插入到被测溶液中,然后将滴定管尖端插入液面约 2/3 处,在磁力搅拌器的搅拌下,用 $NaNO_2$ 标准溶液滴定对氨基苯磺酸钠。滴定至接近化学计量点时,将滴定管尖端提出液面,用少量蒸馏水洗涤尖端,洗液并入溶液中,继续缓慢滴定。直到装置中的电流计指针发生明显偏转且不再回复,即可判断到达化学计量终点。记录此时消耗的 $NaNO_2$ 标准溶液的体积,平行测定 3 次。

3. 计算含量

按公式计算对氨基苯磺酸钠的含量。

【结果与分析】

1. 实验数据表(表 3-10-3)

表 3-10-3 实验结果记录

	测定次数		
	1	2	3
对氨基苯磺酸钠的质量/g			
$NaNO_2$ 标准溶液的体积/mL			
对氨基苯磺酸钠的含量 ω			
平均含量 $\bar{\omega}$			

2. 实验数据处理计算过程

写出对氨基苯磺酸钠的含量(ω)以及平均含量 $\bar{\omega}$ 的计算过程。

【注意事项】

1. 严格控制外加电压,以 80~90 mV 为佳。
2. 酸度控制在 1~2 mol/L。
3. 温度不宜过高,滴定管插入液面 2/3 处使滴定速度略快,使重氮化反应完全。

【思考题】

1. 比较淀粉-KI 指示剂与永停滴定法的优缺点。
2. 为什么要用快速滴定法进行滴定?
3. 滴定过程中,如果使用过高的外加电压可能会出现什么现象?为什么会出现此现象?

(王煜惠 李 方)

项目十一

紫外-可见分光光度法实验

任务一 KMnO₄ 溶液吸收曲线的绘制

【目的要求】

1. 掌握 721 型紫外-可见分光光度计的操作方法及吸收光谱曲线的绘制方法。
2. 熟悉 KMnO₄ 溶液的一般配制方法。
3. 能够根据吸收光谱曲线找到最大吸收波长。

【实验材料】

1. 仪器

721 型紫外-可见分光光度计、比色皿、分析天平、小烧杯、玻璃棒、容量瓶、移液管、洗耳球、洗瓶、滤纸。

2. 试剂

固体 KMnO₄(AR)、水。

【实验原理】

同一物质在一定条件下的吸收光谱曲线(简称吸收曲线)是一定的,因此吸收光谱可以作为定性的依据。其中最大吸收波长常用作定量分析的最佳测定波长。以不同波长的单色光作入射光,测定一定浓度的 KMnO₄ 溶液的吸光度,以入射光波长(λ)为横坐标,以相应的吸光度(A)为纵坐标,在 A-λ 坐标系中找出对应的点描绘曲线,即为吸收光谱曲线,也叫吸收曲线或 A-λ 曲线。在吸收曲线中,吸收峰最高处所对应的波长即为最大吸收波长,用 λ_{max} 表示。

【实验步骤】

1. KMnO₄ 溶液的配制

精密称取固体 KMnO₄ 0.012 5 g,放置在洁净的小烧杯中,并加入适量水进行溶解,溶解完全后转移至 100 mL 的容量瓶中,再加水定容至刻度,摇匀即可。

2. KMnO₄ 溶液吸收曲线的绘制

（1）取一个洁净的 50 mL 容量瓶，精密吸取上述 KMnO₄ 溶液 20.00 mL，加水稀释定容，摇匀后备用。此时 KMnO₄ 溶液的浓度为 50 μg/mL。

（2）取 2 个 1 cm 的比色皿，分别加入 50 μg/mL 的 KMnO₄ 溶液和参比溶液（水），放置在紫外-可见分光光度计的样品槽中，分别以 420 nm、440 nm、460 nm、480 nm、500 nm、515 nm、520 nm、523 nm、525 nm、527 nm、530 nm、550 nm、570 nm、590 nm、610 nm、630 nm、650 nm、670 nm 和 690 nm 的光作为入射光，按照 UV 721 型紫外-可见分光光度计的操作规程测定不同波长下 KMnO₄ 溶液的吸光度。每更换一次波长，都需要用参比溶液将透光率调节为 100% 后，再测定其吸光度。

（3）根据测定的结果，选择合适的坐标比例，以入射光波长为横坐标、对应的吸光度为纵坐标，在 A-λ 坐标系中标出所有的点，再用平滑的曲线连接各点，即得到 KMnO₄ 溶液的吸收曲线。

3. 找出 KMnO₄ 溶液的最大吸收波长（λ_{max}）

在所绘制的吸收曲线中，找到吸收峰最高处所对应的波长，即为 KMnO₄ 溶液的最大吸收波长。

【结果与分析】

1. 记录不同波长下 KMnO₄ 溶液的吸光度（表 3-11-1）

表 3-11-1　实验记录

λ/nm	420	440	460	480	500	515	520	523	525	527
A										
λ/nm	530	550	570	590	610	630	650	670	690	
A										

2. 绘制 KMnO₄ 溶液的吸收曲线（A-λ 曲线）

3. 找出 KMnO₄ 溶液的最大吸收波长 λ_{max}（nm）

KMnO₄ 溶液的最大吸收波长 λ_{max} = ＿＿＿＿＿＿＿＿＿＿＿＿。

【注意事项】

1. 仪器室内的光线不宜太强，避免空调或风扇直吹仪器，以免影响仪器的稳定性。
2. 为了保证仪器的稳定性，使用前应提前 30 min 开启仪器进行预热。
3. 用比色皿盛装待测溶液前，应用待测溶液润洗 2~3 次；所装溶液的容量要适当，约为比色皿的 2/3 即可;装液时如果液体溢出到比色皿的外壁上,可用滤纸或纱布擦去。

4. 注意不要用手接触比色皿的透光面,以免产生摩擦,留下油污、汗渍等,影响吸光度。

5. 每更换一次波长,均应使用参比溶液校正仪器的透光率为 100% 或吸光度为 0。同时在实验条件允许的情况下,仪器的灵敏度应尽可能选择较低档。

6. 应及时记录实验结果,使吸光度尽可能在 0.2~0.7 范围内,此时测定结果的相对误差较小。

【思考题】

1. 仪器使用前,为什么提前 30 min 开启进行预热?
2. 什么是参比溶液?本实验的参比溶液是什么?其作用是什么?
3. 为什么每改变一次波长,都需要用参比溶液调节透光率为 100%?
4. 如果用不同浓度的 $KMnO_4$ 溶液绘制吸收曲线,其最大吸收波长是否会发生改变?为什么?

(李　方　王煜惠)

任务二 维生素 B_{12} 注射液的含量测定

【目的要求】
1. 掌握 721 型紫外-可见分光光度计的操作规程。
2. 掌握吸光系数法测定维生素 B_{12} 注射液含量的原理和方法。

【实验材料】
1. 仪器

721 型紫外-可见分光光度计、比色皿、吸量管、容量瓶、洗耳球、洗瓶、滤纸、擦镜纸。

2. 试剂

维生素 B_{12} 注射液、水。

【实验原理】
维生素 B_{12} 注射液为含钴的粉红色至红色的澄明液体,临床上主要用于巨幼细胞性贫血,也可用于神经炎的辅助治疗。维生素 B_{12} 的吸收光谱上分别在 278 nm、361 nm、550 nm 处有最大吸收。《中国药典》(2020 年版)规定,维生素 B_{12} 注射液的供试品溶液按照紫外-可见分光光度法进行测定,在 361 nm 波长处的吸光度与 550 nm 波长处的吸光度的比值应为 3.15~3.45,以此为其定性的依据。维生素 B_{12} 在 361 nm 波长处的吸收峰吸收最强,所受干扰较少,其百分吸光系数值 $E_{1\ cm}^{1\%}$(207)可作为定量分析的依据。

维生素 B_{12} 注射液中维生素 B_{12} 的含量为:

$$\rho_{B_{12}} = A_{361\ nm}/207 (\text{g}/100\ \text{mL}) = 48.31 A_{361\ nm} (\mu\text{g}/\text{mL})$$

维生素 B_{12} 的含量与标示量的比值为:

$$\frac{\rho_{B_{12}} \times 供试品溶液的稀释倍数}{标示量(\mu\text{g}/\text{mL})} \times 100\%$$

《中国药典》(2020 年版)规定维生素 B_{12} 注射液中含维生素 B_{12} 应为标示量的 90.0%~110.0%。

【实验步骤】
(1)维生素 B_{12} 供试品溶液的制备:精密吸取一定量的维生素 B_{12} 注射液置于容量瓶中,加水稀释、定容,使其浓度为 25 μg/mL。

(2)维生素 B_{12} 供试品溶液的测定:取两个 1 cm 的比色皿,分别加入供试品溶液和参比溶液,并放置在紫外-可见分光光度计的样品槽中。按照 UV 721 型紫外-可见分光光度计的操作规程,在 361 nm 和 550 nm 波长处分别测定供试品溶液的吸光度 A_1 和 A_2。

(3)定性鉴别,根据测得的结果计算 A_1、A_2 的比值,并与《中国药典》(2020 年版)中所规定的数值相比,进行维生素 B_{12} 的定性鉴别。

(4)含量计算,将供试品溶液在 361 nm 波长处所测得的吸光度 A_1 代入公式,计算维生素 B_{12} 供试品溶液的浓度,再根据维生素 B_{12} 注射液的稀释倍数计算出维生素 B_{12} 注射液的含量。

【结果与分析】

1. 维生素 B_{12} 的定性、定量鉴别(表 3-11-2)

表 3-11-2 实验结果

维生素 B_{12} 在不同波长处的吸光度	A_1	
	A_2	
A_1/A_2		
维生素 B_{12} 注射液的含量		
维生素 B_{12} 注射液的含量与标示量的比值		

2. 结论

(1)根据测定结果,计算出 A_1、A_2 的比值,并与药典中的标准值相比,进行维生素 B_{12} 的定性鉴别。

(2)计算维生素 B_{12} 注射液的标示量,并与药典中的标准值相比,判断供试品的含量是否符合要求。

【注意事项】

1. 同 $KMnO_4$ 溶液吸收曲线的绘制的注意事项。

2. 目前市售的维生素 B_{12} 注射液具有不同的规格,配制供试品溶液时所需的稀释倍数亦是不同的,应视实际情况而定。

3. 检测的维生素 B_{12} 注射液的标示量应符合《中国药典》(2020 年版)的规定。

【思考题】

1. 本实验应使用哪一种比色皿?为什么?

2. 在维生素 B_{12} 的吸收光谱上有三个最大吸收波长,分别是 278 nm、361 nm 和 550 nm,为什么在进行定量分析时选择 361 nm 作为最大吸收波长?

3. 进行定量分析时,标准曲线法与吸光系数法有什么不同?

(李 方 王煜惠)

任务三 双波长分光光度法测定复方磺胺甲噁唑中磺胺甲噁唑的含量

【目的要求】
1. 掌握双波长分光光度法测定复方制剂中各组分含量的原理和方法。
2. 掌握双波长紫外可见分光光度计的操作流程。

【实验材料】
1. 仪器

双光束紫外可见分光光度计、比色皿、吸量管、容量瓶、洗耳球、洗瓶、滤纸等。

2. 试剂

复方磺胺甲噁唑片(磺胺甲噁唑 0.4 g/片,甲氧苄啶 0.08 g/片)、磺胺甲噁唑对照品、甲氧苄啶对照品、0.1 mol/L 氢氧化钠溶液、乙醇(AR)、水。

【实验原理】
在对双组分溶液进行光度测定时,各组分的吸收光谱往往会相互重叠而产生干扰。如果要测定其中某一组分 a 的含量,则可根据吸光度的加和性使用双波长分光光度法来进行测定。所谓的双波长分光光度法即选择待测组分 a 的最大吸收波长为测量波长 λ_1,测定 λ_1 处另一组分 b 的吸光度 A_1^b,并选择 b 组分吸收曲线上与吸光度 A_1^b 相等处(即 $A_1^b = A_2^b$)所对应的波长为参比波长 λ_2(即等吸收点),然后分别在 λ_1 和 λ_2 处测定被测溶液的吸光度 A_1^{a+b} 与 A_2^{a+b},利用被测组分在 λ_1 和 λ_2 处吸光度的差值 ΔA,即可消除组分 b 的影响。具体计算如下:

$$\Delta A = A_1^{a+b} - A_2^{a+b} = (A_1^a + A_1^b) - (A_2^a + A_2^b)$$

因为 $A_1^b = A_2^b$,

$$\Delta A = A_1^a - A_2^a = (E_1^a - E_2^a)c_a l$$

所以
$$c_a = \frac{A_1^a - A_2^a}{(E_1^a - E_2^a)l} = \frac{\Delta A}{(E_1^a - E_2^a)l}$$

复方磺胺甲噁唑片是含有磺胺甲噁唑和甲氧苄啶的复方制剂。在 0.1 mol/L 氢氧化钠溶液中,磺胺甲噁唑与甲氧苄啶的吸收曲线存在重叠,其中磺胺甲噁唑在 257 nm 波长处有最大吸收,而甲氧苄啶在此处吸收最小并在 304 nm 处存在等吸收,因此选择测定波长 $\lambda_1 = 257$ nm、参比波长 $\lambda_2 = 304$ nm 进行测定。

【实验步骤】

1. 磺胺甲噁唑、甲氧苄啶标准溶液和样品溶液的制备

(1)磺胺甲噁唑标准溶液的制备。

精密称取磺胺甲噁唑约50 mg(m_a),用乙醇(AR)溶解并定容至100 mL;然后取2.00 mL至100 mL容量瓶中,并用0.1 mol/L NaOH溶液进行稀释、定容,摇匀后即得磺胺甲噁唑标准溶液。

(2)甲氧苄啶标准溶液的制备。

精密称取甲氧苄啶约10 mg,用乙醇(AR)溶解并定容至100 mL;然后取2.00 mL至100 mL容量瓶中,并用0.1 mol/L NaOH溶液进行稀释、定容,摇匀后即得甲氧苄啶标准溶液。

(3)样品溶液的制备。

取复方磺胺甲噁唑片10片,精密称定后计算平均片重;研成粉末后精密称取相当于磺胺甲噁唑50 mg与甲氧苄啶10 mg的粉末,用乙醇(AR)溶解并定容至100 mL,过滤后取滤液2.00 mL至100 mL容量瓶中,并用0.1 mol/L NaOH溶液进行稀释、定容,摇匀后即得样品溶液。

2. 磺胺甲噁唑、甲氧苄啶标准溶液吸收光谱的绘制

按照双光束紫外可见分光光度计的操作规程,设置波长为220～320 nm,对磺胺甲噁唑、甲氧苄啶标准溶液进行波长扫描,即得磺胺甲噁唑、甲氧苄啶标准溶液的吸收光谱。

3. 样品溶液的测定及含量计算

在磺胺甲噁唑的吸收光谱上找到最大吸收波长作为测量波长λ_1,并测定在λ_1处磺胺甲噁唑、甲氧苄啶标准溶液和样品溶液的吸光度A_1^a、A_1^b、A_1^{a+b};再根据A_1^b值在甲氧苄啶吸收曲线的304 nm波长附近找到其等吸收点A_2^b(即$A_1^b = A_2^b$),并以其所对应的波长为参比波长λ_2,然后在λ_2处分别测得磺胺甲噁唑标准溶液与样品溶液的吸光度A_2^a、A_2^{a+b}。

将测得的实验数据代入公式计算复方磺胺甲噁唑中磺胺甲噁唑的含量。

$$磺胺甲噁唑的含量(\%) = \frac{(A_1^{a+b} - A_2^{a+b}) \cdot m_a \cdot 平均片重}{(A_1^a - A_2^a) \cdot m \cdot 0.4} \times 100\%$$

【结果与分析】

1. 复方磺胺甲噁唑中磺胺甲噁唑的含量(表3-11-3)

表3-11-3 实验结果

复方磺胺甲噁唑片中磺胺甲噁唑的含量/%	

2. 结论

将计算结果与药典中的标准值相比,判断样品的含量是否符合要求(复方磺胺甲噁唑中磺胺甲噁唑的含量在90%～110%为合格)。

【注意事项】

1. 本实验中所选择的两个波长 λ_1 和 λ_2 应尽量使待测组分 a 的 ΔA 最大,且 b 组分在两个波长处的吸光度相等。
2. 磺胺甲噁唑和甲氧苄啶对照品精密称定前应先在 105 ℃ 的烘箱中干燥至恒重。
3. 本实验中应注意药物是否完全溶解。
4. 参比波长对测定的影响较大,此波长可因仪器不同而异,故需用对照品溶液来确定。
5. 检测的磺胺甲噁唑的含量应符合药典的规定。

【思考题】

1. 实验中如何选择合适的测定波长和参比波长?
2. 本实验只测定了磺胺甲噁唑,甲氧苄啶标准溶液的浓度是否需要准确配制?
3. 在选择实验条件时,是否需要考虑复方制剂中的其他辅料的影响?
4. 如何用双波长分光光度法测定复方磺胺甲噁唑片中甲氧苄啶的含量?

(李　方　王煜惠)

项目十二

红外吸收光谱法实验

任务一 阿司匹林红外吸收曲线的绘制

【目的要求】
1. 掌握压片法制作固体试样的方法。
2. 掌握红外吸收光谱法对化合物进行定性分析的方法。
3. 学会红外光谱仪的使用方法。

【实验材料】
1. 仪器

红外分光光度计、红外干燥灯、玛瑙研钵、烘箱、干燥器、压片机等。

2. 试剂

阿司匹林原料药、溴化钾(GR)。

【实验原理】

不同的化合物其分子结构不同,分子振动能级跃迁时吸收的红外辐射不同,所产生的红外光谱也不同,具有明显的特征性,其光谱上吸收峰的数目、位置、形状、强度等会随化合物及其聚集态的不同而不同,因此可以用红外光谱对化合物进行定性分析。

【实验步骤】

1. 开启空调

控制室温为 15~30 ℃,相对湿度≤65%。

2. 校正仪器

用聚苯乙烯薄膜绘制其光谱图,进行仪器的校正。在 3 027 cm^{-1}、2 851 cm^{-1}、1 601 cm^{-1}、1 028 cm^{-1} 和 907 cm^{-1} 处对仪器的波数进行校正,傅里叶变换红外光谱仪在 3 000 cm^{-1} 附近的波数的误差应≤±5 cm^{-1},在 1 000 cm^{-1} 附近的波数的误差应≤±1 cm^{-1}。用聚苯乙烯薄膜校正时,仪器的分辨率需满足在 3 110~2 850 cm^{-1} 范围内能清晰地分辨出 7 个吸收峰,峰 2 851 cm⁻¹ 与谷 2 870 cm⁻¹ 之间的分辨深度≥18%的透光率,峰 1 583 cm⁻¹ 与谷 1 589 cm⁻¹ 之间的分辨深度≥12%的透光率。除另有规定外,仪器的标称分辨率应不低于 2 cm⁻¹。

3. 晶片的制作

(1) KBr 晶片的制作。

取 KBr 约 300 mg 于洁净的玛瑙研钵中,在红外干燥灯下充分研磨后,倒入压片模具上,接着依次安放各个部件,把压模放置在压片上,用旋转压力丝杆手轮压紧模具,顺时针旋转放油阀至底部,然后一边抽气,一边缓慢上下移动压把,加压至 $(1\sim1.2)\times10^5$ kPa($100\sim120$ kg/cm²)后,维持 $3\sim5$ min,逆时针旋转放油阀,接触加压,压力表指针指"0",旋松压力丝杆手轮,取出压模,即得直径为 $1\sim2$ mm、厚 $1\sim2$ mm 的透明的 KBr 晶片,然后小心地取出晶片,并保存在干燥器中。

(2) 阿司匹林原料药晶片的制作。

另取约 300 mg 的 KBr 于洁净的玛瑙研钵中,并加入阿司匹林对照品 $2\sim3$ mg,按照(1)中的操作进行研磨、压片并保存于干燥器中。

4. 实验测定

将压制好的 KBr 晶片和阿司匹林原料药晶片分别放置在红外光谱仪的参比窗口和试样窗口,根据实验条件,按照仪器的操作规程进行调节,测定阿司匹林的红外吸收光谱。

【结果与分析】

1. 记录实验条件(表 3-12-1)

表 3-12-1 实验记录

压片	测定波数范围	参比物	扫描速度	室内温度	室内相对湿度

2. 结论

(1) 在测得的阿司匹林红外光谱上标出特征吸收峰的波数,并确定归属。

(2) 比较阿司匹林原料药的光谱图与《药品红外光谱图》中所收载的图谱是否一致。

【注意事项】

1. 本实验所用的溴化钾应提前在 110 ℃的烘箱中至少烘干 48 h 后,保存于干燥器中。

2. 溴化钾研磨时须在红外干燥灯下进行,以防吸潮。

3. 制作好的晶片应呈均匀透明状,无发白,无裂缝,否则须重新压片。

4. 从压模中取出晶片时要小心,以免破坏晶片。

5. 水会在红外光谱 3 450 cm⁻¹、1 640 cm⁻¹ 处出现吸收峰。

6. 红外光谱的形状会受到仪器型号、样品的研磨程度、吸水程度等不同因素的影响，所以在进行谱图对比时，需综合考虑各种因素的影响。

【思考题】

1. 比较红外分光光度计与紫外-可见分光光度计的区别。
2. 利用压片法制备样品时应注意什么？
3. 试从阿司匹林的红外吸收光谱上找出其主要基团的吸收峰。
4. 如何利用红外吸收光谱进行定性分析？

（李　方　王煜惠）

项目十三 荧光分析法实验

任务一 硫酸奎尼丁的含量测定

【目的要求】
1. 掌握荧光分析法测定硫酸奎尼丁的原理及方法。
2. 熟悉荧光分析法的基本原理。
3. 熟悉荧光分光光度计的结构及操作。
4. 学会使用荧光分光光度计。

【实验材料】
1. 仪器

荧光分光光度计、石英样品池(1 mL)、5 mL 移液管、10 mL 移液管、50 mL 容量瓶、1 000 mL 容量瓶等。

2. 试剂

硫酸奎尼丁对照品、硫酸奎尼丁样品、硫酸溶液(0.05 mol/L)。

【实验原理】
在经过紫外线或波长较短的可见光照射后,一些物质会发射出比入射光波长更长的荧光。在稀溶液中,当实验条件一定时,荧光强度 F 与荧光物质的浓度 c 呈线性关系:

$$F = Kc$$

通过测定物质发射出的荧光强度便可以求出荧光物质的浓度。

物质是否能产生荧光与其化学结构有关。硫酸奎尼丁(Quinidine Sulfate)分子具有喹啉环结构(不饱和稠环),在紫外线或波长较短的可见光的照射下可产生较强的荧光。本实验采用荧光光度计测定待测溶液的荧光强度,用标准曲线法计算硫酸奎尼丁的含量。

计算公式如下:

$$硫酸奎尼丁的含量(\%) = \frac{c_x \times 100.00 \times 50.00}{0.50 \times m_s} \times 100\%$$

【实验步骤】

1. 标准系列溶液的配制

(1) 10 μg/mL 硫酸奎尼丁标准溶液的配制。

称取 10.0 g 硫酸奎尼丁于小烧杯中,加入少量 0.05 mol/L H_2SO_4 溶液溶解后,转移至 1 000 mL 的容量瓶中,用 0.05 mol/L H_2SO_4 溶液定容至标线,混合摇匀。

(2) 标准系列的配制。

精密移取 10 μg/mL 硫酸奎尼丁标准溶液 1.00 mL、3.00 mL、5.00 mL、7.00 mL、9.00 mL,分别加入 5 个洁净的 50 mL 容量瓶中,用 0.05 mol/L H_2SO_4 溶液稀释至刻度线,摇匀,得到 0.20 μg/mL、0.60 μg/mL、1.00 μg/mL、1.40 μg/mL、1.80 μg/mL 硫酸奎尼丁标准系列溶液。

2. 仪器启动

打开荧光电源,依次开启主机电源以及计算机电源,待仪器初始化后,设置参数。

3. 荧光光谱和激发光谱的绘制

(1) 选择适当的测量条件(如灵敏度、狭缝宽度、扫描速度以及纵坐标和横坐标等)。将 1.80 μg/mL 的标准溶液倒入样品池,放在仪器的样品池架上,关好样品室盖。

(2) 首先固定激发波长 360 nm,在 370~700 nm 区间范围内扫描荧光光谱,从绘制的荧光光谱中确定最大发射波长 $\lambda_{em,max}$;再固定发射波长为最大发射波长 $\lambda_{em,max}$,在 300~400 nm 区间范围内扫描激发光谱,从绘制的激发光谱中,确定最大激发波长 $\lambda_{ex,max}$。

4. 样品含量的测定

(1) 绘制标准曲线。

将激发波长固定在 $\lambda_{ex,max}$,发射波长固定在 $\lambda_{em,max}$,以 H_2SO_4 溶液(0.05 mol/L)作为空白溶液,按照从稀到浓的顺序,分别测量系列标准溶液的荧光强度,以荧光强度为纵坐标,以硫酸奎尼丁的质量浓度为横坐标绘制标准曲线。

(2) 硫酸奎尼丁待测样品溶液的配制。

精密称取硫酸奎尼丁样品约 50 mg 于小烧杯中,加入少量的 0.05 mol/L H_2SO_4 溶液溶解后,转移至 50 mL 的容量瓶中,用 0.05 mol/L H_2SO_4 溶液定容至刻度线,摇匀。精密移取此溶液 0.50 mL,加入 100 mL 容量瓶中,用 0.05 mol/L H_2SO_4 溶液稀释至刻度线,摇匀,待测。

(3) 待测样品溶液含量的测定。

按测定硫酸奎尼丁标准溶液的方法测定样品溶液的荧光强度,用标准曲线法定量。

5. 仪器关闭

测量结束后,将数据备份、留存,按照与开机顺序相反的次序关机。

【结果与分析】

1. 数据记录表(表3-13-1)

表3-13-1 实验记录

溶液名称	1	2	3	4	5	空白试剂	试样试剂
10 μg/mL 标准溶液体积/mL	1.00	3.00	5.00	7.00	9.00	0.00	
稀释后溶液总体积/mL	50.00	50.00	50.00	50.00	50.00	50.00	
标准溶液质量浓度/(μg/mL)	2.0	6.0	10.0	14.0	18.0	0.00	
测定荧光强度(F)							

2. 数据处理计算过程

写出荧光强度(F)的计算过程。

【注意事项】

1. 注意荧光分光光度计的开关机顺序。开机时必须要先开启氙灯电源,再打开仪器主机电源的开关。关机顺序与开机顺序相反。

2. 按照从稀到浓的顺序测定标准溶液的荧光强度,换液时需注意用待装溶液润洗样品池。

3. 影响荧光强度的因素有很多种,在实验过程中,要注意严格控制实验条件,注意不要用手触摸或擦拭样品池的四个透光面,以免对实验准确性产生干扰。

【思考题】

1. 什么是荧光分析法?荧光分析法的特点有哪些?
2. 测定待测样品溶液和标准溶液的时候,为什么要同时测定 0.05 mol/L 的硫酸空白试液?
3. 荧光分光光度计与紫外-可见光分光光度计在结构上有什么异同?
4. 请列举荧光分光光度计在使用过程中的注意事项。

(王煜惠 李 方)

任务二 维生素 B_2 的含量测定

【目的要求】
1. 掌握荧光分析法的基本原理。
2. 了解荧光分光光度计的使用方法。
3. 学会荧光分析法的定量方法。

【实验材料】
1. 仪器

960 荧光分光光度计(附比色皿 1 对、滤光片 1 盒)、1 L 容量瓶、50 mL 容量瓶、吸量管。

2. 试剂

1%醋酸、10.0 μg/mL 维生素 B_2 标准溶液、维生素 B_2 片。

【实验原理】
某些物质在受紫外光或可见光照射激发后,能发出比激发光波长更长的光,即荧光。维生素 B_2(即核黄素)在 430~440 nm 蓝色光照射下发射绿色荧光,荧光峰值波长为 535 nm。在 pH 为 6~7 的溶液中荧光最强,在 pH 约为 11 时荧光消失。对于维生素 B_2 稀溶液,当入射光强度 I_0 一定时,低浓度物质的荧光强度与浓度呈线性关系,可表示为:

$$F = Kc$$

利用标准曲线法即可测定维生素 B_2 的含量。

【实验步骤】
1. 10.0 μg/mL 维生素 B_2 标准溶液的制备

称取 10.0 mg 维生素 B_2,先溶于少量 1%醋酸中,然后在 1 L 容量瓶中用 1%醋酸稀释至刻度,摇匀。溶液应保存在棕色瓶中,置于阴凉处或冰箱内。取 5 个 50 mL 容量瓶,分别加入 1.00 mL、2.00 mL、3.00 mL、4.00 mL 及 5.00 mL 维生素 B_2 标准溶液,用纯化水稀释至刻度,摇匀。

2. 维生素 B_2 样品溶液的制备

精密称取维生素 B_2 片 1 片,用 1%醋酸溶解后转至 1 L 容量瓶中,用 1%醋酸稀释至刻度线后摇匀。取 3.0 mL 稀释后的溶液于 50 mL 容量瓶中,用纯化水稀释至刻度,摇匀,作为样品溶液。

3. 荧光强度的测定

采用 430~440 nm 激发滤光片和 535 nm 荧光滤光片,用纯化水作空白对照,调读数至0。用系列标准溶液中浓度最大的溶液调节其荧光读数为100，并以此作为荧光强度的基准，继续测量标准溶液和样品溶液的荧光强度。

4. 标准曲线的绘制

以维生素 B_2 标准溶液的浓度为横坐标，以测得的标准溶液荧光强度为纵坐标绘制标准曲线。

5. 确定样品溶液中的维生素 B_2 的含量

依据样品溶液测得的荧光强度从标准曲线上查出样品溶液中维生素 B_2 的浓度，并计算出维生素 B_2 片的含量。

【结果与分析】

1. 实验数据记录表（表3-13-2）

表3-13-2 实验结果

	维生素 B_2 标准溶液的体积/mL					
	0.00	1.00	2.00	3.00	4.00	5.00
系列维生素 B_2 溶液的浓度 $c/(\mu g/mL)$						
对应的荧光强度 F						
样品溶液的荧光强度 F_x						
维生素 B_2 试液的浓度 c_x						

2. 实验数据处理过程

写出维生素 B_2 片的含量计算过程。

【注意事项】

(一) 影响荧光测定的因素

1. 温度和黏度

温度对溶液的荧光强度有很大影响，一般荧光物质溶液的荧光强度随温度的降低而增强。增大黏度或降低温度只有在荧光效率明显小于1的情况下，才可成为提高荧光强度的有效方法。

2. 溶剂

荧光测定的溶剂达到分析纯等级即可，但要注意防止污染。如有污染，应经过重新蒸馏或用水、酸、碱洗涤后再使用，并且荧光分析用的溶剂不得在塑料容器内保存，因为有机填充剂和增塑剂有可能被溶剂溶解，导致空白值升高。

3. 激发光

为了避免光解作用的影响,应在测定时尽量缩短受激发光照射的时间。

4. 溶液浓度

浓度过大时会产生荧光自灭现象,所以荧光分析适宜于在低浓度条件下测定。

(二) 荧光分光光度计的校正

1. 仪器灵敏度

荧光分光光度计的灵敏度一般用被检测出的最低信号或某一标准荧光物质在选定波长的激发光照射下能检测出的最低浓度来表示。实验中用能发出稳定荧光的物质溶液对仪器灵敏度进行校正,常用标准荧光物质溶液如硫酸奎宁(0.05 mol/L)。

2. 仪器波长准确度

应定期对荧光分光光度计进行波长准确检查。常用汞灯的标准谱线对单色器的波长刻度进行校正,或用氙灯的 450.1 nm 谱线检查,其波长准确度应符合技术指标的规定。

3. 荧光光谱

最好用订购的光谱校正附件加以校正,以增强准确性。

【思考题】

1. 实验过程中为什么要用两块滤光片？选择滤光片的依据是什么？
2. 在荧光分光光度计中,通常激发光的入射方向与荧光的检测不在一条直线上,而呈现出一定的角度,为什么？

(王煜惠　李　方)

项目十四 原子吸收分光光度法实验

任务一　原子吸收分光光度法测定水中锌的含量

【目的要求】
1. 掌握火焰原子吸收分光光度法测定元素含量的原理及实验步骤。
2. 熟悉火焰原子吸收分光光度计的结构和使用方法。
3. 了解标准加入法测定供试品中待测元素的含量。

【实验材料】
1. 仪器
电子天平、容量瓶、移液管、烧杯、原子吸收分光光度计等。
2. 试剂
锌标准溶液（10 μg/mL）。

【实验原理】
在锐线光源下，基态原子蒸气对共振线的吸收符合朗伯比尔定律。对于大多数元素来讲，当试样原子化的火焰温度低于 3 000 K 时，实际上原子蒸气中基态原子的数目非常接近原子总数。在实验条件固定的情况下，试样中待测元素的原子总数和元素的浓度成正比，这是原子吸收分光光度法定量分析的依据。

本实验采用原子吸收分光光度法测定水中锌的含量。水中的锌离子在乙炔-空气火焰中经过蒸发、干燥、熔化和离解等过程，转变为基态锌原子蒸气，该蒸气吸收锌空心阴极灯发射的光（波长 213.96 nm），在固定的实验条件下，根据朗伯比尔定律，吸光度（A）与锌离子浓度（c）成正比，可用下式表示：

$$A = Kc$$

然后根据标准加入法绘制工作曲线即可求出水中锌离子的含量。

【实验步骤】

1. 试样的制备

（1）打开水龙头放水 5 min，用 500 mL 烧杯接适量自来水。

（2）用移液管精密量取 25 mL 自来水 5 份，分别置于 100 mL 容量瓶中，并依次对容量瓶编号 1~5。

（3）用移液管精密量取锌标准溶液 0 mL、2 mL、4 mL、6 mL、8 mL，依次加入上述编号 1~5 的容量瓶中，用纯化水稀释至刻度，摇匀即可。

2. 准备仪器

按照原子吸收分光光度计的操作方法，调试好仪器。

3. 试样测定及含量计算

在仪器上依次测量准备好的试样，每个试样测量 3 次，记录吸光度值。

计算每个试样的平均吸光度，以浓度 c 为横坐标，吸光度 A 为纵坐标绘制标准加入曲线，根据标准加入曲线与横坐标的交点找出试样中锌离子的浓度，然后计算出自来水中锌的含量。

【结果与分析】

1. 数据记录（表 3-14-1）

表 3-14-1　实验记录

试样	吸光度			
	①	②	③	平均值
1				
2				
3				
4				
5				

2. 结论

（1）绘制标准加入曲线，求出自来水中的锌含量（g/L）。

（2）总结本实验需要改进的方面。

【注意事项】

1. 测量过程中，务必打开通风设施，避免一氧化碳中毒。

2. 使用空心阴极灯时，不能超过灯的最大额定电流。

3. 压缩机开启后再打开乙炔钢瓶开关,避免回火造成人员伤亡和设备损坏。

4. 熄灭火焰时,应先关闭乙炔再关闭空气,检查乙炔钢瓶总开关关闭后压力表指针是否回到零,若未回到零,则表示关闭不紧。

5. 所用试剂的纯度应符合要求,玻璃仪器应用去离子水冲洗干净,除去仪器表面吸附的金属离子。

【思考题】

1. 在原子吸收分光光度计的使用过程中,应注意哪些问题?
2. 试样制备过程中需要注意哪些细节?
3. 简述标准加入法。
4. 原子吸收分光光度法测定不同元素时,对光源有何要求?

(张雪晓 王 虹)

项目十五

高效液相色谱法实验

任务一 内标对比法测定对乙酰氨基酚片的含量

【目的要求】

1. 掌握内标对比法测定药物含量的原理及实验步骤。
2. 熟悉高效液相色谱仪的使用方法。
3. 了解高效液相色谱仪的组成。

【实验材料】

1. 仪器

电子天平、研钵、移液管、容量瓶、玻璃棒、烧杯、滴管、高效液相色谱仪、ODS 色谱柱等。

2. 试剂

对乙酰氨基酚片、对乙酰氨基酚对照品、非那西汀对照品（内标物）、甲醇（色谱纯）、重蒸馏水等。

【实验原理】

内标对比法又称内标一点法，是一种简化的内标法。它是高效液相色谱中常用的定量分析方法，该方法采用配制含有相同浓度内标物的对照品溶液和供试品溶液，在高效液相色谱仪上分析处理后，测得对照品溶液中的内标物（s）和待测组分（i）的峰面积 $A_{s对照品}$ 和 $A_{i对照品}$、供试品溶液中的内标物（s）和待测组分（i）的峰面积 $A_{s供试品}$ 和 $A_{i供试品}$，根据下面公式算出供试品溶液中待测组分的含量：

$$含量(mg/片) = c_{i对照品} \times \frac{(A_i/A_s)_{供试品}}{(A_i/A_s)_{对照品}} \times 稀释体积 \times \frac{平均片重}{W_{取样量}}$$

对乙酰氨基酚的稀碱溶液在（257±1）nm 处有最大吸收峰，因此可用于定量测定。在对乙酰氨基酚片的生产过程中可能引入杂质，如对氨基酚等中间体，这些杂质也会产生紫外吸收。因此采用内标对比法测定对乙酰氨基酚片的含量能避免杂质干扰,还可消除由于操作条件的改变而引入的误差,该方法准确度高,专一性强。

【实验步骤】

1. 色谱条件

色谱柱:ODS 柱(150 mm×4.6 mm,5 μm);

流动相:甲醇:水=60:40;

流速:0.6 mL/min;

柱温:室温;

检测波长:257 nm;

内标物质:非那西汀。

2. 对照品溶液的配制

精密称定对乙酰氨基酚对照品 50 mg、内标物非那西汀 50 mg,均置于 100 mL 容量瓶中,加适量甲醇使溶解,稀释至刻度,摇匀备用,精密量取该溶液 1 mL,置于 50 mL 容量瓶中,用流动相稀释至刻度,摇匀即可。

3. 供试品溶液的配制

取对乙酰氨基酚片 20 片,精密称定,研细,精密称定适量药物细粉(约相当于对乙酰氨基酚 50 mg),用甲醇提取,过滤,将滤液转移至 100 mL 容量瓶中,然后精密称定内标物非那西汀 50 mg,同置于上述 100 mL 容量瓶中,加适量甲醇使溶解,稀释至刻度,摇匀备用,精密量取该溶液 1 mL,置于 50 mL 容量瓶中,用流动相稀释至刻度,摇匀即可。

4. 进样分析

在上述色谱条件下,将配制好的对照品溶液和供试品溶液分别置于高效液相色谱仪的进样系统中,采用自动进样器进样 20 μL,记录峰面积,平行测定 3 次,取平均值。

【结果与分析】

1. 数据记录(表3-15-1)

表 3-15-1 实验结果记录

平行测定编号	对照品溶液				供试品溶液		
	A_i	A_s	A_i/A_s	f	A_i	A_s	A_i/A_s
1							
2							
3							
平均值							
校正因子 f 的 RSD							

2. 结论

(1) 根据公式计算对乙酰氨基酚片的含量。

(2) 分析本次实验的重复性是否合格。

(3) 总结本实验需要改进的方面。

【注意事项】

1. 实验中使用的色谱柱也可以选择其他合适的规格,并根据选择的色谱柱调整流动相的比例和流速,使分离度满足高效液相色谱法定量分析的要求。

2. 对照品溶液和供试品溶液中的内标物浓度要相同。

3. 一般情况下色谱柱不能反冲,会使柱效降低。

4. 实验结束后,将色谱柱冲洗干净,使色谱柱内充满溶剂,拧紧柱头,防止溶剂挥发。保存反相色谱柱时,溶剂常使用甲醇或乙腈。

【思考题】

1. 内标对比法的优点是什么?内标物质应如何选择?

2. 为什么供试品溶液的浓度要与对照品溶液的浓度相接近?

3. 为什么对照品溶液和供试品溶液中的内标物浓度要相同?

(张雪晓 王 虹)

项目十六
气相色谱法实验

任务一 气相色谱法测定藿香正气水中乙醇的含量

【目的要求】
1. 掌握内标对比法测定乙醇含量的实验步骤及数据处理方法。
2. 熟悉气相色谱仪的使用方法。
3. 了解气相色谱仪的组成。

【实验材料】
1. 仪器

气相色谱仪(安捷伦、岛津或其他)、色谱柱、容量瓶、移液管、滴管等。

2. 试剂

无水乙醇(AR)对照品、无水丙醇(AR)内标物、藿香正气水(供试品)、重蒸馏水等。

【实验原理】
藿香正气水属于酊剂,在制备过程中用乙醇作为溶剂,乙醇含量的高低对制剂有效成分的含量、杂质的含量、制剂的稳定性等都有影响,故该类制剂需检查乙醇量。

乙醇具有挥发性,《中国药典》(2020年版)采用气相色谱法测定各种含乙醇制剂在20 ℃时乙醇的含量(%)(mL/mL)。

在气相色谱法分析中,许多药物的校正因子未知,可采用内标对比法或内标工作曲线法,无需校正因子也可进行定量分析。该方法是测量仪器的相对响应值(峰面积或峰高之比),实验条件的波动对实验结果影响较小,内标物只需在各份样品中等量加入,不必知道内标物的准确量。

内标对比法又称内标一点法,是一种简化的内标法。该方法先配制已知浓度的对照品溶液并加入一定量的内标物,再配制供试品溶液并加入相同量的内标物。经气相色谱仪分析处理后,测得对照品溶液中的待测组分(i)和内标物(s)的峰面积 $A_{i对照品}$ 和 $A_{s对照品}$、供试品溶液中的待测组分(i)和内标物(s)的峰面积 $A_{i供试品}$ 和 $A_{s供试品}$，根据下面公式算出供试品溶液中待测组分的含量 $\varphi_{i供试品}(\%)(V/V)$：

$$\varphi_{i供试品}(\%) = \varphi_{i对照品}(\%) \times \frac{A_{i供试品}/A_{s供试品}}{A_{i对照品}/A_{s对照品}} \times 稀释倍数$$

【实验步骤】

1. 色谱条件

色谱柱：Rtx-1 毛细管柱（30 m×0.25 mm×1 μm）；

柱温：90 ℃；

气化室温度：140 ℃；

检测器温度：120 ℃；

载气：氮气：$9.8×10^4$ Pa；

检测器：氢焰离子化检测器（FID）；

进样量：0.5 μL。

2. 对照品溶液的配制

用移液管精密量取 5 mL 无水乙醇和 5 mL 无水丙醇，同置于 100 mL 容量瓶中，加水稀释至刻度，摇匀即得。

3. 供试品溶液的配制

用移液管精密量取 10 mL 藿香正气水和 5 mL 无水丙醇，同置于 100 mL 容量瓶中，加水稀释至刻度，摇匀即得。

4. 进样分析

在上述色谱条件下，将配制好的对照品溶液和供试品溶液分别置于气相色谱仪的进样系统中，分别进样 0.5 μL，记录峰面积、保留时间，平行测定 3 次，取平均值。

【结果与分析】

1. 数据记录（表 3-16-1）

表 3-16-1 实验结果

溶液	组分名称	沸点/℃	t_R	A	A_i/A_s	φ_i
对照品溶液	乙醇	78				
	丙醇	97				
供试品溶液	乙醇	78				
	丙醇	97				

2. 结论

（1）根据公式计算藿香正气水中乙醇的含量，并判断其是否符合《中国药典》（2020

年版)的规定。

(2)总结本实验需要改进的方面。

【注意事项】

1. 采用内标对比法定量时,需先考察内标工作曲线的线性关系和范围,若工作曲线通过原点并且测定浓度在线性范围内,可采用内标对比法。

2. 对照品溶液的浓度和供试品溶液中待测组分的浓度要尽量接近,可提高准确度。

3. 氢焰离子化检测器属于质量型检测器,它的响应值取决于单位时间内引入检测器的组分质量。当进样量一定时,峰高与载气流速成正比,而峰面积与载气流速无关,故一般情况下常采用峰面积定量。若采用峰高定量,则须保持载气流速稳定。

【思考题】

1. FID 是哪种类型的检测器?其主要特点是什么?
2. 内标法有什么优点?
3. 内标物应满足哪些基本要求?
4. 内标对比法适用于什么情况?

(张雪晓　王　虹)

附　录

附录一　常用化学试剂的配制方法

试剂名称	浓度	配制方法
$CuSO_4$ 溶液	0.1 mol/L	25.0 g $CuSO_4 \cdot 5H_2O$ 溶于含 5 mL 浓硫酸的水中,稀释至 1 000 mL
$FeSO_4$ 溶液	0.1 mol/L	27.8 g $FeSO_4 \cdot 7H_2O$ 溶于含 10 mL 浓硫酸的水中,稀释至 1 000 mL,再加入数颗小铁钉以防氧化
$FeCl_3$ 溶液	0.1 mol/L	27.0 g $FeCl_3 \cdot 6H_2O$ 溶于含 20 mL 浓盐酸的水中,稀释至 1 000 mL
$SnCl_2$ 溶液	0.1 mol/L	22.6 g $SnCl_2 \cdot 2H_2O$ 溶于含 170 mL 浓盐酸的水中,稀释至 1 000 mL,再加少量锡粒(需新鲜配制)
$Hg(NO_3)_2$ 溶液	0.1 mol/L	32.5 g $Hg(NO_3)_2$ 溶于 100 mL 6 mol/L 硝酸中,稀释至 1 000 mL
$Hg_2(NO_3)_2$ 溶液	0.1 mol/L	52.5 g $Hg_2(NO_3)_2$ 溶于 100 mL 6 mol/L 硝酸中,稀释至 1 000 mL,再加入少许金属汞
$(NH_4)_2MoO_4$ 溶液	0.1 mol/L	19.6 g $(NH_4)_2MoO_4$ 溶于 500 mL 水中,再将所得溶液倒入 500 mL 6 mol/L 硝酸中(不得相反)
$(NH_4)_2[Hg(SCN)_4]$ 溶液	0.1 mol/L	4.5 g $HgCl_2$ 和 5 g NH_4SCN 溶于 100 mL 水中
$Na_2[Fe(CN)_5NO]$ 溶液	0.1 mol/L	3 g $Na_2[Fe(CN)_5NO] \cdot 2H_2O$ 溶于 100 mL 水中(需新鲜配制)
$Na_3[Co(NO_2)_6]$ 溶液	0.1 mol/L	4 g $Na_3[Co(NO_2)_6]$ 溶于 100 mL 水中
醋酸铀酰锌试液	—	10 g $UO_2(CH_3COO)_2 \cdot 2H_2O$ 溶于 6 mL 30% HAc 中,略加热促其溶解,稀释至 50 mL(溶液 A);另取 30 g $Zn(CH_3COO)_2 \cdot 3H_2O$ 溶于 6 mL 30% HAc 中

续表

试剂名称	浓度	配制方法
铬酸洗液	—	5 g $K_2Cr_2O_7$ 溶于 10 mL 热水中,冷却后缓缓加入浓 H_2SO_4 100 mL,边加边搅拌
硫代乙酰胺溶液	5%	5 g CH_3CSNH_2 溶于 10 mL 水中
镁试剂	0.1%	1 g 镁试剂(对硝基偶氮间苯二酚)溶于 100 mL 2 mol/L NaOH 溶液中

附录二 常用有机溶剂密度与熔沸点

名称	沸点/℃	熔点/℃	密度/(g/cm^3)	名称	沸点/℃	熔点/℃	密度/(g/cm^3)
甲醇	64.96	−97.7	0.791 4	苯	80.10	5.5	0.878 7
乙醇	78.50	−114.5	0.789 3	甲苯	110.60	−95.0	0.866 9
正丁醇	117.25	−90.2	0.809 8	硝基苯	210.80	5.7	1.203 7
乙醚	34.51	−116.3	0.713 8	氯苯	132.00	−45.0	1.105 8
丙酮	56.20	−94.7	0.789 9	氯仿	61.70	−63.5	1.483 2
乙酸	117.90	16.7	1.049 2	四氯化碳	76.54	−23.0	1.594 0
乙酐	139.55	−73.1	1.082 0	二硫化碳	46.25	−111.6	1.263 2
乙酸乙酯	77.06	−83.55	0.900 3	乙腈	81.60	−45.0	0.785 4
乙酸甲酯	57.00	−98.0	0.933 0	二甲亚砜	189.00	18.455	1.101 4
丙酸甲酯	79.85	−88.0	0.915 0	二氯甲烷	40.00	−97.0	1.326 6
丙酸乙酯	99.10	−73.0	0.891 7	1,2-二氯乙烷	83.47	−35.0	1.235 1

参考文献

[1] 牛秀明,林珍.无机化学[M].3版.北京:人民卫生出版社,2018.
[2] 刘斌,付洪涛.无机化学[M].北京:人民卫生出版社,2015.
[3] 张琳萍,侯煜,刘燕.无机化学实验[M].2版.上海:东华大学出版社,2022.
[4] 冯丽娟.无机化学实验[M].青岛:中国海洋大学出版社,2022.
[5] 杨怀霞,吴培云.无机化学实验[M].北京:中国中医药出版社,2021.
[6] 张天蓝,姜凤超.无机化学(第七版)[M].北京:人民卫生出版社,2016.
[7] 刘斌,卫月琴.有机化学[M].3版.北京:人民卫生出版社,2018.
[8] 赵骏,杨武德.有机化学实验[M].北京:中国医药科技出版社,2018.
[9] 林玉萍,万屏南.有机化学实验[M].武汉:华中科技大学出版社,2020.
[10] 国家药典委员会.中华人民共和国药典[S].2020年版.北京:中国医药科技出版社,2020.
[11] 闫冬良,王润霞.分析化学[M].3版.北京:人民卫生出版社,2017.
[12] 李维斌,陈哲洪.分析化学[M].3版.北京:人民卫生出版社,2018.
[13] 赵怀清.分析化学实验指导[M].3版.北京:人民卫生出版社,2013.
[14] 安玉民.无机化学实验[M].银川:宁夏人民教育出版社,2019.
[15] 程国娥,王运宏.无机化学实验[M].武汉:中国地质大学出版社,2016.
[16] 何树华,张福兰,庞向东.无机及分析化学实验[M].成都:西南交通大学出版社,2017.